理氣安神，喝出免疫力

睡前來一杯
養生酒

中醫博士的48道私房藥膳酒療，
能提升免疫力、舒筋止痛、滋補養心，
讓你不用藥也健康。

中醫博士 陳潮宗 著

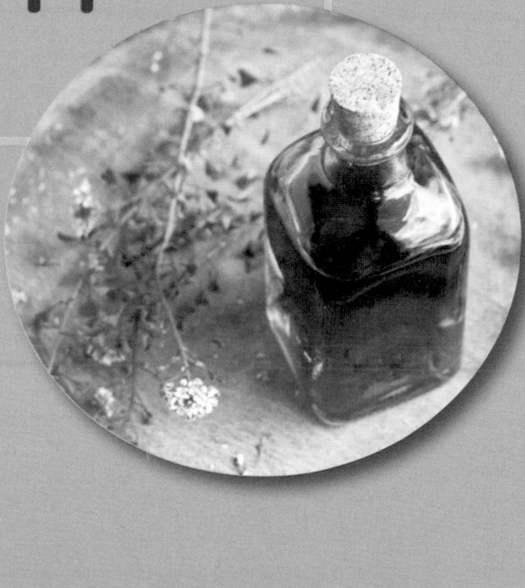

晨星出版

自序

人的身體相當的奇妙，對於外在環境的各種刺激及內部機體的變化，皆具有相當強的適應力，以保持生理活動的平衡，這種運作稱之為自然治癒力，是人體與生俱來的基本功能。有人的自然自癒力強，自然身強體健，無病無痛；有人的自然自癒力弱，一遇疾病侵襲便虛弱不堪。為了提升人體的自然治癒力，古人便藉由生活中的體驗，發展出許多能夠增強身體機能的方法，均衡飲食、適時運動、心情開朗……等，這都是提升自然治癒力所不可或缺的原動力，藥酒的釀製與飲用便是其中一種健康有效且經濟實惠的保養方法。

辦法是將中藥材浸漬於酒中製成藥酒，使中藥材中的成分得以藉由酒精的力量迅速運行至全身，以調和、補養身體。事實上，藥酒只要調配得宜，不論是男女老少，皆可以服用，例如容易手腳冰冷的女性，平日就可以自行釀製一罈補血益氣的藥酒，每日小酌一杯，不但可以改善身體血液循環，晚上睡覺時再也不會手腳冰冷；男性朋友平日小酌一杯補腎壯陽的藥酒，不但平日工作精、氣、神十足，夜晚回家在房事上也能讓老婆感到很幸福；老人家機體退化，容易倦怠乏力，日常小酌一杯，可補益虛弱的體質，還可以延年益壽、擁有童顏鶴髮般的形貌。

我從醫三十多年，平時也會動手釀製藥酒來為自己和家人補養身體，每日適量的小酌一杯養身，與家人至今身體強健、不曾生過什麼大病，即使偶爾小感冒，亦都靠自身的自然治癒力，很快的好了！這都歸功於日常飲用補藥酒來保健身體，增強免疫力。現在市面上販售的藥酒，少少一公升便要價上千元的價格，喝起來實在貴的讓人心疼，其實市面上賣的藥酒是可以自己DIY的，自行釀製藥酒不但衛生、安全可以自行把關，讓自己多一分安心，亦不用擔心在藥材使用上會偷工減料，價格上也比在外面買現成的藥酒要便宜許多！因此在本書，特別分享我日常經常釀製的藥酒配方，以及將古藉上所記載的有效藥酒配方，歸類整理出來，寫成圖文並茂的養生藥酒書，提供給平日想自行釀製藥酒的民眾應用。

本書中，除了介紹你從不知道的藥酒歷史、製備工藝之外，還告訴你正確的藥酒飲用方法和各種藥酒的釀製方法，並將各種繁瑣的配方分門別類，同時附上藥材典故。因此，不論是要補益身體，還是要祛病強身，甚至現今流行的蔬果類藥酒，這本書裡通通都有詳細的圖文製作介紹，而且所使用的皆為常見的中藥材，在一般中藥行皆可輕鬆取得，無需煩惱藥材取得不易的問題，讓你取材方便、製作簡單、飲用容易。

最後再次提醒大家，藥酒在飲用上必須適量，不可貪杯。李時珍在《本草綱目》中指出：「少飲則和血行氣，壯神禦寒，消愁遣興；痛飲則傷神耗血，損胃失精，生痰動火。若夫沉湎無度，醉以為常者，輕則致疾敗行，甚則喪邦亡家而隕命，其害可盛言哉！」因此，掌握藥酒用法與禁忌，正確的服用藥酒，對自己的養生健體都會很有幫助。

陳潮宗

目錄

CHAP. 4

祛病強身的藥膳酒 104

CHAP. 5

保健養生的藥膳酒 178

CHAP. 6

蔬果類的藥膳酒 216

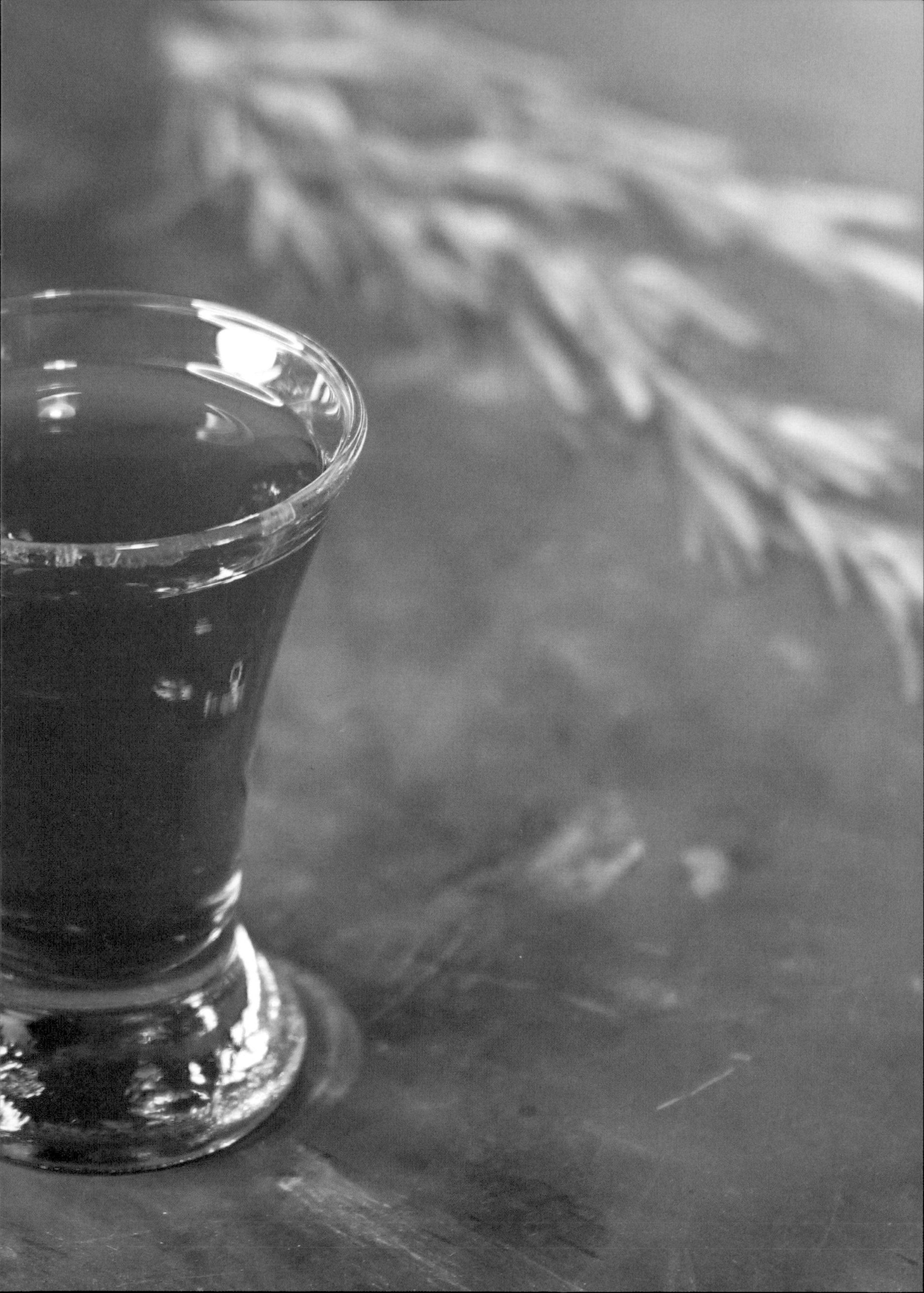

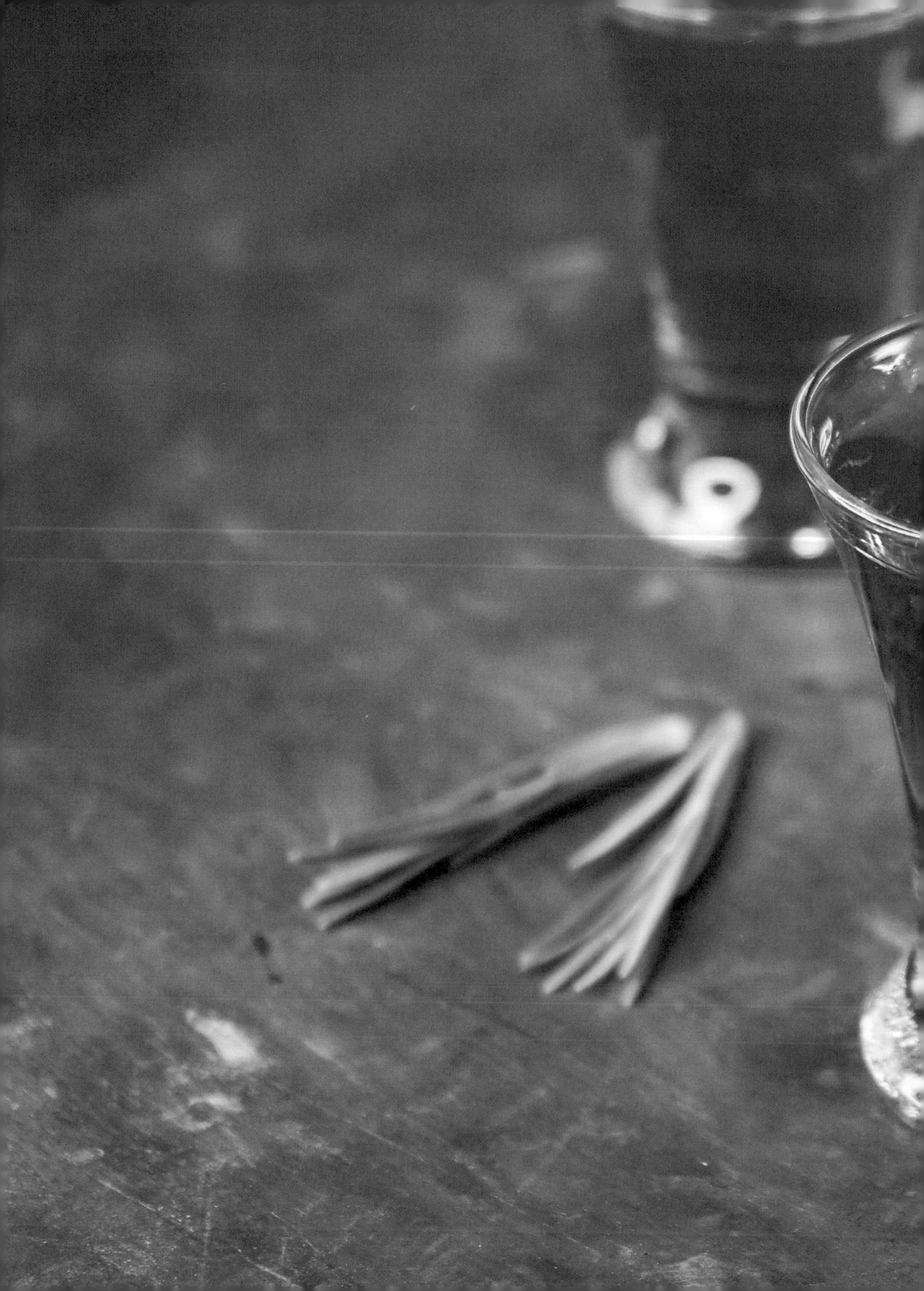

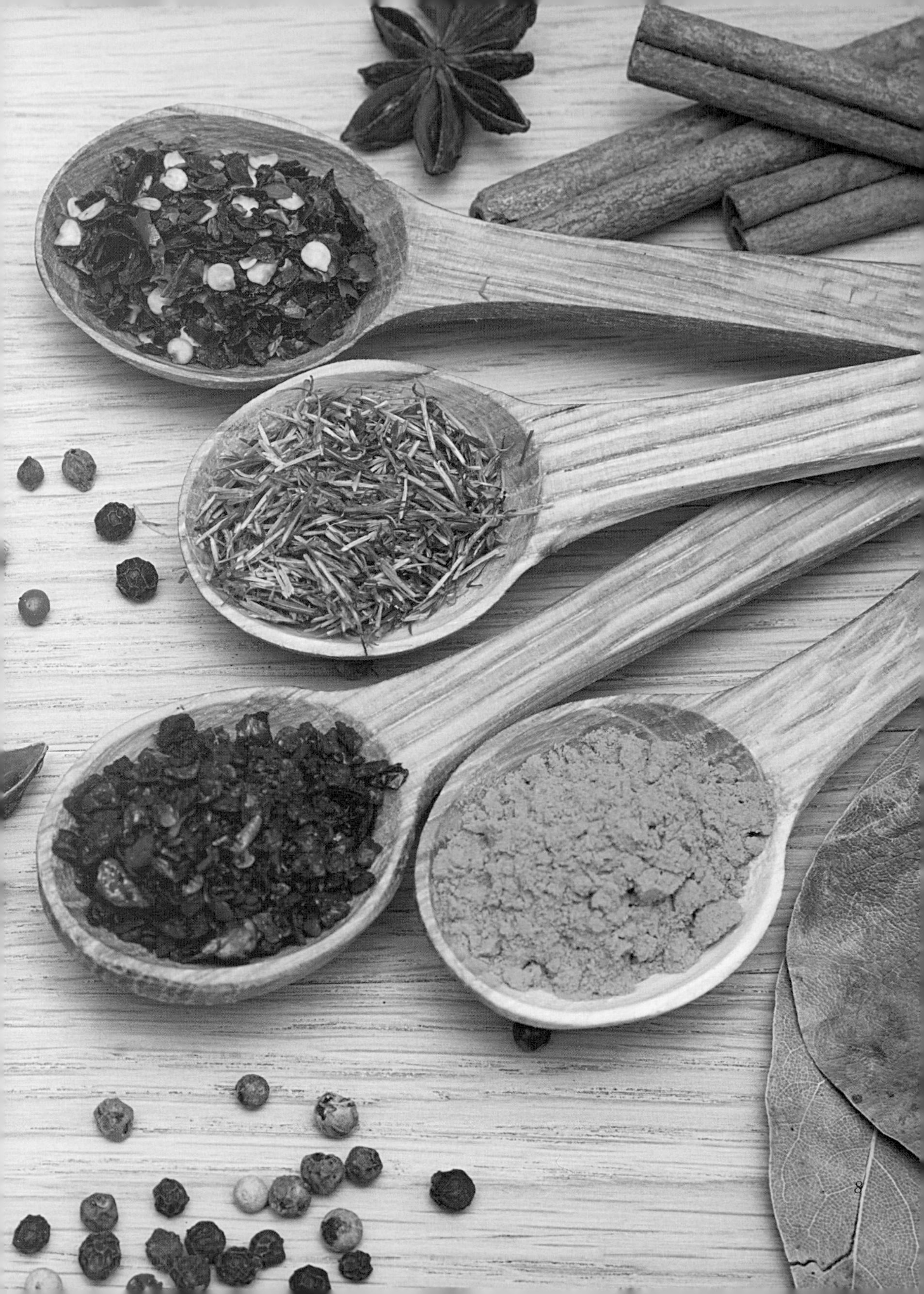

CHAP.
1

藥膳酒的基本知識

什麼是藥膳酒？
藥膳酒能治病嗎？
讓我們一起來揭開藥膳酒的神祕面紗。

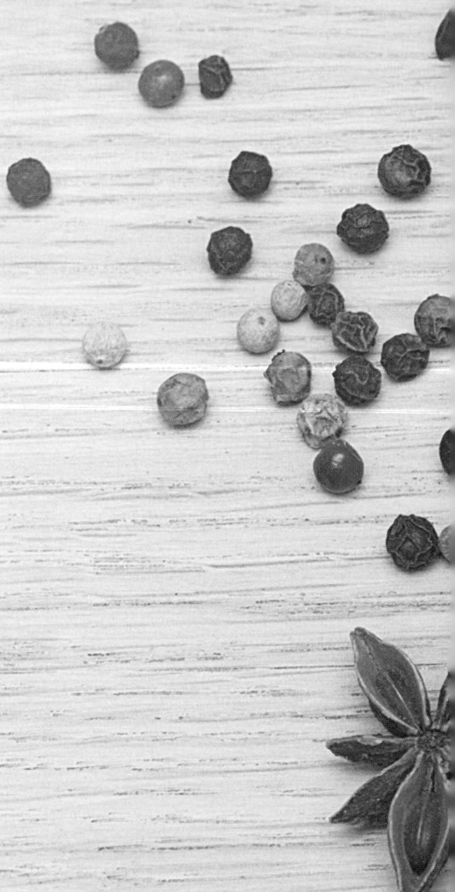

民國時期

生產過程趨向於標準化，
加強衛生、安全、便利

明清時期

製酒技術更佳，
品酒風氣更盛

宋元時期

朱翼中《北山酒經》

隋唐時期

孫思邈
《備急千金要方》

東漢末年

張仲景《傷寒雜病論》

▲中國藥記歷史圖表

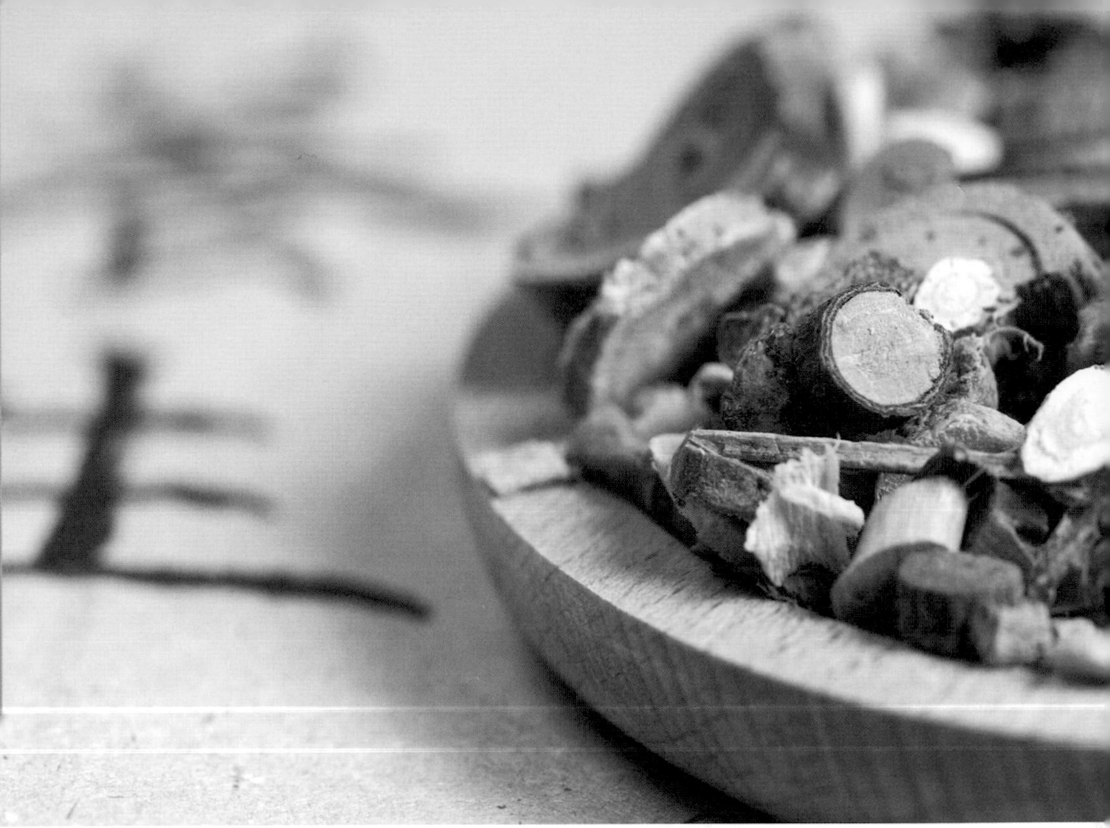

藥酒的歷史起源與發展

藥酒，在中醫醫療史中，很早就已經被用來治療疾病。從最早的單味藥方，到現今的多種複方組成，不管是治療疾病或養生健體都有很獨特的功效。

藥酒的起源與酒是分不開的，目前所知道最早的藥酒釀製方，是在一九七三年於長沙附近馬王堆漢墓出土的帛書《養生方》和《雜療方》中，其中包含了整個藥酒的製作過程、服用方法和功能主治等內容，是現存釀製藥酒工藝最早的完整記載，也是中醫藥學史上最重要的史料。

・東漢末年

名醫張仲景所著的《傷寒雜病論》一書中即記載：「婦人六十二種風，腹中氣血刺痛，紅蘭花酒主之。」紅蘭花即是我們現在所說的紅花，它的功效是通經活血，用酒煎藥效更強，並且可消除紅花的怪味道。此外，「栝樓薤白白酒湯」也是當時常用來治病之藥酒，可達到通陽散結、行氣化痰的目的，多用以治療胸部鬱悶、疼痛等症狀，這都可以說明酒在當時應用於臨床上並不少見。

・隋唐時期

藥酒使用較為廣泛的時期，唐太宗御醫孫思邈當時所著之《備急千金要方》，共有藥酒方八十餘首，包含了補益強身、內、外、婦科等幾個方面；隨後因感其內容之不足而續編的《千金翼方・諸酒》中，更另載了酒方二十首，是我國現存醫學著作中，最早對藥酒的專題綜述。

・宋元時期

朱翼中在宋徽宗政和年間，撰著了在我國古代釀酒歷史上，學術水準最高，最能完整體現我國黃酒釀造科技精華，在釀酒實踐中最有指導價值的釀酒專著《北山酒經》。該書共分為三卷，上卷為《經》，其中總結了歷代釀酒的重要理論，並且對全書的釀酒，製麴作了提綱挈領的闡述；中卷論述製麴技術，並收錄了十幾種酒麴的配方及製法；下卷則論述釀酒技術。可見當時對於製麴原料的處理及操作技術都有了長足的進步。其中一章節——〈煮酒〉，談論到加熱殺菌以保存酒液的方法，更是比歐洲要早上數百年！

・明清時期

製酒技術更佳，品酒風氣更盛。宮廷則建有御酒房，專造各種名酒供王公貴族飲用；民間則有人們自釀自飲的酒，如正月的椒栢酒、端午的菖蒲酒、中秋的桂花酒及重陽的菊花酒，這些都成為人們常釀的傳統節令酒類，其中有不少就是藥酒。

・民國時期

直到今天，因為科技進步，以及中西技術的融合，釀酒工藝就越臻成熟，再加上中醫藥事業發展蓬勃，使得藥酒研製工作呈現出新的局面，不但生產過程趨向於標準化，在質量方面更加強了衛生、安全、便利，亦確保了臨床療效的可靠性，而現今藥酒不僅繼承了傳統製作經驗之優點，更融合了現代先進的釀造技術，造就其前所未有的獨特性，堪稱為我國的國粹。

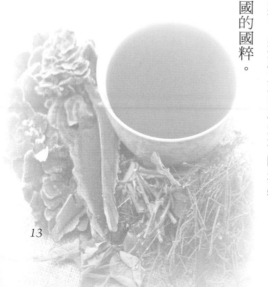

什麼是藥酒

藥酒，顧名思義即是一種加入中藥的酒。藥酒又稱為配製酒，中醫學統稱為酒劑，古稱「醴」或「醪」。

藥酒是一種具醫療、保健、強身功效的液態型藥品，有內服藥酒與外用藥酒之分，可廣泛的應用於內科、外科、婦科、傷科等某些病症。

藥酒的配方，是根據不同的病症，選擇合適的中藥，經過必要的加工，以白酒或黃酒為溶媒（溶解中藥成分的溶劑），浸泡出藥材的有效成分而製成；又或者是在釀酒過程中，再加入適宜的中藥釀製而成。而藥酒用酒作溶媒的目的，是藉著酒的辛溫行散和引經之性，並能有效的浸製出中草藥中的有效成分，使其發揮更大的效用，更有利於人體的吸收。

酒作為藥物而用於臨床來防治疾病，在中國醫學中以白酒及黃酒兩種最為常用。這兩種酒都是由糧食類或野生澱粉植物等原料經發酵釀製而成，均含有一定濃度的乙醇。而白酒多作為溶媒劑應用，黃酒則多作為藥引應用，兩者均有不同的性味和功效。

• 白酒

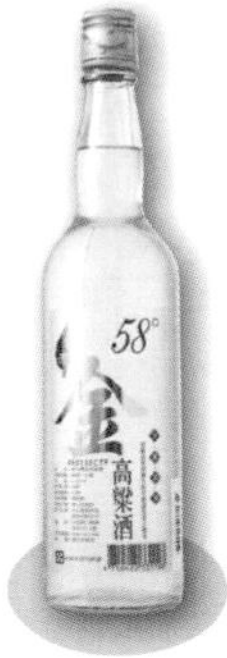

白酒又名白乾、燒酒、汗酒、火酒等。味甘辛或辛香，性大熱，通行十二經。一

般為白色澄清液體，氣味濃郁芳香，醇厚適口，不含雜質（無外來異味、無懸浮物、無混濁和沉澱現象）。

主要由穀物、高粱、玉米、黍、馬鈴薯及野生澱粉植物等作原料。以酒麴作為糖化劑，經一定的時間發酵成熟醪，然後以蒸餾方式製成為蒸餾酒（即白酒）。

在釀製酒時，古人非常講究水質，好的水質可以釀出優良的品種，故有「米者酒之內也，麴者酒之骨也，而水為酒之血」之行話。

其成分有乙醇、高級醇、醛、酸、酯、揮發酸和不揮發酸等各種物質達五十餘種，其中含乙醇一般都在40％（v/v）以上，比重0.8～0.92。

白酒在我國主要分為六大香型，即：濃香、醬香、清香、鳳香、米香、複香。具有暢通血脈、強心提神、散瘀活血、祛風散寒、助氣漸胃、作引藥、助藥力等多種功效。

若以酒作溶媒來炮製藥酒，可改變藥性，增強活血通絡、補溫機體等作用，並能迅速溶解出中藥裡多項有效成分，可見其應用頗為廣泛。

在台灣的白酒品種中，目前以古坑白酒、金門高粱、八八坑道高粱等最具盛名，於國際級的評酒大賽中屢獲佳績。

‧黃酒

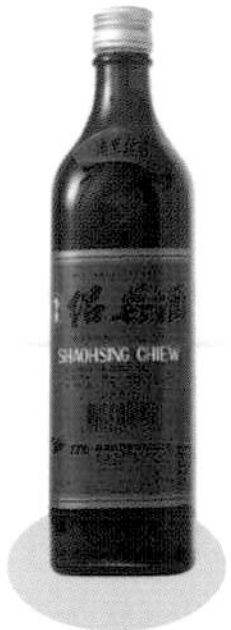

黃酒又名米酒、清酒、甜酒、老酒和陳酒等。味甘緩、辛香，性溫和，入心、肝、胃經。色澤為澄黃或黃中帶紅之液體。

氣味醇香特異、滋味清爽，不含雜質（無辛、辣、酸、色等異味，無混濁、沉澱等現象）。

主要由糯米、黍米、黏黃米、麥等作原料，再加入適量的酒藥、紅麴與水分，使之糖化為漿，經漿中多種黴菌、酵母菌的共同作用，更發酵為熟醪，最後再壓榨成為黃酒。含醇量一般在12～20％（v/v）之間，比重約0.98，並含有少量的糖分（麥芽糖、葡萄糖）和琥珀酸、醋酸、胺基酸、糊精、甘油、酯類、醛類及微量高級醇、維生素等，具有較高的營養價值。

黃酒具有行藥力、通血脈、厚腸胃、潤皮膚、散濕氣、和血益氣、扶肝除風、壯神禦寒等功能。若與寒涼藥同服，可緩其寒；與滯性藥同服，可助其走竄，加強紓筋活絡的功效；與補養品炮製藥酒時，可浸出藥物的有效成分和增強原有的補益作用。因此，黃酒的作用可說較為廣泛，適量飲用可促進人體健康，特別是對產婦及年老體弱者，可滋補健身。

在台灣釀造的黃酒中，目前以陳年紹興酒最有名氣，因為黃酒經久放後是越陳越香，自然有其價值和風味，價格當然就比一般紹興酒更加昂貴！

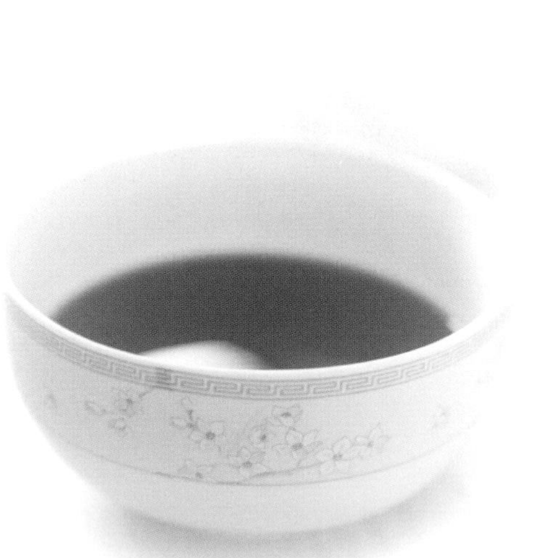

藥酒的分類

隨著社會經濟及科技的發展進步，藥酒的種類越來越多，現代人亦特別講究養生的觀念，使得飲用藥酒的風氣越來越盛。

藥酒之中，以補益類的藥酒最受到一般民眾的歡迎。藥酒的種類如此繁多，究竟該如何正確的將其分類呢？

・炮製

依藥酒炮製法來分類，可分為釀製、浸製、滲漉法，三種分別介紹如下：

【釀製類藥酒】

這類藥酒均採用傳統的發酵法釀製，以藥物加上米、麴經發酵而成，現在用此法製作的中成藥酒比較少見。這類的藥酒香甜味美，含醇度低，味道濃郁爽口，最適合體弱、婦女、老人等服用。古時候製造的藥酒多為此類，至今在臨床上仍有較高的價值。

【浸製類藥酒】

這類藥酒在我國民間應用十分廣泛，以浸製法炮製的「中成藥酒」也比較多。以浸製法炮製藥酒最為簡單，一般家庭都可自製，但所需的時間比較長，藥物中的有效成分不易完全浸出，含醇量亦較高，對人體的刺激性較大，因此限制了臨床上應用的範圍，有一定的副作用。

【滲漉類藥酒】

此類藥酒目前炮製較少，在性質上與浸製類藥酒基本相似，但用滲漉法炮製的藥酒，其有效成分較為齊全，且炮製時間較短。但其炮製工具難得，工藝複雜，限制了此類藥酒的發展。

・功效

依藥酒主要功效來分類，目前廣泛應用的有祛風濕類、補虛損類，分別介紹如下：

【祛風濕類藥酒】

此類藥酒常見的有「虎骨酒」、「豹骨酒」、「國公酒」、「風痛藥酒」、「五加皮酒」和「跌打藥酒」等。用以治療各類風濕痹痛的病症，其療效有時優於煎劑。在我國歷代中醫典籍中，記載了大量藥酒方資料，均適合家庭自製飲用，以浸製法製程的此類藥酒最多。

【補虛損類藥酒】

此類藥酒，目前市面上生產最多，應用範圍較廣，功效不同，適用的炮製方法也不一樣。常見的有「人參白酒」、「十全大補酒」、「龜齡補酒」、「瓊漿藥酒」、「萬年春藥酒」、「雪蛤大補酒」和「三鞭酒」等。對人體具強壯身體、增加營養、延年益壽、調整臟腑功能、增加身體的抵抗力、補氣益血、治療虛損之功能。可用於體虛、病後及年老生理功能減退的患者。適宜自製的補益藥酒方較多，均可酌情選用。

・用法

依藥酒使用方法來分類，則可分為內服、外用，兩種分別介紹如下：

【內服類藥酒】

凡作為口服飲用的藥酒均稱為內服藥酒，有其規定的適應症、劑量、服法、禁忌等內容，而且各具有不同功效。內服藥酒是經過腸胃的吸收而發揮其作用，在臨床上應用的較多，飲用時須慎重。

【外用類藥酒】

此類藥酒目前生產的「中成藥」很少，配方散見於歷代醫集中。這類藥酒專供醫治各種外傷科病症、風濕骨痛、疥瘡癬癢、脫髮斑禿等。可直接將藥酒塗擦於患處，使用方便。有些外用藥酒含有一定毒性，對皮膚刺激性強，使用時必須嚴格注意適應症、用法和禁忌，不得作內服藥酒飲用，以免中毒。

・來源

依藥酒使的來源來分類，則可分為中成藥、自製類藥酒，兩種分別介紹如下：

【中成藥類藥酒】

凡由藥廠將中草藥經過不同的炮製方法，製成為成品藥酒，並註明適應症、功效、主要藥物、服用方法等內容，再經藥店銷售給患者，直接用來治療、飲用的藥酒，均稱為中成藥酒。這類藥酒多採用歷代名方，以科學的方法提煉，其療效可靠、藥材優良、酒香味醇、服用方便。

【自製類藥酒】

凡患者依據單、複方所炮製的藥酒均稱為自製藥酒。自製藥酒必須主治明確、功能可靠、配方合理、藥物易得、劑量準確、炮製有法、服用安全，必要時可在醫務人員指導下自製。

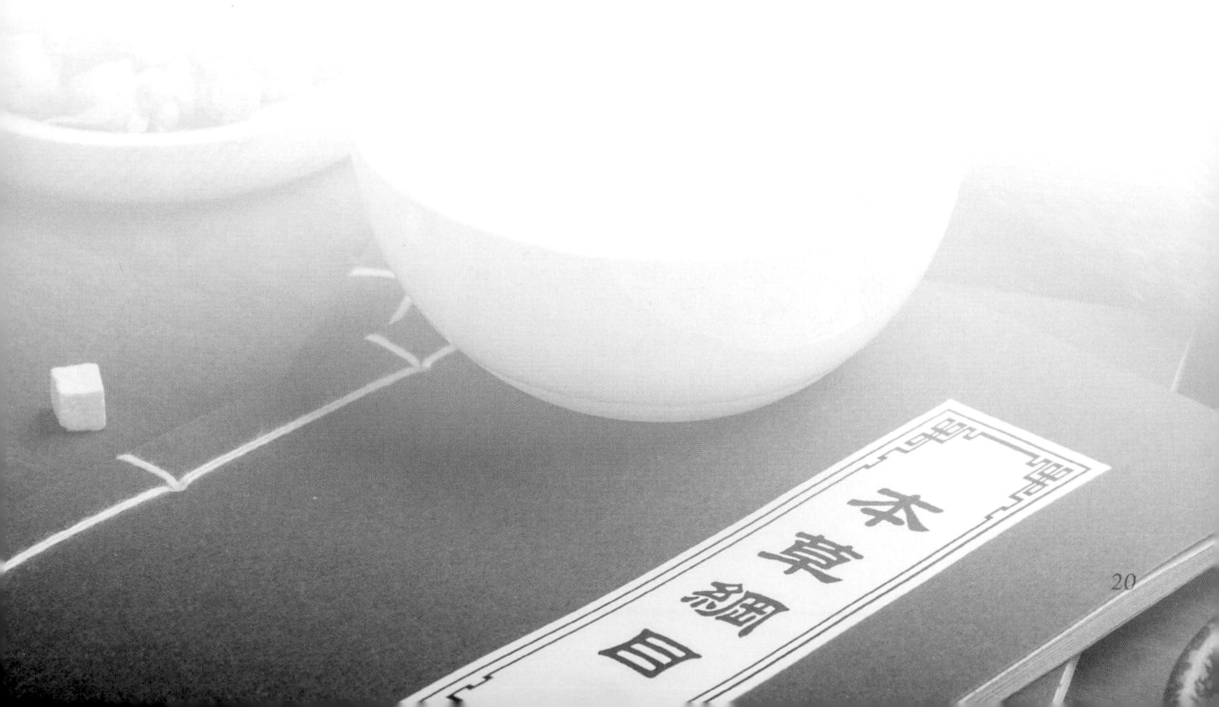

酒的選擇

一般用來炮製藥酒，多採用含酒精量在50～60度、無色透明、不混濁、無沉澱物、氣味香醇、口味純正的優質白酒最為適合。

這種濃度的白酒在浸泡過程中，可以有效的去除中草藥材中附著的病菌以及有害的微生物、寄生蟲和蟲卵，增進我們飲用的安全性。此外，如果酒的濃度過低，會不利於中藥材中有效成分的溶出，使得藥酒治療和保健效果大打折扣，亦不利於保存。

故一般炮製藥酒多使用高濃度的白酒，這樣一來即使藥材中含有少量水分，炮製出來的藥酒也不容易因此變質。

一般來說，滋補類藥酒所用的原料酒濃度要低一點，祛風濕類藥酒因有祛風活血的需要，所用原料酒濃度可以高一點。根據各種藥酒的功效及特性，把握酒的濃度是十分重要的。

如果酒的濃度過低，一些具苦味的雜質容易溶出，影響到藥酒的香氣與口味；反之原料酒濃度過高，藥料本身的少量水分易因擴散原理被排出藥材之外，使藥材質地變得堅實，有效成分反而難以溶出，刺激性亦強，故原料酒的濃度必須掌握恰當，以免辛苦炮製的藥酒因此疏失而功虧一簣。

不善於飲酒的人若無法適應較高濃度的酒精，權宜之計亦可使用低濃度的白酒、黃酒或米酒來浸泡藥材，但浸泡的時間則需要適當延長，同時長時間的浸泡亦要防止藥酒發霉。另一方法則是可以在浸泡高度酒一週後，再加入30度左右的低度酒用來降低藥酒濃度，這也是另一個方法。

此外，凡有用到動物炮製的藥酒，均應先使用高度酒浸泡一週後，去除動物體中附著的病菌、有害微生物、寄生蟲及蟲卵，再適量加入低度酒。市面上賣的工業酒精對人體有毒害作用，絕對不可因貪圖便宜而用來浸泡藥酒，倘若因此造成自身中毒，補身不成反傷身，反而因小失大。

藥材的選擇

中藥材的類別很多，有植物類、動物類、礦物類和食物類等，但並非所有的藥材都適合當作浸泡藥酒的材料，如礦物類的藥材，其中的有效成分很難用酒精浸泡出來。

同時，部分的礦物類藥材還含有毒的成分，如朱砂（丹砂）、輕粉（水銀粉）、銀朱（靈砂）等藥材含汞，砒石、砒霜、雄黃等藥材含砷，青鉛（黑錫）、密陀僧、官粉（胡粉）等藥材含鉛，這些礦物類藥材均不宜用來浸酒，以免造成慢性中毒，但最重要的是，浸酒的材料一定要選擇合格的藥材，最好在政府核可的中藥店購買，切忌因貪圖便宜而購買偽劣藥材，造成健康上的疑慮。

此外，在購買藥材時，還須特別注意同一藥名不同品種的功能差異。如牛膝有懷牛膝、川牛膝之分。懷牛膝臨床用於補肝腎、強筋骨，川牛膝則具有活血化瘀的功能，兩種功效大不相同。故在製作藥酒時，必須按藥酒的主治功能，進行適當的藥材選擇，就連其名稱也要多加注意，以免一時不察產生謬誤。

藥材的鑑別

藥材的真偽與品質的好壞都會直接影響到使用的效果和患者的健康，所以對於藥材的鑑別十分重要。

藥材的鑑別方法有很多種，其中最主要、最常用的，還是對藥材的外觀性狀的鑑別，但要能正確的鑑別藥材的真偽優劣，還是需要多年經驗的累積，不斷充實中藥知識，才能準確認藥。

・表面

不同種類的藥材其外型特徵會有所差異。如根類藥物多為圓柱型或紡錘型，而根莖類藥材都有較多的莖痕，皮類藥材多為螺旋狀。此外，每種藥材皆有其特定的表面特徵，如：光滑、粗糙、鱗葉、皮孔、突起等，這些特徵都是鑑別藥材真偽優劣的重要依據。

‧顏色

藥材顏色的不同或變化，不僅與它的品種及本身的色澤有關，錯誤的加工和儲藏方法也會影響藥材的顏色。我們可以通過對藥材外在顏色的觀察，分辨出藥材的品種及質量的好壞，例如黃蓮色澤要偏黃、丹參色澤要紅、玄參色澤偏黑等。

‧斷面

不論是植物或動物，都是由一層層的組織器官構造而成，當藥材被切開，這一層層的構造就會清晰的展現出來，就像古樹的年輪一樣。很多藥材的斷面都具有明顯的特徵，例如在防己斷面上能看見明顯的車輪紋理，杜仲在折斷時更有膠狀的細絲相連等。

‧觸摸

我們可以用手來感覺藥材的軟硬、輕重、疏密、光滑、黏膩、細緻、粗糙等特徵，以鑑別藥材的好壞。因為不同藥材的質感是不一樣的，即使是同一種藥材，由於加工炮製的方法不同，也會有不同的差異，例如荊三菱堅實體重，泡三菱體輕；鹽附子質軟，而黑附子則質地堅硬。

‧口嚐

以口嚐鑑別藥材的意義不僅在於味道還在於「味感」，味道分為辛、甘、酸、苦、鹹等五味，如山楂的酸，黃蓮的苦，甘草的甜等；味感則分為痲、澀、淡、滑、涼、膩等，在藥材口嚐的鑑別中，可按藥材的品種和質量分類進行判斷。

・鼻聞

藥材的氣味與其所含的成分有關，鼻聞是比較重要的鑑別方法，尤其對於鑑別一些氣味濃郁的藥材是很有效的，如薄荷的香，魚腥草的腥，阿魏的臭等。

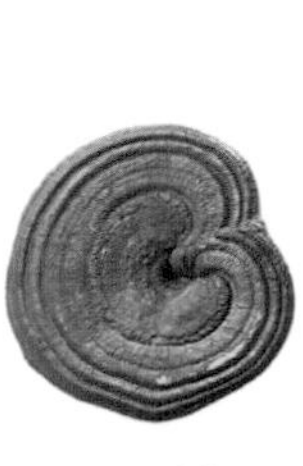
靈芝

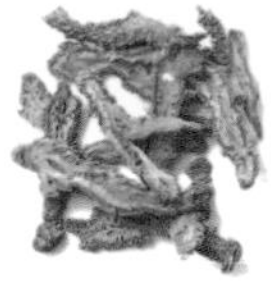
黃蓮

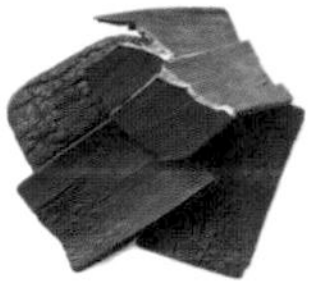
杜仲

藥材的加工

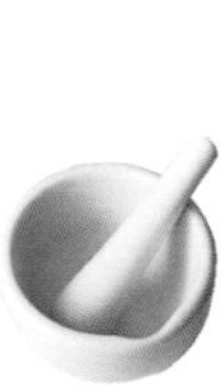

除了藥材的選用須嚴謹外，藥材的加工炮製也要十分講究。

唐代孫思邈就在《千金要方》中指出：「凡合藥酒皆薄切藥」，其中「薄切」便是藥材的一種加工。藥材的加工方法有許多種，可研磨為細粉、粗末，可切成小段、薄片。適當的粉碎藥材，可擴大藥材與酒液的接觸面，有利增加擴散、溶解。但不宜過細，過度的粉碎藥材會使其細胞大量受到破壞，使細胞內的不溶物質、黏性物質進入酒液中，不但不利於擴散、溶解，還會使藥酒混濁。此外，適當的對藥材進行加工，既可減少某些藥物的副作用，保證用藥安全，又可以增強或改變其藥用效果。例如生半夏有毒，加入甘草加工後，能緩和藥性，降低其本身的毒性。一般我們在中藥行購買的藥材，大都已經過炮製、加工，故在用其浸泡藥酒時不需要再清洗。但拿到的若是乾燥的原藥材，則要注意其衛生清潔，防止被污染，尤其要確認是否為真品，以免因食用到贗品而傷身。

用來浸酒的藥材應儘量保持乾燥，才能確保藥酒的效能。如果是新鮮的藥材，則需要用水快速洗淨、曬乾後才可用來炮製藥酒。在民間相當流行以毒蛇來浸泡藥酒，建議一般民眾要以此類材料自行炮製藥酒時，最好在專業人士的指導下方可選用。雖然蛇毒在加工過程中即被高溫及原料酒的高濃度所破壞，但為安全起見，建議在浸泡前將毒蛇切去頭部，避免可能中毒的危險。

藥酒的炮製

任何藥酒的炮製，均需按照一定的炮製方式製作。藥酒，顧名思義其組成還是酒與藥物的關係。

藥酒方的組成，是在中醫辯證立法的基礎上，根據各種疾病的不同需要，再經過藥物的配合，使之成為方劑，用來炮製藥酒；亦有用單味藥物炮製藥酒的。目前我們一般所看到的藥酒方，多來自歷代各醫家、醫籍的單、驗處方或加減方。現代炮製藥酒的方法較多，其中以釀製法、浸製法、滲漉法三種較適宜家庭和小型加工廠自製藥酒使用。

・釀製法

釀製法是一種古老的炮製法，又稱為發酵法。用釀製法炮製藥酒主要以糧食、藥材、水分及適量的酒麴，經過加溫、蒸製等處理後，再通過保溫發酵的作用而成。用此方法炮製出來的藥酒，由於藥物經過發酵，可能使某些有效成分發生變化，不但發酵出來的藥酒可以保留原有的療效，還可使酒味濃郁香甜、醇厚爽口、刺激性小，這是其他炮製法難以達到的。但釀製法工藝複雜，若掌握不好容易出現性質不穩定的現象，影響其服用療效，如果沒有一定的釀製經驗，往往難以釀造出高品質的藥酒，在現代已經很少採用此法來炮製藥酒。以下介紹簡單的釀製藥酒方法，有興趣者不妨嘗試操作看看。

①按照所需藥酒處方，將藥材秤量、配齊、清理乾淨。並準備好大小適宜的容器、紗布等備用。

②將藥材處理（切片、碎斷、或研末）後，置入鍋內加水煎煮取汁，再續水煎汁，共3次。每次用紗布過濾，將3次的藥汁合併後，以小火將其稍為濃縮，放涼待用。

③取一定量的白糯米，將其蒸熟、瀝乾，放涼後與藥汁混合，攪拌均勻。

④將上述的藥米飯倒入準備的釀酒容器內，並均勻的撒入適量的酒麴，再照一般釀米酒的方法製作。

⑤將缸口密封，並保持其周圍溫度，讓藥米飯在缸內糖化、發酵，根據氣溫不同，約7～14天發酵完成即可取出飲用。

釀製法
1 備
紗布
容器
2 煮
藥材煎煮三次
紗布
混合濾汁
3 拌
混和藥汁+白糯米
4 撒
麴
藥米酒
酒麴
5 釀
密封
發酵
7-14日

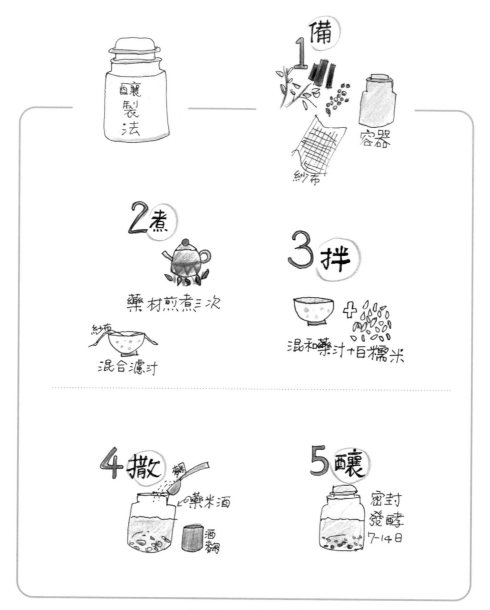

▲釀製法之步驟圖

‧浸製法

從古到今，浸製法是最為常見的一種炮製藥酒的方法，其操作簡單，療效也好。唐朝孫思邈在《千金要方‧酒醴第四》中說到「凡合酒，皆薄切藥，以絹袋盛藥內酒中，密封頭，春夏四五日，秋冬七八日，皆以味足，去渣服酒……大諸冬宜服酒、至立春宜停」，由此可知用浸製法炮製藥酒其歷史之悠久。

以浸製法炮製藥酒多以白酒作為溶媒使用，現代又將浸製法分為冷浸法及熱浸法兩種，其中又以冷浸法最為常用。

【冷浸法】

藥材種類不多、藥材具揮發性或藥效成分遇熱易破壞的中藥材，較適合使用冷浸法。但用冷浸法會有時間較長、浸製不易完全、藥物膨脹後體積較大等缺點。

冷浸法具體操作如下：

① 按照所需藥酒處方，將藥材秤量、配齊，並清潔乾淨，選擇大小適宜的容器備用。

② 將藥材處理（切片、碎斷、或研末）後，放入準備的容器中，再加入適量的酒密封浸泡，每日攪拌（或震盪）1次，7天後改為每週1～2次。浸泡的時間一般按照處方要求即可（約15～30天，但浸泡時間越長，酒質越好，最長時間不應超過6個月）。

③ 藥酒浸泡好後，則可取出上清液。再用紗布過濾，將所剩餘殘渣用力壓榨取汁、過濾，與前次取出之上清液混合。

④ 將取得之藥酒靜置沉澱一天後，再次

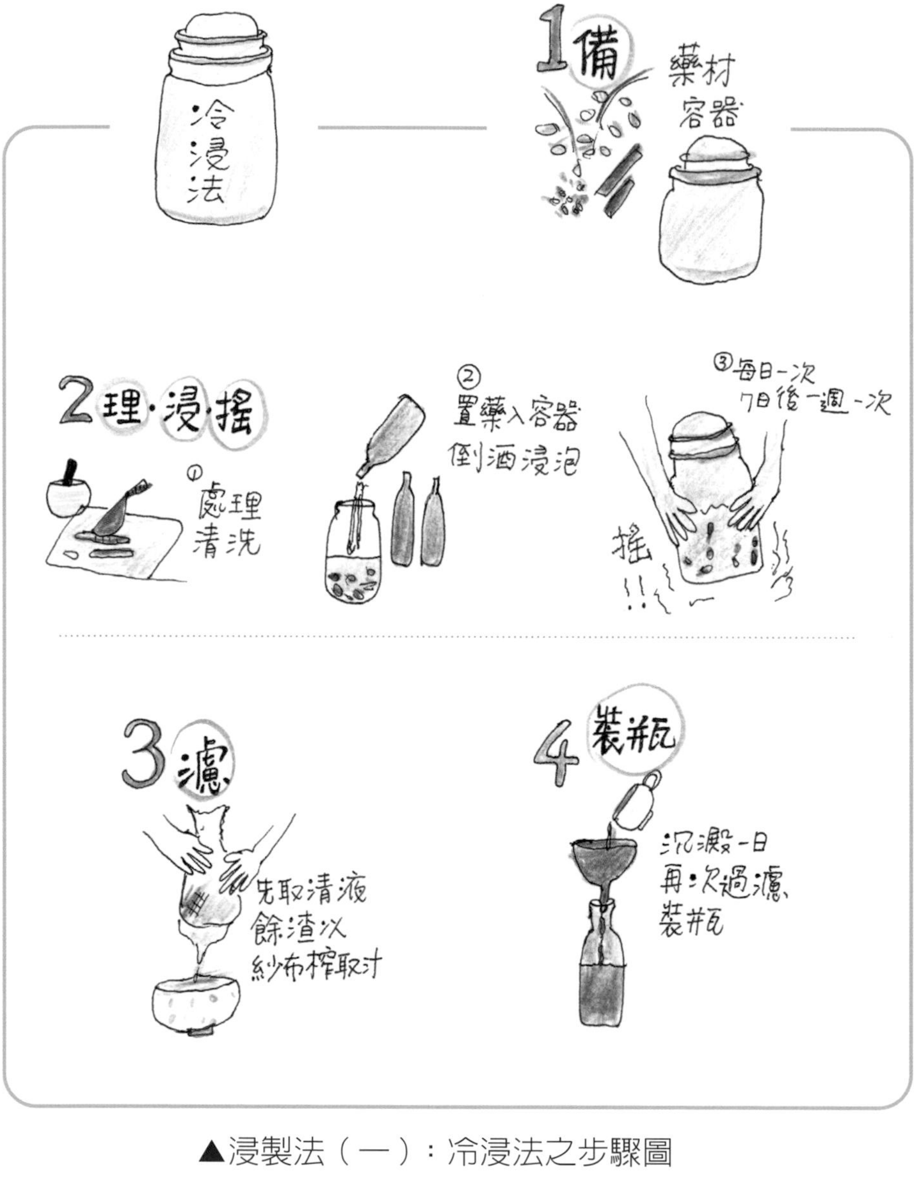
冷浸法
1備
藥材
容器
2理·浸·搖
①處理
清洗
②置藥入容器
倒酒浸泡
③每日一次
7日後一週一次
搖
3濾
先取清液
餘渣以
紗布榨取汁
4裝瓶
沉澱一日
再次過濾
裝瓶

▲浸製法（一）：冷浸法之步驟圖

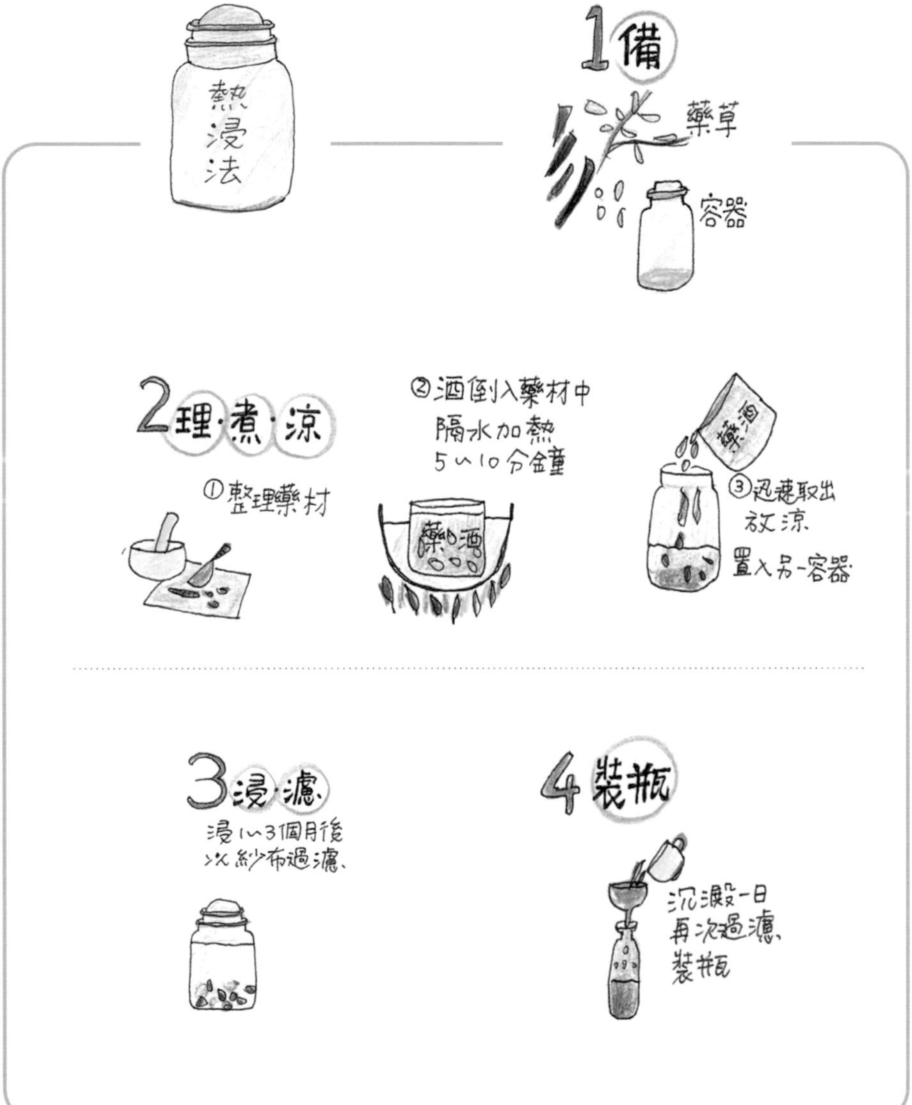
熱浸法
1備
藥草
容器
2理·煮·涼
①整理藥材
②酒倒入藥材中
隔水加熱
5～10分鐘
藥酒
藥酒
③迅速取出
放涼
置入另一容器
3浸·濾
浸1～3個月後
以紗布過濾
4裝瓶
沉澱一日
再次過濾
裝瓶

▲浸製法（二）：熱浸法之步驟圖

過濾，即可裝瓶，供日後飲用。

【熱浸法】

藥材種類較多、酒量有限、用冷浸法藥材的藥效成分不易浸出，則適合使用熱浸法。熱浸法能加速藥材浸取速度，而且不會因溫度過高損失酒的成分，但用熱浸法則較冷浸法更費時費工。熱浸法具體操作如下：

①按照所需藥酒處方，將藥材秤量、配齊，並清潔乾淨，選擇大小適宜的容器數個，以備煎、浸藥酒用。

②將藥材處理（切片、碎斷、或研末）後，放入容器內，並加入一定量的酒，蓋上蓋子。將其置入鍋中，隔水加熱至煮沸5～10分鐘後，迅速取出放涼，倒入另一乾淨容器中。

③將藥酒密封浸泡1～3個月，即可取出上清液。再用紗布過濾，將所剩餘殘渣用力壓榨取汁、過濾，與前次取出之上清液混合。

④將取得之藥酒靜置沉澱一天後，再次過濾，即可裝瓶，供日後飲用。

【滲漉法】

滲漉法為一種現代炮製藥酒的提取方法。其原理是將藥材碎斷或磨成粗末後，以白酒將藥材溼潤膨脹後，裝入滲漉筒。滲漉筒是一種上面敞口，下面有滲出口的筒狀裝置。利用滲漉筒可使植物組織細胞內外的有效成分保持較大的濃度差。由於浸液比重大而向下移動，促使藥材中有效擴散到酒中的速度加快，因此，藥材的有效成分則易完全浸出。本法不需加熱及過濾處理，且效果優於浸製法，但含樹脂成分的藥物則不宜用此法提取。因滲漉筒並非一般家庭所有之器具，故其操作方式則不在此多做介紹。

藥酒的著色

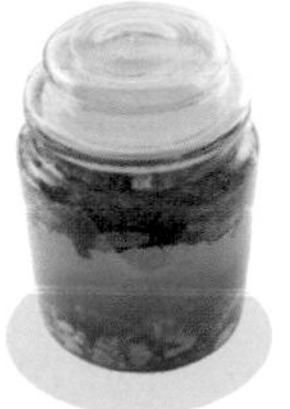

任何藥酒在炮製好後，均有不同程度的藥酒顏色，如果在予以調色，除了可使外觀變好看之外，有時還具有方便患者服用，緩和藥性，提高質量等作用。

目前主要是使用食用糖（紅糖、白糖、蜂蜜）等。以下介紹一種焦糖著色法，製作方法如下：

① 取蔗糖（紅糖、白糖）少許，放入鍋中加熱融化，期間須不斷攪拌以免燒焦。

② 融化的糖液會逐漸增濃而變為棕色稠膏狀物，繼續攪拌至有微焦香氣時，趁熱加入適量白酒攪拌混合，再用紗布過濾即成焦糖。

③ 將成品加入藥酒中，再經封存數天，即可為藥酒著色。外用藥酒一般不需著色。

在此提醒大家，無論使用哪種方式炮製藥酒，皆需注意其中衛生清潔的問題，比起藥酒的功效，能否安全的飲用藥酒更是重要。一般家庭製作藥酒時，選擇適合自己又方便的炮製法即可，不需大費周章，即可輕鬆簡單自製家庭藥酒。

常用容器與研具

除了藥酒的儲存環境外，選擇炮製藥酒的器具或判斷盛裝容器是否適用，也是一門學問。

正所謂工欲善其事，必先利其器，準備好下列的器具，便可以使我們在炮製藥酒的過程中，更加得心應手，達到事半功倍的效果。接下來就來介紹常用的炮製藥酒器具有哪些特色。

【瓷器】

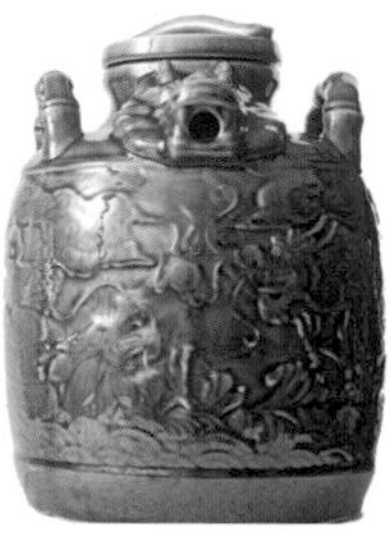

瓷器有瓷罐、瓷缸、瓷瓶等。具有陶器的優點，而且外型美觀，避光保色、保存香氣的作用更強，不易與含有油質的藥材發生沾黏的狀況，也是炮製藥酒的理想容器之一，以瓶口小者為佳。

【陶器】

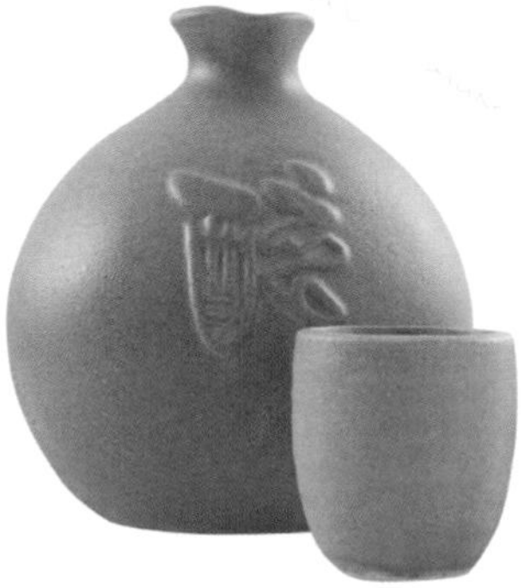

陶器有瓦罐、瓦缸、瓦甕等。具有防潮、防燥、防鼠、避光保色、不易泄氣、不易與藥物發生化學變化等特點，是釀製、浸製藥酒的理想容器，以瓶口小者為佳。

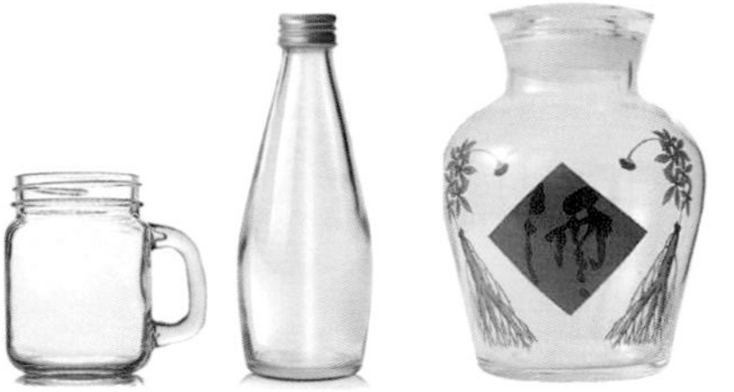

【玻璃容器】

玻璃容器是用來浸製藥酒最普遍的容器，容易取得，經濟價廉，選用時以棕色或暗色系為佳。但由於玻璃吸熱，導致瓶內容易產生水蒸氣，又有透光的缺點，容易使藥酒變色以及使受熱後藥性呈現不穩定，是炮製藥酒中較差的一種容器。

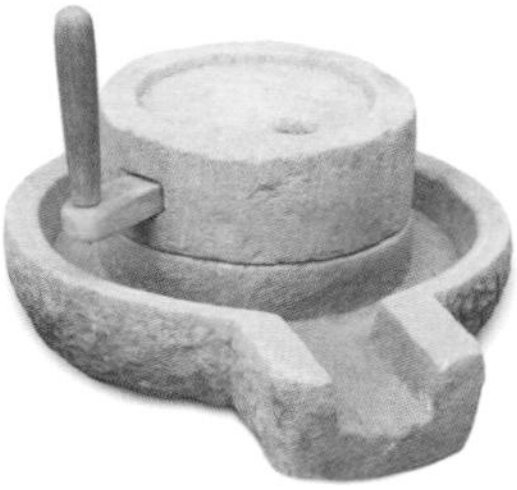

【石磨】

石磨是用大理石、花崗石或其他堅硬的石材敲鑿而成，由一個平面盤與底盤組成，均鑿有細槽，有大小不等的尺寸。一般家庭研製用可選約直徑30公分左右大小的石磨使用。石磨的作用是用來粉碎藥材，以便炮製藥酒。

【篩】

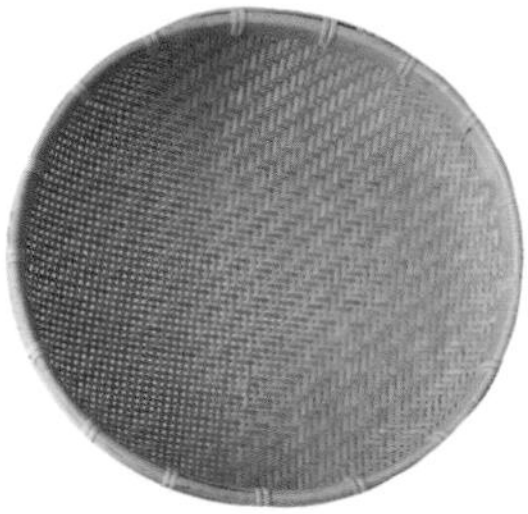

篩多用竹、木、鐵絲所製成，由一個篩框與一個篩網所組成。由於各藥材組織硬度不一，研磨後藥粉的粗細不等，為了將藥渣及藥粉分離，以適合炮製藥酒的需求，則須過篩。

【研槽】

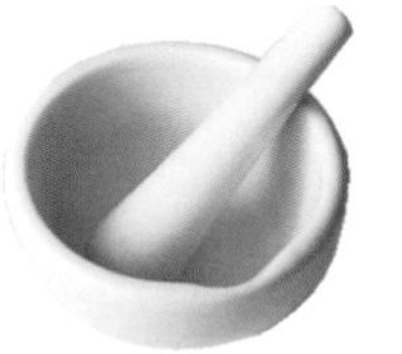

研槽由鐵槽與研盤所組成。是用鑄鐵經高溫融化後鑄造而成，亦有大小不等的尺寸，一般適合家庭使用的研槽可取上口長50～70公分的較為方便。研槽的作用如同石磨一樣，是用來粉碎藥材，以便炮製藥酒。

藥酒的貯存與保管

藥酒與其他的藥品一樣，為了保證其療效，除了要辨證正確、選材適當之外，還必須掌握儲藏與保管的知識。

藥酒是中醫學中一種特殊的藥品，而且藥酒中的酒本身即是一種良好的殺菌、防腐劑，能抑制黴菌及其他雜菌的生長，若儲藏或保管不妥，不但會影響藥酒療效的正常發揮，還可能造成藥酒的變質或污染，導致不能服用。因此，在炮製藥酒時，嚴格執行其外在環境的品管相當重要，以免辛苦炮製的藥酒因此腐爛敗壞，喪失其營養價值。

【清潔】

凡是用來盛酒的容器，均應事先清洗乾淨，然後用開水燙一燙或用75%的酒精稍微消毒，放在陰涼通風處吹乾或烘乾均可，再用乾淨的布抹乾後即可使用。

【不用金屬容器】

盛酒的容器最好不要用金屬製品，若發現使用的容器有滲漏的現象，應及早調換，並注意防火，不要與易燃物品放在同一處。

【密封】

當藥酒炮製完畢後，應迅速裝入細口、長頸的玻璃瓶（瓶身以暗色不透光最好）內，或其他有蓋的罈、罐、缸等容器中。為防止酒精揮發與散失，要將瓶口密封儲藏。

【雙層密封更安全】

如果炮製的藥酒需要較久的時間儲存時，最好在藥酒瓶蓋外滴蠟密封，或用防水膠布纏繞封緊，則可確保藥酒久存不變質。

【酒瓶外觀需明示】

凡炮製的藥酒，均應貼上標籤並填上所用藥酒方名、作用、炮製時間、用量、內服或外用等內容。以免時間一久，內容物不易辨認，或與其他藥品產生混淆，影響使用，甚至飲用不當有所差錯，產生危險。

【溫度掌控】

儲存藥酒的位置，應選擇在溫度變化不大的陰涼地方，溫度以10～25度為最佳。若溫度過高，藥酒易受高溫影響出現酸敗、發霉而變質，就不能再服用了。

【季節儲酒】

夏季儲藏的藥酒要避免陽光直接照射，因為強烈的光照，會破壞藥酒內藥材的有效成分、穩定性及色澤，使藥酒功效降低。而用黃酒炮製的藥酒，冬季儲存則須避免受凍變質，溫度不得低於負5度。

【儲酒位置】

放置藥酒的地方，不能同時有汽油、煤油等含有揮發性質的物品，以及腥、臭味等異味較重、刺激性強、或其他有毒物品，以避免藥酒的串味，影響服用。

【空氣清潔】

因藥酒在炮製與儲藏的過程中，酒精濃度都有不同程度的降低，特別是以黃酒炮製的藥酒，酒精濃度較低，有些還有糖分，容易受各種細菌侵入，造成變質、毒化，易發生服用中毒或導致病情交叉感染。

因此，須保持藥酒瓶口的衛生，每次飲用後，均應關緊瓶蓋，最好另外加一個大蓋罩住，減少與空氣的接觸，特別是在空氣污濁的環境保存更需注意。

【內用外用分開放】

外用藥酒不論有毒、沒毒，均禁止內服。儲存時，應將內服藥與其他藥品分開存放，並置放於安全易見之處，以免在急用時拿錯而誤服，發生意外事故。

藥膳酒的基本知識

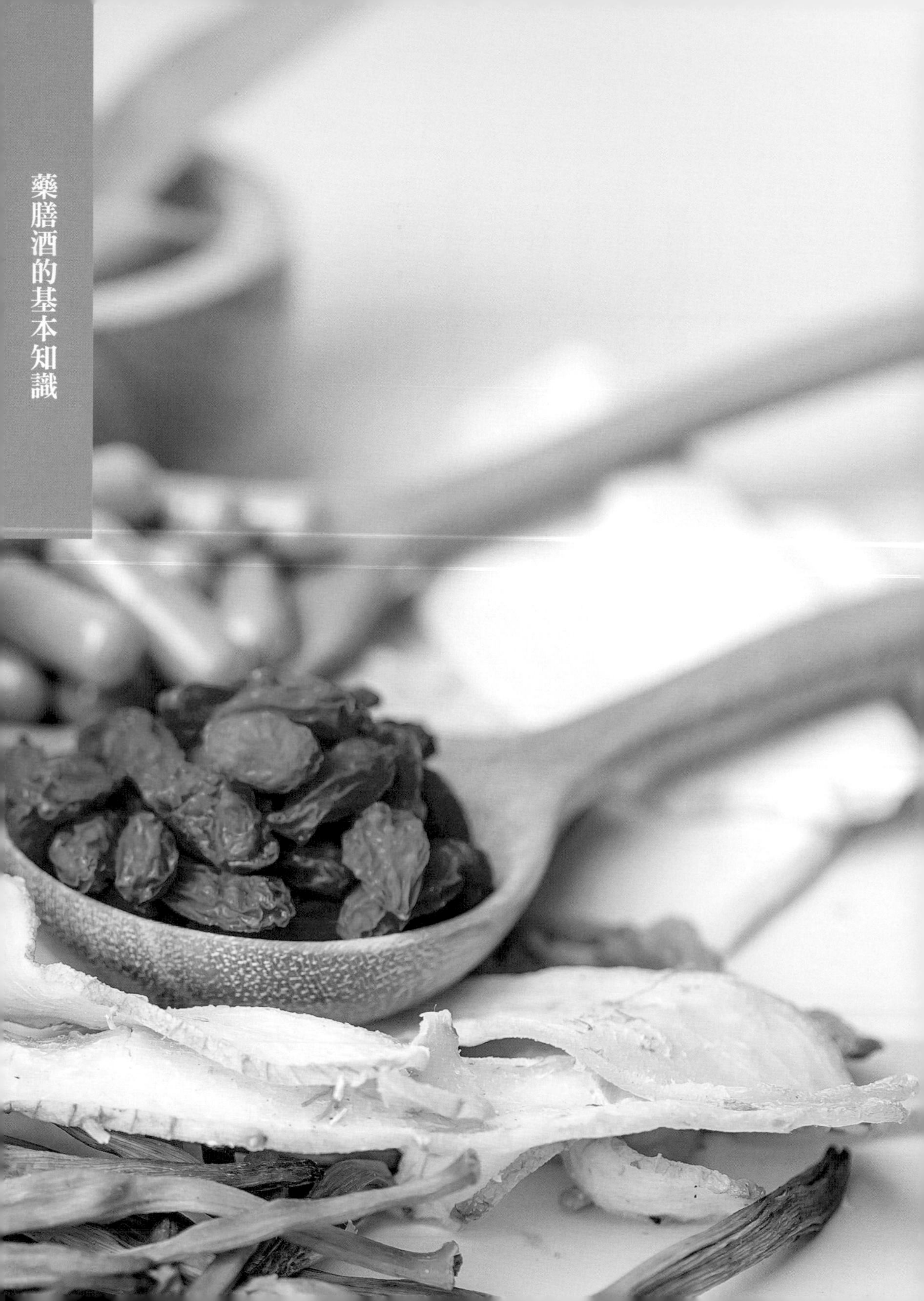

如何提高炮製效率

在家裡自製藥酒，如何才能使藥材中的有效成分溶出的更多，以確保其中治療和補益的效果，而且又不致於浪費藥材呢？

針對這點，我們在家炮製時，應注意以下幾點要訣：

・粉碎藥材要得宜

炮製藥酒前要將藥材事先粉碎，粉碎時需注意大小要均勻，用手去搓揉時感覺有點粗糙比較好。如果藥材的粉粒細勻，表面積增大，與酒的接觸面亦隨之增大，其中的有效成分就容易浸出。但也不可粉碎到過於細微，否則藥材中的細胞被大量破壞，會使細胞內部中原本不溶解和不能透過細胞壁的其他物質也會混入酒液中，造成藥酒混濁，不易過濾澄清。

尤其若是用滲漉法炮製藥酒，粉粒過細的藥材就又容易造成堵塞，降低藥材有效成分的浸出效果。另外需注意的是，若用熱浸法炮製藥酒時，藥材一般多切為薄片或碎段；疏鬆的花、草、葉類藥材可研磨為粗末；堅硬的根、莖、皮則可以磨得細一些。

・注意溫度的控制

使用熱浸法時，溫度越高，擴散速度越快。因為高溫可以使植物的組織軟化，促進膨脹，促使有效成分的溶解及擴散速度；但隨著溫度升高，藥材中無效成分的浸出量也會增多，會增加浸出液的雜質。

過高的溫度亦容易使藥材中某些不耐熱的有效成分被破壞，造成浸出液冷卻後，有沉澱或混濁的現象。因此，在熱浸的過程中，要適當的控制溫度，火候不可太大，煎煮時間亦不宜過長，約在煮沸後3～8分鐘即可關火。

若以釀製法炮製藥酒，在煎藥煮汁的時間亦必須拿捏得宜。因為時間過短，則藥材中的有效成分不易完全煮出，而時間過長，藥材中的氣味及揮發性物質又會損失過多，一般藥材煎開約以分三十分鐘左右為宜，且火候不可過猛。

• 浸製時間不過長

一般浸泡時間與浸出量成正比，意思是說時間越長，越有利於浸出。但當藥材本身的有效成分擴散達到平衡後，若還繼續浸泡，往往會導致大量雜質被溶出，部分有效成分被分解，影響浸出液的質量，故一般建議炮製藥酒時間約一～三個月即可取出服用，其療效才最為顯著。

• 注意濃度的差異

濃度差是滲透和擴散的重要因素與動力，故在浸製藥材時應保持藥材細胞內外和液層間的濃度差異，如果每隔一陣子攪拌一次，可加大擴散層中有效成分的濃度差，提高藥材中有效成分的浸出效果。

・分清藥物的性質

在釀製或熱浸藥酒時，一般對花、葉、鮮品及具芳香味的藥材，通常以最後才放下煎煮的方式為最佳，可以避免藥材中的有效成分散失過多；而名貴、稀有的藥材一般會另外煎煮，再與其他藥液合併使用。

另外膠狀、膏狀的藥品，應等其他藥材煎好後，再趁熱放入煎汁內，使之溶化；而具有黏性、油膩性的藥材，在煎煮時則應防止焦化，如果不慎焦化，會失去其原有的功效。

自製藥酒應注意事項

炮製藥酒有許多的環節需注意，除了要掌握基本的炮製原理之外，還要了解其他因素的協同作用。

酒質的好壞，直接關係其中治療的效果和應有的功效，因此，我們在自製藥酒時，必須注意下面幾個問題：

①要炮製的藥酒必須與要治療的病症相符合，即使是補益藥酒也要根據本身的體質，來選擇合適的藥酒方，必要時可在中醫師的專業建議下選方用藥。

②需採用正確的炮製方法，較有經驗者

可嘗試使用滲漉法；不會飲酒者或補益類藥酒可採用釀製法；一般情況則可用浸製法，尤其以冷浸法最常使用。

③每次炮製的藥酒量不宜過多，一般在五公斤以內較為妥當，喝完再行炮製，以免浪費藥材。若方中劑量過重、過大，可酌情將配方按照比例縮小。

④處方內藥物一般不應任意改動或增減劑量，必要時可在專業人士指導下處理，以保證安全有效。

⑤所用的藥材必須乾淨清潔。不可有發霉、腐爛、異味、蟲蛀等變質現象。

⑥凡是用來炮製藥酒的所有器材、容器，均需保持乾淨、完好，並且消毒處理，以防止藥酒在儲存的過程中變質。

⑦選用古藥酒方炮製時，需注意古今用量的換算，以保證用量的準確性。

⑧藥用白酒應選用優質品。劣質白酒含有許多有害物質，如：甲醇等，若長期飲用以劣質白酒所炮製的藥酒，會對人體產生不同程度的機能損害。

⑨在服用藥酒前，應注意藥酒是否有變質、污染等異常現象和氣味，以免一時不查飲用後產生中毒現象。

⑩選用藥酒方時，應盡量避免選用含毒性大、藥材難以取得的配方，必要時先用平緩藥酒飲用，或在專業人士的指導下選用。

自製藥酒 MEMO

- 與要治療的病症相符合
- 採用正確的炮製方法
- 適量炮製注意藥量
- 不得任意增減藥方
- 藥材必需新鮮乾淨
- 容器要保持乾燥乾淨
- 古今藥量換算要準確
- 藥用白酒應選用優質品
- 應注意是否變質
- 盡量避免選用含毒性大

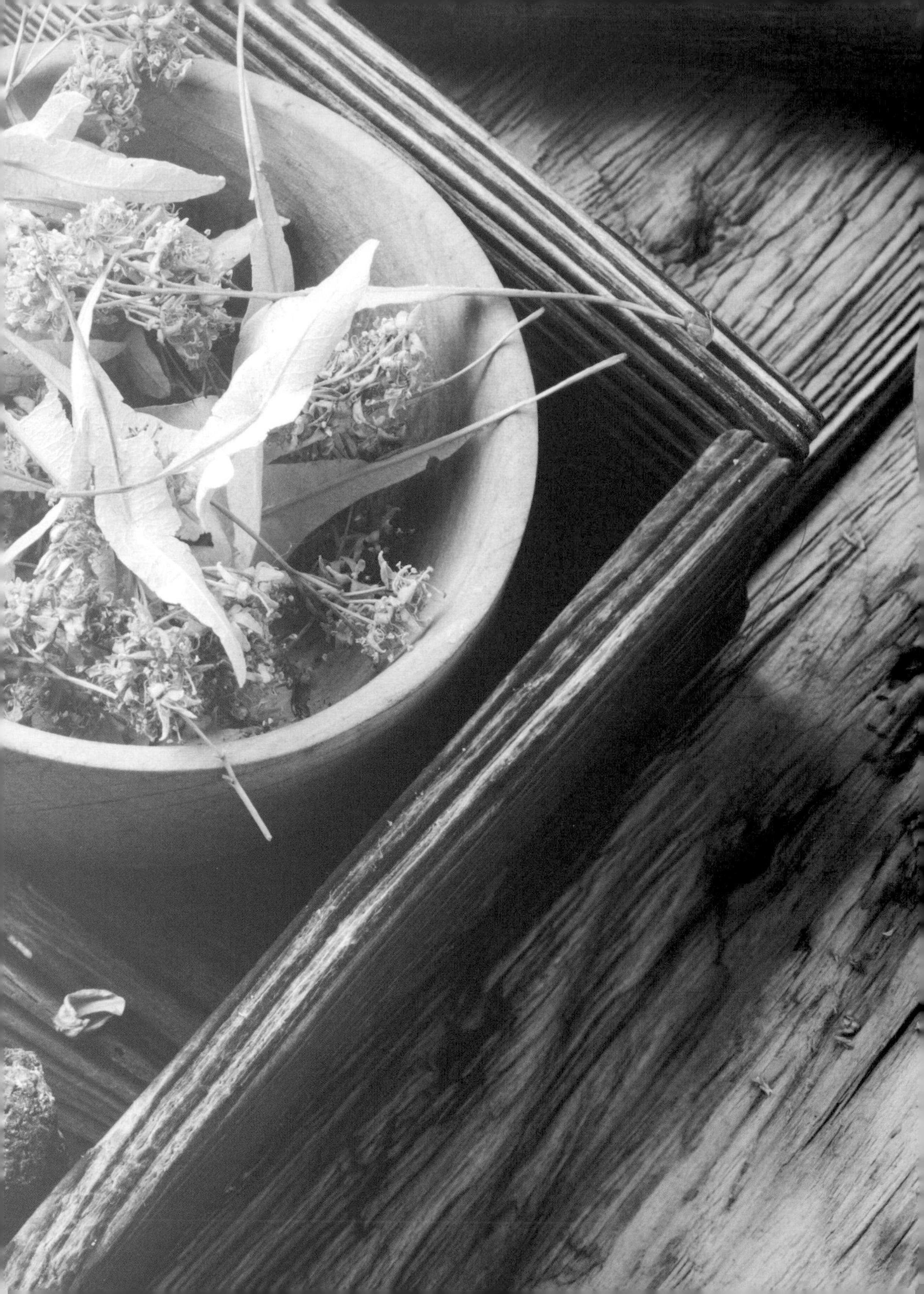

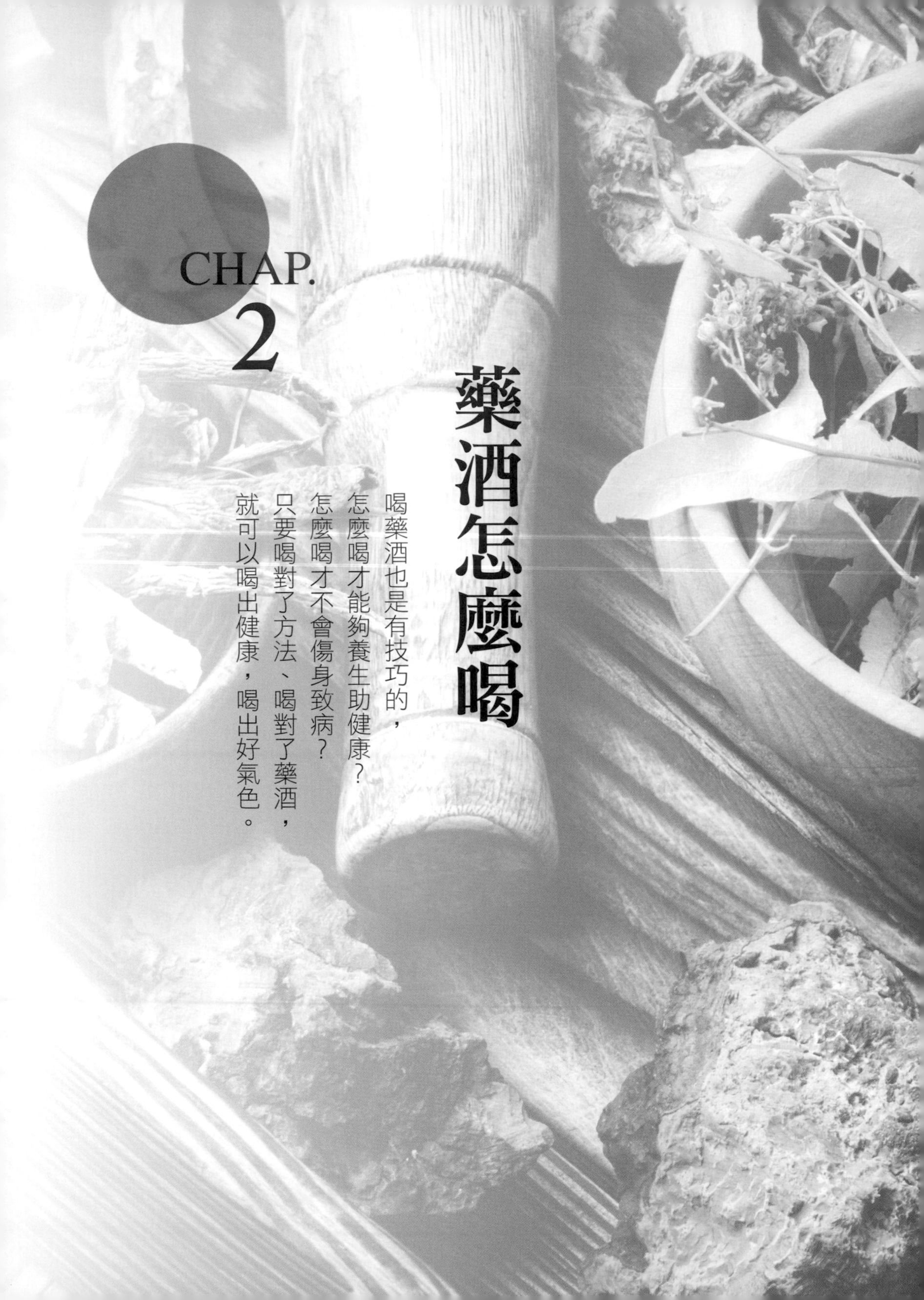

CHAP. 2

藥酒怎麼喝

喝藥酒也是有技巧的，
怎麼喝才能夠養生助健康？
怎麼喝才不會傷身致病？
只要喝對了方法、喝對了藥酒，
就可以喝出健康，喝出好氣色。

藥酒的特點

藥酒的應用歷史至今已有數千年，有不少寶貴的經驗和方劑雖然已經失傳，但其應用至今歷久不衰。原因與藥酒的特殊效用分不開。

‧喝藥酒是種享受

藥酒本身就是一種具有防病去病、養生健身功效的可口飲料。一杯口味醇正、香氣濃郁的藥酒，既沒有一般我們吃藥「良藥苦口」的苦澀味道，也沒有現代打營養針的皮肉痛苦，給人們帶來的是一種佳釀美酒的享受，所以一般民眾都樂意接受。

‧適量飲酒可保健

藥酒是一種加入中藥的酒，而酒本身就有一定的保健作用，現代醫學認為，少量飲酒能提高高密度脂蛋白（HDL）水準，有助於預防和減少動脈硬化及冠心病的發病率。此外還可以促進人體腸胃消化液的分泌，幫助消化吸收，增強血液循環，促進新陳代謝；而中醫認為酒性溫而味辛，溫者能祛寒、疏導，辛者能發散、疏導，所以酒能疏通經脈、行氣和血、開痹散結、溫陽祛寒，能疏肝解鬱、宣情暢意；又酒為穀物釀造之精華，故還能補益腸胃，故《漢書・食貨志》中則讚酒為「百藥之長」。《博物志》中亦有一段記載「王肅、張衡、馬均三人冒霧晨行。一人飲酒，一人飲食，一人空腹；空腹者死，飽食者病，飲酒者健。」這可說明「酒勢辟惡，勝於作食之效也。」酒的功效由此可見一斑。

・適量飲酒好處多多

近年來，科學家經過大量的臨床研究，發現有適量飲酒習慣的人，罹患心血管疾病的人遠比從不飲酒的人少。

因此得出一個結論：適量飲酒有助於預防心血管疾病，特別是冠心病和動脈粥樣硬化等疾病的作用。

為什麼適量飲酒可以減少冠心病和動脈粥樣硬化發病率呢？科學家發現，經常少量飲酒的人血中高密度脂蛋白比不飲酒的人高，高密度脂蛋白是人體血液中一種具有預防動脈粥樣硬化作用的物質。

此外，適量飲酒的人血中膽固醇也較低。目前關於適量飲酒預防動脈粥樣硬化的問題，仍然是國內外醫學研究的熱門課題之一，各項研究仍在深入進行。

另外，適量飲酒可增進食慾；在冬季，還可以保暖腸胃，禦風寒，活血通絡的作用。「水可載舟亦可覆舟」，飲酒也一樣，適量飲酒會對身體產生良好作用，具有促進保健的正面效果。

然而，飲酒過度甚至酗酒則危害健康。建議依照自身健康狀況飲用，如果不節制，飲酒過度，仍會產生有害的影響。

・酒作溶媒功效更大

酒是一種良好的有機溶媒，主要成分為乙醇，具有良好的穿透性，容易進入藥材組織細胞中，可以把藥材中大部分的水溶性物質、非水溶性物質溶解出來，促進置換和擴散，有利於提高浸出速度和浸出效果，可使藥材中有效成分完整的被溶出。

服用後，藉酒宣行藥勢的功效，促使藥材療效得到最大程度的發揮。

・藥酒適應症範圍廣

藥酒的適應症範圍較廣，其治療範圍幾乎涉及臨床所有科目。如內科的風濕、中風、性功能障礙、呼吸道感染；婦科的閉經、痛經、不孕；兒科的佝僂、風痲；外科的癰疽瘡瘍；皮膚科的溼疹、過敏性皮炎；傷骨科的跌打損傷、骨折；口齒科的牙痛、齲齒；五官科的耳鳴、目視昏暗等，總計百餘種病症，皆有藥酒驗方可供治療。

・酒還有防腐作用

酒有防腐、消毒的作用，當藥酒含乙醇40%以上時，可延緩許多藥材的水解，增強藥劑的穩定性。所以藥酒不易腐壞，一般藥酒都能保存數月甚至數年時間而不變質。藥酒易保存，能隨時服用，帶給飲酒養生者極大的便利。

藥酒的飲用需知

凡是藥酒均可用來防治疾病或強健身體，每一種藥酒都有其治療作用和規定的服用方法等，而服用方法是否合宜將直接影響治療的效果。

現代炮製藥酒多以白酒為溶媒，其含醇量一般在60%左右，若一味按照古法飲用，就現代來說是不科學的。因此最好要制定一些必要的規定與法則，以保證人體的安全與藥酒的療效。因此，服用藥酒需注意以下幾點：

①視個人體質飲用：藥酒的使用，需經中醫師診療後，進行辨證服用，尤其是保健性藥酒，更應根據自己的年齡、體質強弱、嗜好等選擇服用。因為一般保健性藥酒，大多以補益強身為主，倘若選擇不夠重視，或使用不當，易產生不良後果，所以服用藥酒前，務必要先清楚自己的體質狀況。

②視個人酒量調整：服用藥酒時需根據每一處方的用量及服用者對酒的耐受力而飲用。不會飲酒者，初期可適當減少用量或加開水稀釋服用，待適應後再按照原量服用；而平時習慣飲酒者，服用藥酒量則可以比一般人略增一些，但仍須掌握分寸，不可過量。

③老弱婦孺飲用要特別留意：婦女有經帶胎產等生理特點，所以在妊娠期、哺乳期就不宜飲用藥酒，在月經期間，也不宜服用活血功效較強的藥酒。老年體虛者，因新陳代謝較為緩慢，在服用藥酒時可適當減量。相反的，青壯年由於新陳代謝相對旺盛，用量可多一些。古代有用藥酒治療兒童佝僂病等，但因兒童生長發育尚未成熟，臟器功能尚未齊全，所以一般不宜服用，倘若病情所需，仍應注意適量。

④酒後嚴禁立即洗澡：根據病理學家觀察和檢測，人在飲酒後，體內儲存的葡萄糖在洗澡時會因體力消耗和血液循環加快而大量消耗掉，造成血糖含量大幅度下降，導致體溫降低。同時，由於酒精抑制了肝臟的正常機能，妨礙了調節血糖的功能，易造成機體休克，嚴重可能危機生命，因此酒後嚴禁立即洗澡。

⑤遵照服用時間以發揮藥效：為了充分發揮藥酒功能，減少副作用，在服用時間上需注意藥方的規定。飯前服，一般指飯前10～60分鐘飲用。飯後服，則在飯後15～30分鐘飲用，因這時胃中有食物，可減輕藥酒對胃的刺激。空腹服，為了使藥物迅速進入腸胃，並使充分吸收，宜在空腹時飲用。睡前服，是指睡前15～30分鐘服用，能及時入眠。

⑥切勿以嘴就口飲用：服用藥酒時，應將要飲用的量倒入湯匙內或杯子裡服用，不要直接以嘴就瓶口飲用，以防用量不當或污染瓶口，因而降低療效。

⑦稀釋後飲用：某些不適宜服用藥酒的患者或疾病，若非不得已需用藥酒治療時，可將所用的劑量加入十倍的水，再放入

鍋中用小火稍微燉煮，以除去大部分酒氣後再飲用。

⑧藥酒與藥物切勿同時服用：在服用藥酒後，應禁服其他藥物，特別是西藥，所以應當注意在飲用藥酒後12小時不宜服用某些藥物，或服了藥物後12小時內不宜再飲用藥酒，以免因酒的作用而增強某些藥物的毒性，或引起其他副作用，造成生命危險。

⑨飲用藥酒後禁止性行為：前人經驗認為：飲用藥酒後，不宜進行性行為，其原因與飲用藥酒後不可洗澡的道理是相同的；飲用藥酒後亦不可頂風受寒，因為飲酒後體溫會上升，一旦暴露在低溫的環境，血管在短時間內熱漲冷縮，可能會導致中風。

⑩秋冬為最佳的飲用季節：前人經驗認為：服用藥酒時期，以秋冬寒冷季節為好，夏天一般應停止飲用。若為慢性病、強身壯體之用，則不受此限。

⑪切勿常年飲用：服用藥酒，最好不要常年飲用，一來避免治病的失誤，二來防止產生不良的副作用。特別是在長期服用某種藥酒療效不彰，或產生明顯副作用時均應暫停飲用，待查明原因或在醫務人員指導下再行服用。

⑫病癒即停止飲用：當用藥酒治療疾病痊癒之後，則應停止服用（補益藥酒不受此限），更不能無病自行飲用藥酒，亦不可將藥酒作為一般的白酒飲用。

⑬外用藥酒也需小心使用：在使用各種外用藥酒時，應嚴格注意其適應症與禁忌，以免發生意外或產生過敏反應。

⑭依冷熱氣候增減藥量：若在寒冷季

節或地區飲用藥酒，可將原劑量稍微增多，亦可將藥酒約略為溫飲用；在炎熱季節或地區，則應將原飲用量稍微減少，並且宜冷服。

⑮ 有句話叫做：「順時而生」，人體也應隨著四季、溫度的變換而隨之應變，飲酒習慣自然也是如此。一般來說，由於酒本身性質屬溫熱，加入滋補藥材後的藥酒就更「補」了，在暑濕熱盛的夏天喝下這樣的藥酒，反而會助長體內濕熱、增加臟腑負擔。所以一般建議在炎熱季節或地區，則應將原飲用量稍微減少，並宜冷服；反之若在寒冷季節或地區飲用藥酒，可將原劑量稍微增多，並可將藥酒約略加溫飲用。故想要自行浸泡藥酒的民眾，可以在夏天的時候著手泡製，那麼到了冬天就是飲用的好時機。

藥酒的禁忌

現代醫學認為某些病症及服用某些西藥後應禁服藥酒，因酒的作用，能增強某些藥物的毒性，或產生不同程度的副作用，以致加重原有的病情，給人體造成一定的危害。

在服用藥酒需注意如下列的禁忌：

① 凡胃或十二指腸潰瘍、心血管疾病、癲癇、高血壓、過敏性疾患以及嚴重的肝腎疾病等均應忌用藥酒，或在醫務人員指導下服用。

② 糖尿病患者在服用胰島素等糖尿病藥

物治療期間，亦禁服藥酒，一方面酒精會使人體內胰島素在短時間內缺乏或過量，造成血糖過高或過低，這種情況下，糖尿病患者會出現急性糖代謝紊亂，出現高血糖高滲透壓非酮體性昏迷和低血糖昏迷等症狀。另一方面，若是藥酒本身含有大量碳水化合物，可能直接造成血糖升高，嚴重失水，血液濃縮，從而導致高血糖高滲透壓非酮體性昏迷。

③嚴重的精神病患者在服用鎮靜劑期間，不宜服用藥酒，如果和酒一起服用，會增強藥物作用，而產生危險；服用具安眠藥性質之藥物，亦不可再飲用藥酒，以免影響鎮靜及安眠效果。

④凡服用利尿劑與血管擴張藥物的患者，應忌用藥酒，以免出現嚴重的低血壓現象；服用抗過敏藥物後亦不可再服藥酒，因酒精會影響藥物對中樞神經系統的抑制作用。

⑤凡服用抑制劑的患者，應忌用藥酒，否則因酒的作用，會增加藥物毒性，引起呼吸抑制而昏迷，嚴重者會危害生命。

⑥凡在服用藥酒期間，突發急性病、傳染病以及其他嚴重併發病時，均應停飲藥酒，待疾病治療痊癒後再續行服用。

⑦婦女月經過多，若服用活血類藥酒時，要慎用。

⑧飢餓時，請注意不要飲用藥酒，飲酒後也不宜飲茶。

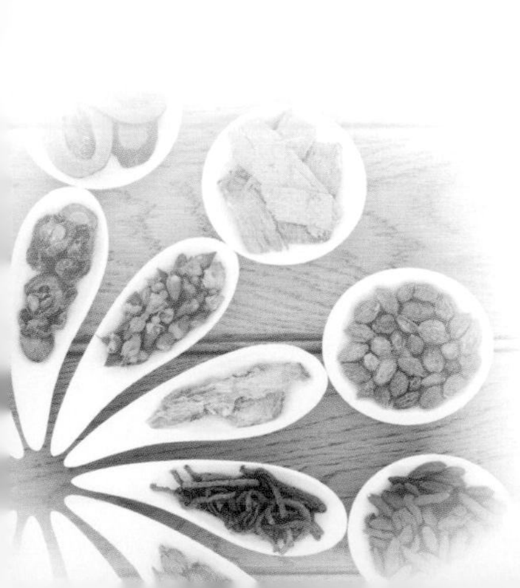

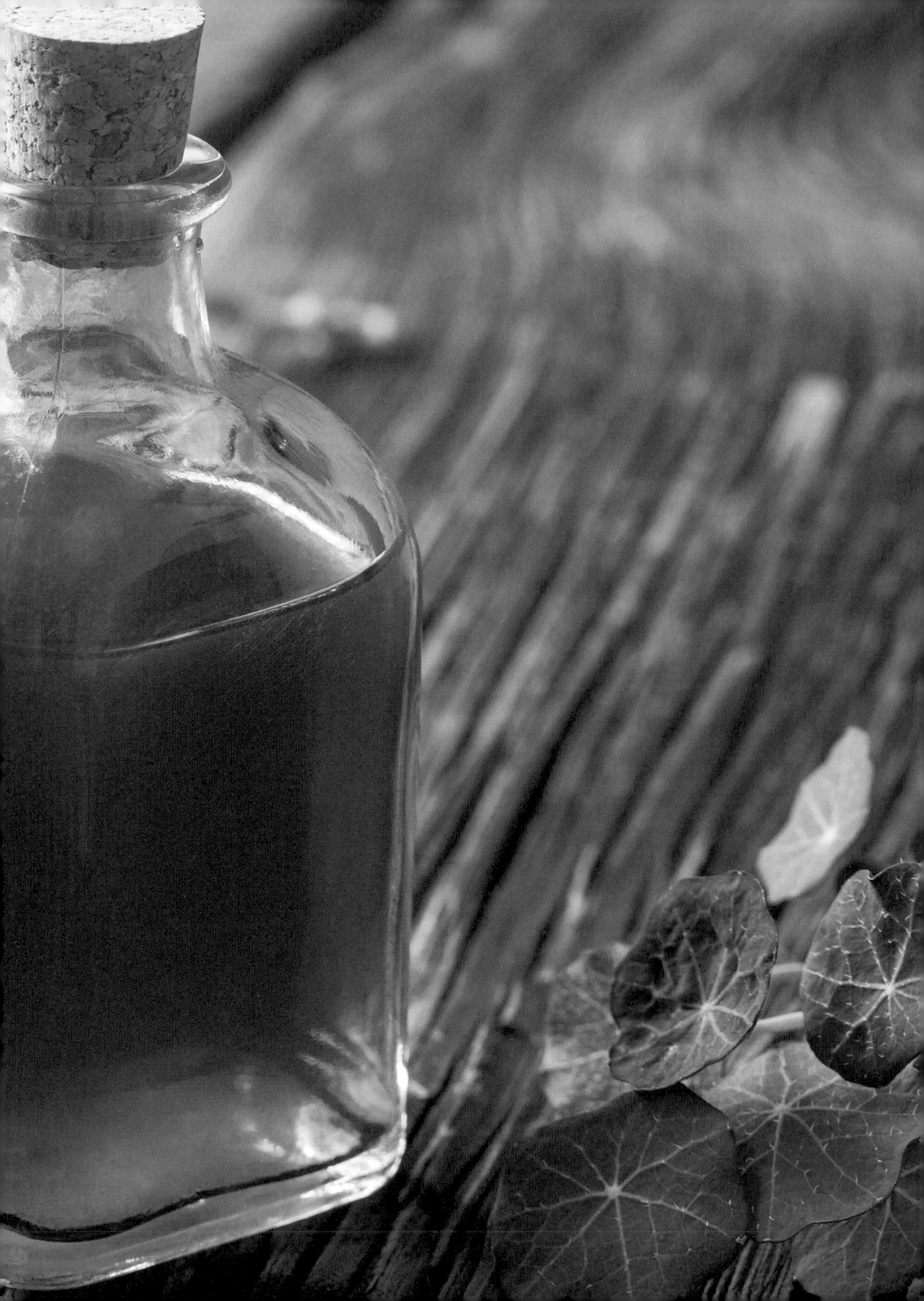

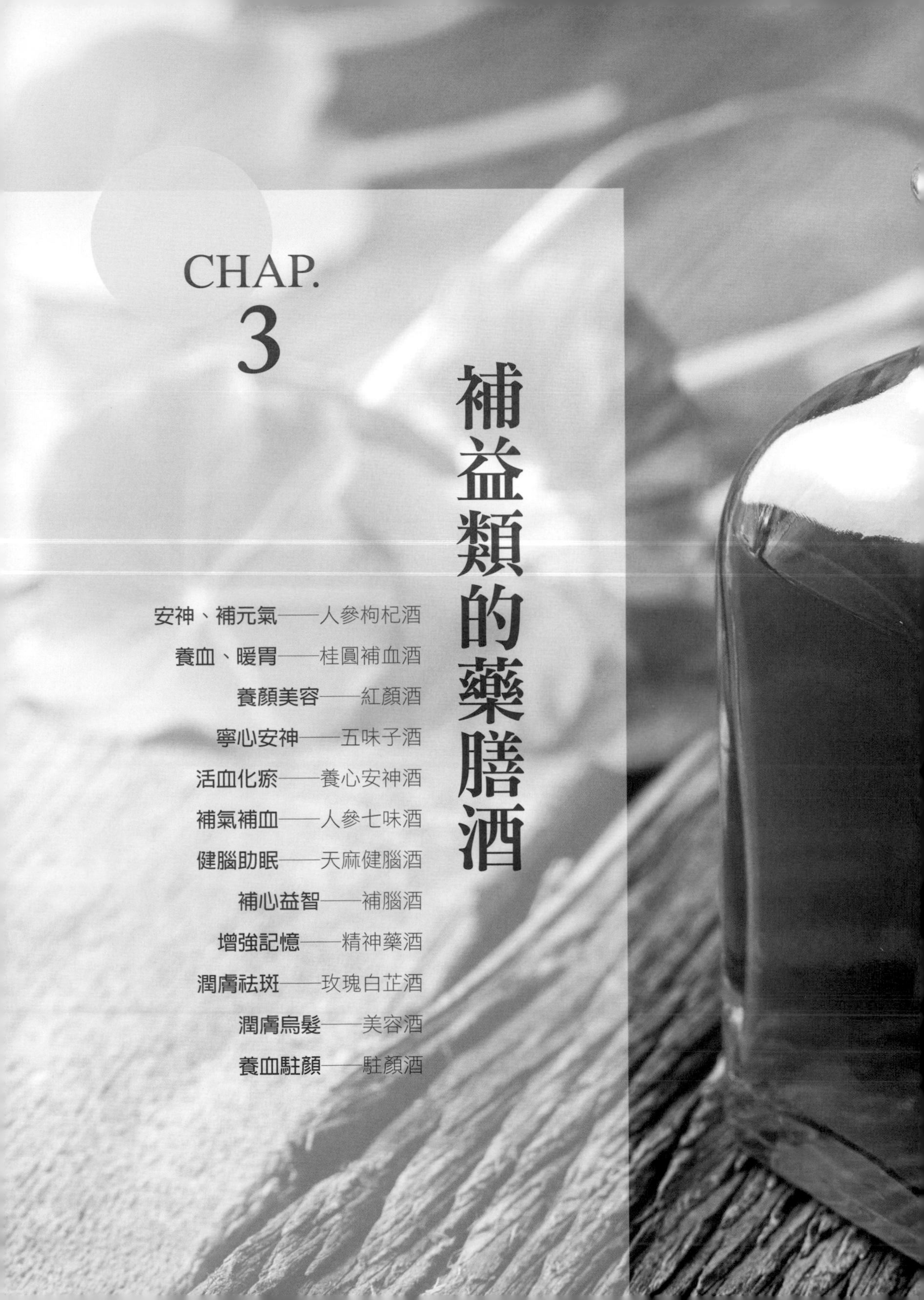

CHAP.
3

補益類的藥膳酒

安神、補元氣——人參枸杞酒
養血、暖胃——桂圓補血酒
養顏美容——紅顏酒
寧心安神——五味子酒
活血化瘀——養心安神酒
補氣補血——人參七味酒
健腦助眠——天麻健腦酒
補心益智——補腦酒
增強記憶——精神藥酒
潤膚祛斑——玫瑰白芷酒
潤膚烏髮——美容酒
養血駐顏——駐顏酒

補益藥膳 1

人參枸杞酒

大補元氣，安神固脫，滋肝明目

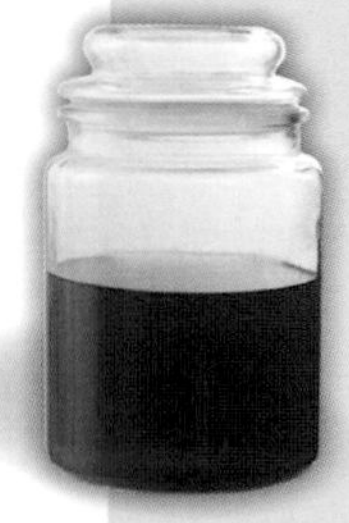

對能喝酒的人來說，人參枸杞酒可說是季最佳的補氣酒了，因為人參的補氣功效極強，枸杞又能夠養生明目，再加上暖胃的白酒，如果在寒冷的冬天傍晚，飯後或睡前喝上一杯，不僅能驅除寒意，還能夠大補氣血、預防腰膝痠痛。此外，男性若是經常飲用，還能夠預防陽痿的發生。

功效

方中人參補氣固脫，安神益智，能提高體力、腦力，有明顯抗疲勞作用；熟地滋陰養血；枸杞補腎益精，滋肝明目；冰糖補中益氣，調和口味，所以本酒具有安神益氣、滋肝明目的功效。

適用

勞傷虛損、少食倦怠、驚悸健忘、頭痛眩暈、陽萎、腰膝酸痛等症。

禁忌

孕婦及小孩不宜飲用。

飲用法

可根據個人酒量，每次飲10～20毫升。

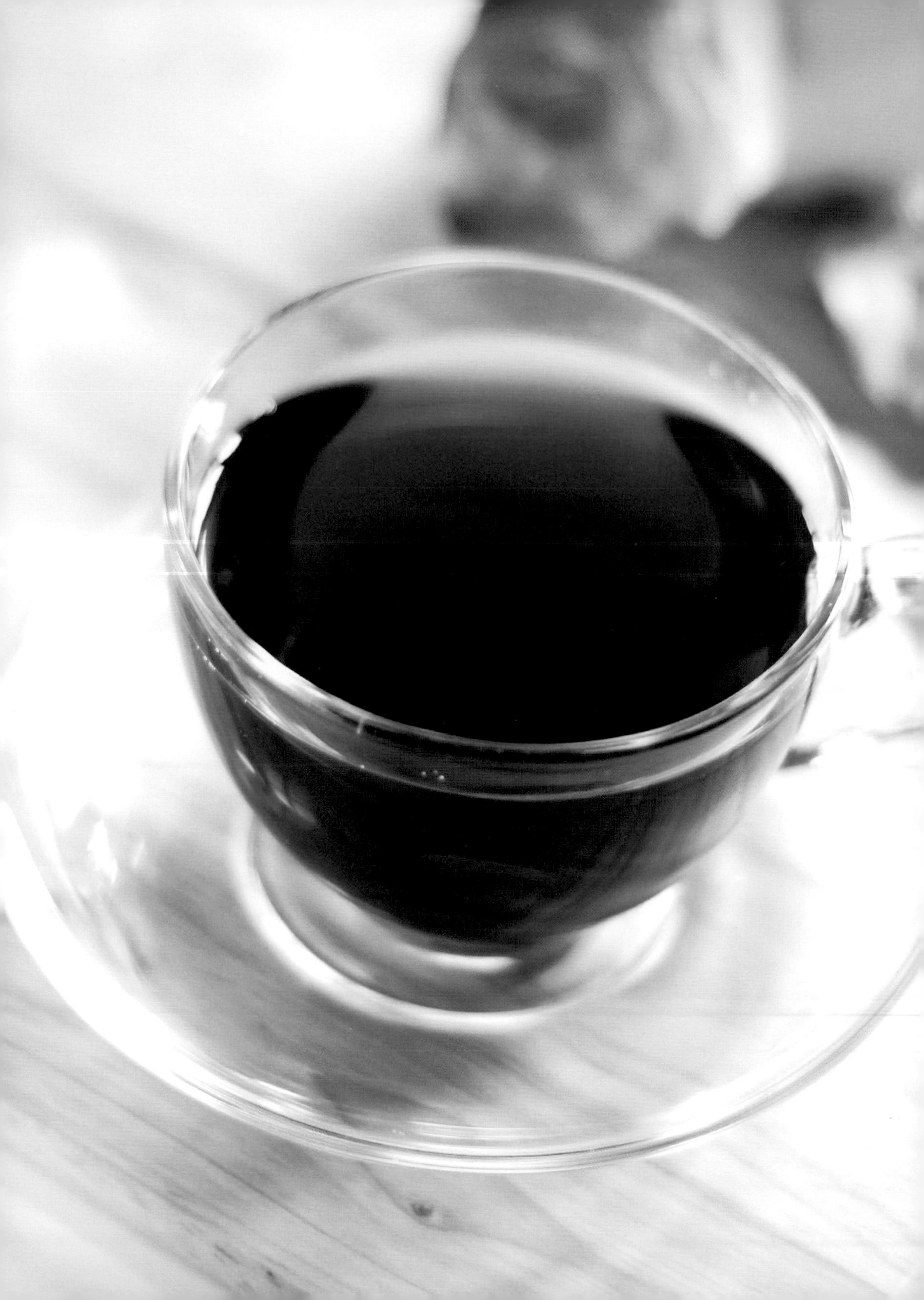

材料：

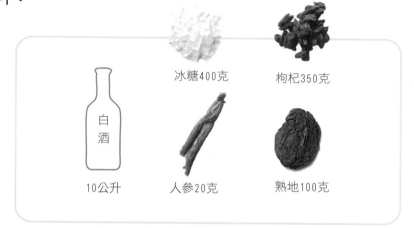

冰糖400克

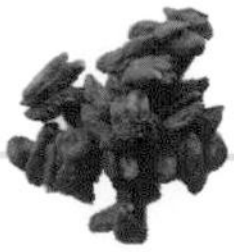
枸杞350克

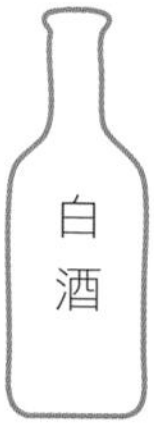

10公升

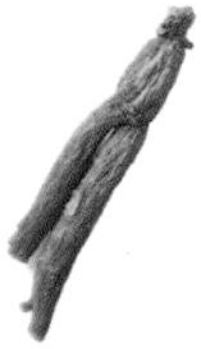
人參20克

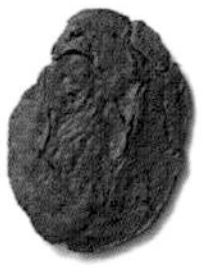
熟地100克

製作方法：

①將人參去除蘆頭，用濕布潤軟後切片。

②將枸杞、熟地去除雜質，與切片的人參一同丟進紗布袋內，並將袋口綁緊。

③將冰糖放入鍋內，加適量清水，用小火煮至冰糖融化。

④當冰糖溶液煮至呈黃色時，趁熱用紗布過濾，去渣留汁。

⑤將冰糖溶液、紗布藥袋放入白酒內，加蓋封口，浸泡10～15天。

⑥每日攪拌1次，泡至藥材顏色變淡，再用紗布過濾去渣，靜置澄清即成。

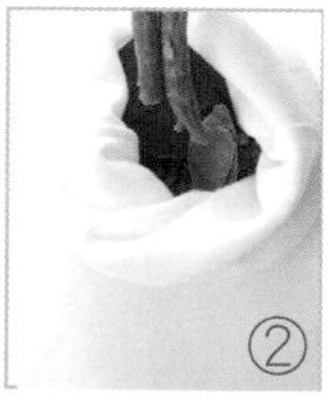

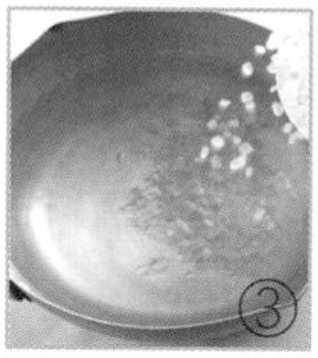

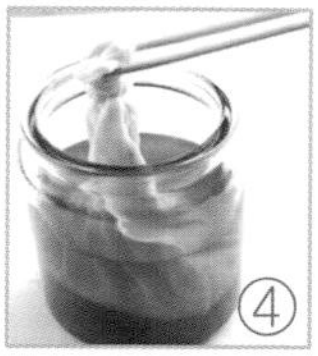

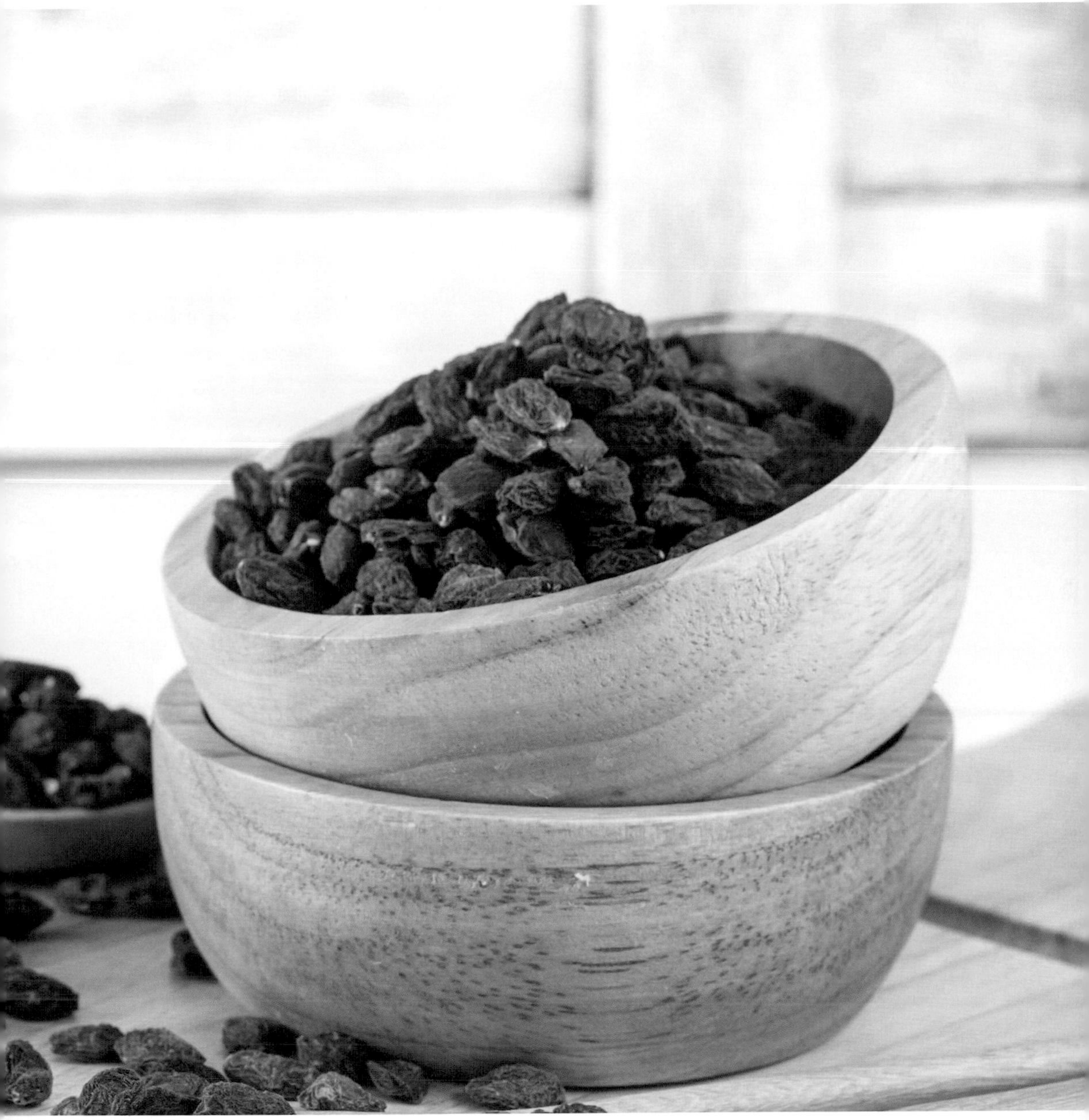

補益藥膳 2

桂圓補血酒

補脾養血，益精安神

很多人認為貧血是只有女性才會發生的，其實不然，男性也會有貧血的問題，只是不自知而已。如果有貧血的症狀，不妨在睡前喝一杯桂圓補血酒，此藥酒藥性溫和，不論男女，甚至老年人都能飲用。除了能補血還能安神，因此，若有失眠習慣的人，也可以試著睡前來一杯，即能達到一夜好眠的效益。

功效

桂圓肉補益心脾，養血安神，補虛益智，可改善氣血不足的心悸、失眠、健忘；何首烏補益精血，固腎烏鬚，有補血寧神的功效；雞血藤補血活血、祛風濕，對血瘀、血虛證均可適用，所以本酒具有補脾養血、益精安神之作用。

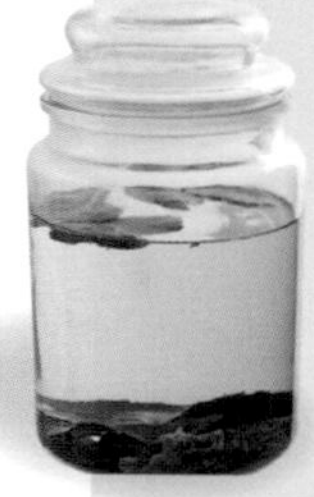

適用

貧血、久病體弱、產後血虛、年老體衰、頭暈目眩、頭髮早白等症。

禁忌 脾虛氣滯、痰多及大便溏者慎。

飲用法 每次服15～30毫升，每日早、晚各服1次。

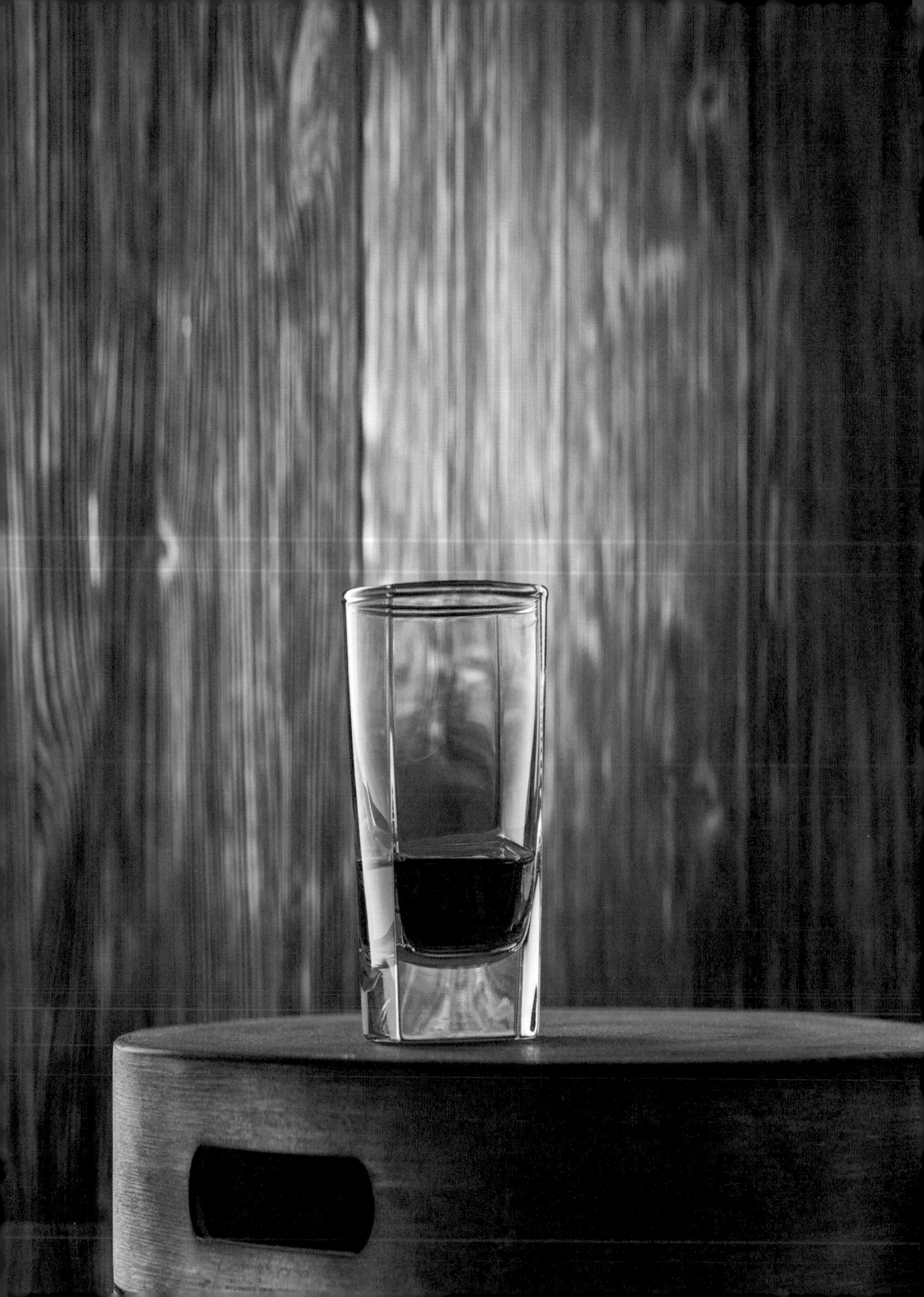

材料：

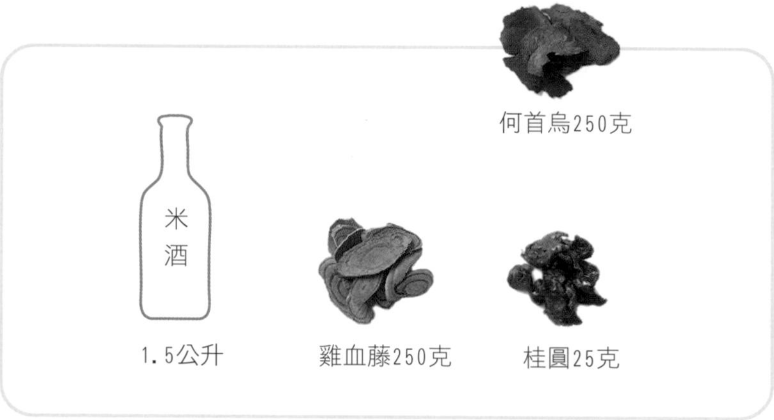
何首烏250克
米
酒
1.5公升
雞血藤250克
桂圓25克

製作方法：

①將桂圓肉、何首烏、雞血藤共同浸泡入米酒內，加蓋封口。

②每天震搖1～2次，連續10天後即可服用。

/雞血藤藥史/《本草綱目拾遺》：「其藤最活血，暖腰膝已風痰。藤膠壯筋骨，止痠痛，和酒服，治老人氣血虛弱，手足麻木癱瘓等症；男子虛損，不能生育及遺精白濁……婦人經血不調，赤白帶下，婦人乾血勞及子宮虛冷不受胎。」雞血藤可行血補血、調經、舒筋活絡，搭配祛風濕藥同用，可改善風濕痺痛、關節疼痛、肢體麻木；搭配益氣養血、活血通絡藥同用，可治中風後肢體癱瘓；搭配補益氣血藥同用，可改善血虛萎黃。

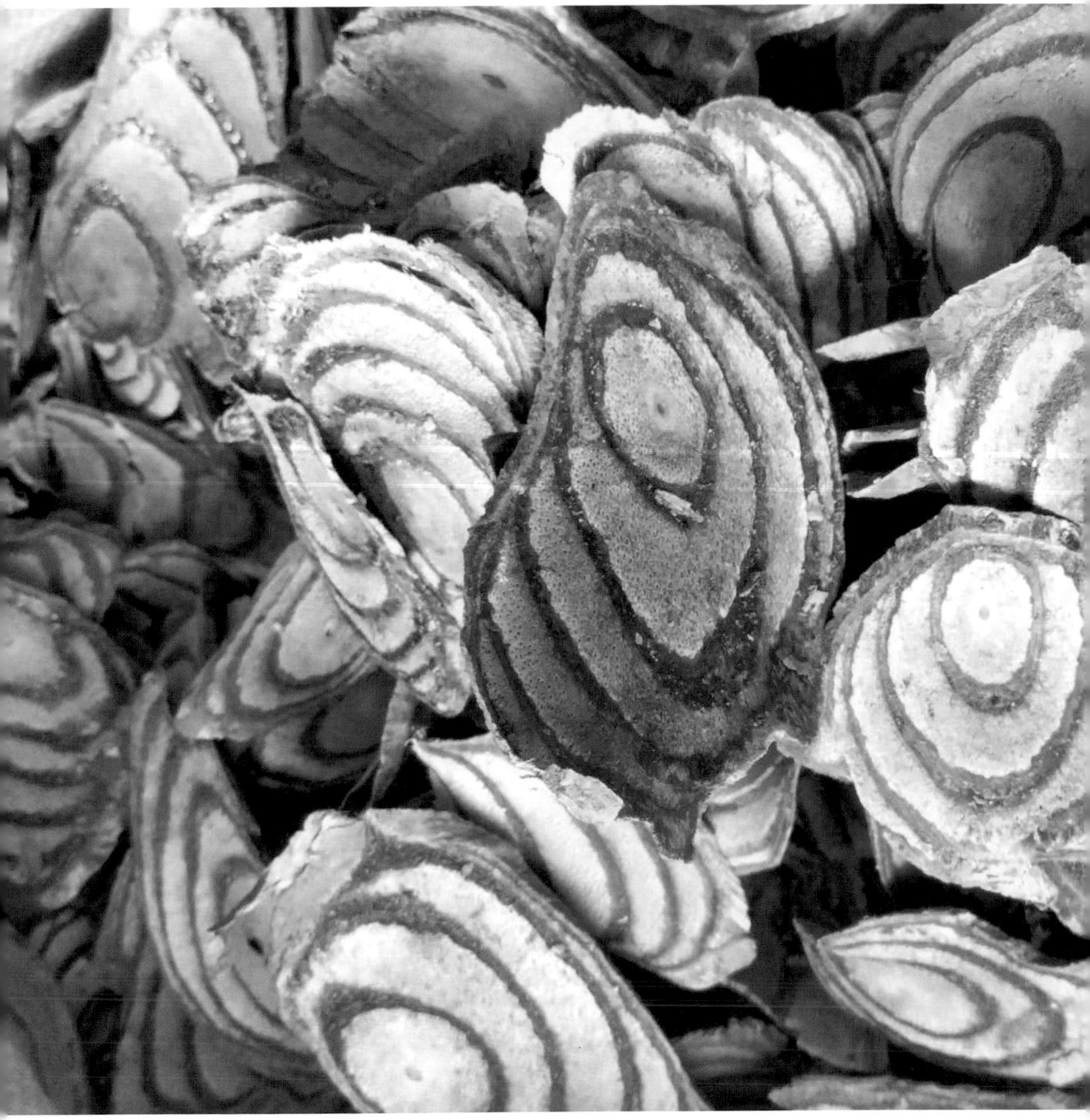

補益藥膳 3

紅顏酒

調補氣血，頤養容顏，潤腸通便

一位女性患者看診多年，主要是在替她調氣血改善她的貧血問題，但因患者排斥中藥的藥味，開了一個星期份量的藥，吃了一個月還沒有吃完。為了改善病情，便推薦她喝「紅顏酒」，兩個星期後再來回診時，氣色看起來好多了，一問才知道，她連長久以來的便祕宿疾也都改善了。所以推薦給每到冬天手腳就會冰冷的女性飲用，對補氣血，暖身及解便祕等，都有意想不到的效果。

功效

核桃具有補腎養陽、清肺止咳、潤腸通便及養血安神的功效，能強身壯體，益壽延年。紅棗有健胃養脾、生津益血的功能，主治氣血津液不足，亦可促進食慾、健胃並幫助消化。杏仁則可潤肺定喘、生津止渴。蜂蜜清熱解毒、益氣補中，久服輕身延年。酥油滋補強身，補血潤腸，對於大便乾燥、便祕等病症有奇效。

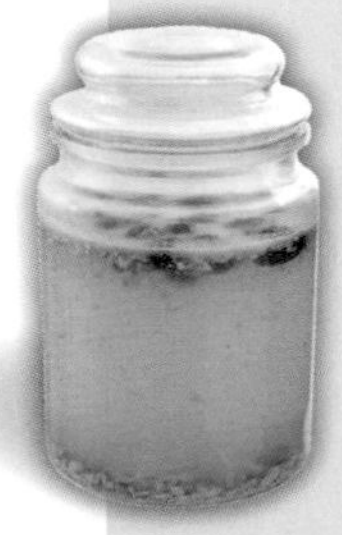

適用

脾胃虛弱，食少倦怠，面色萎黃，腎虛腰痛，虛煩失眠，虛勞久嗽，老年體虛便祕等。

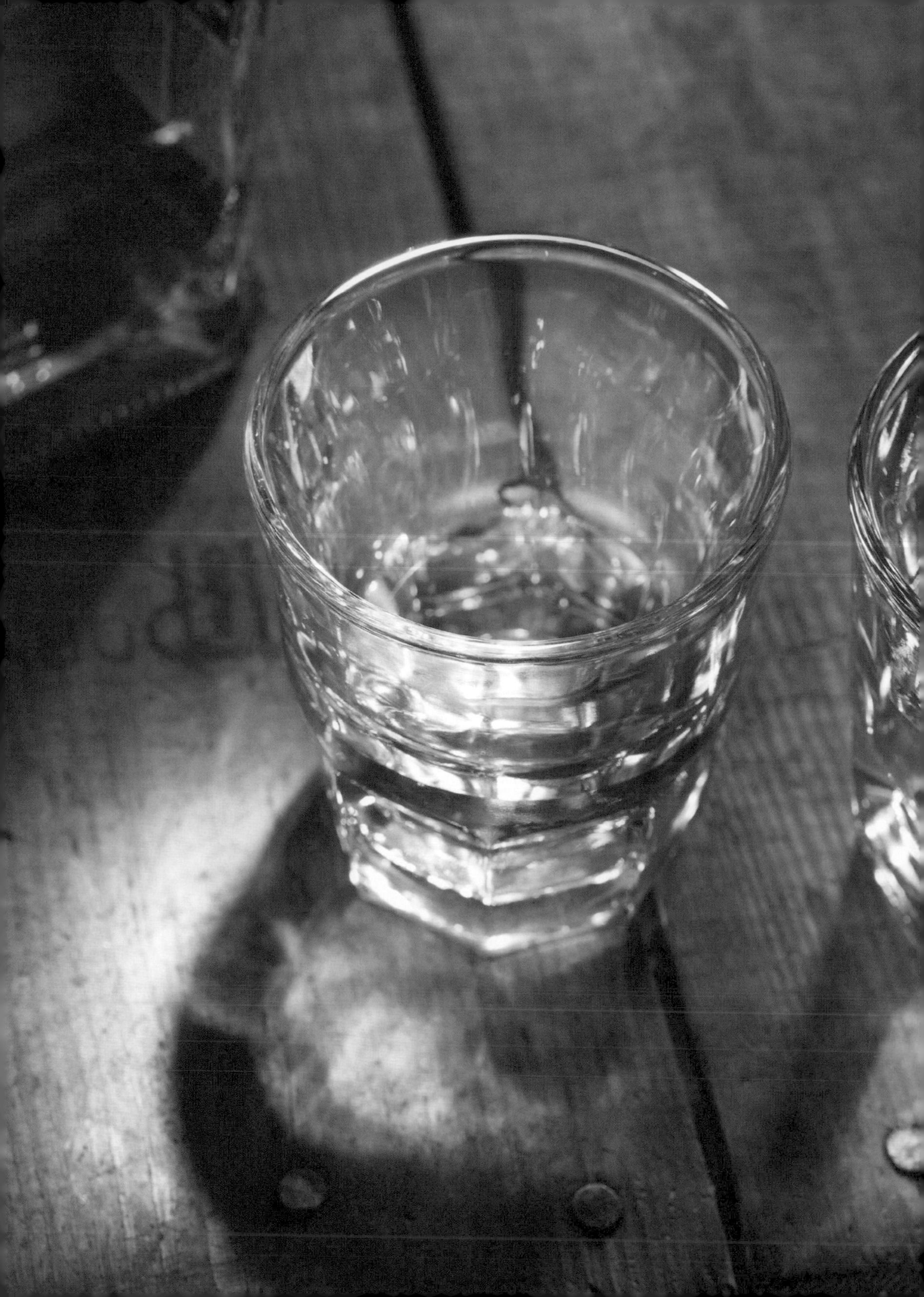

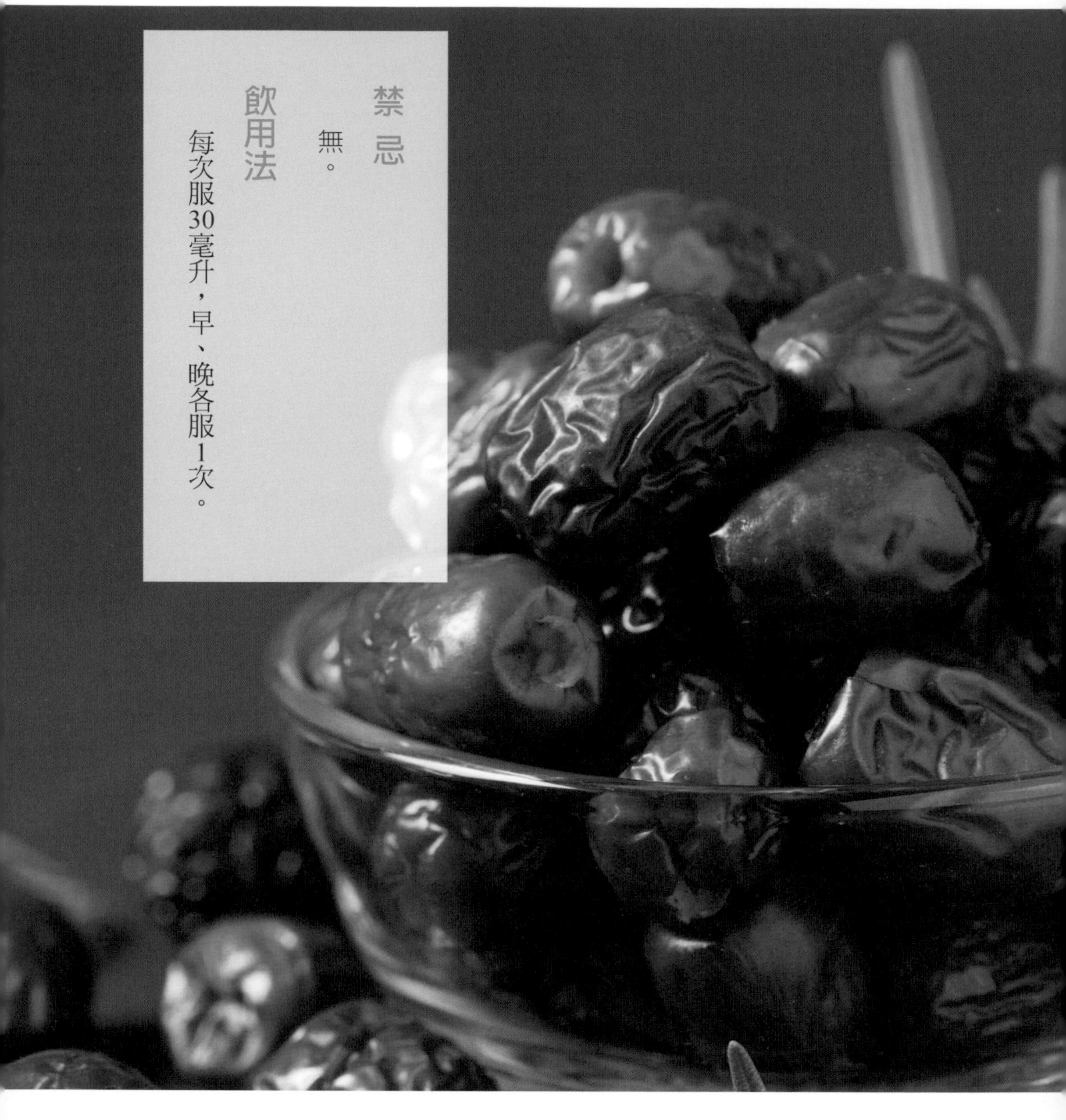

禁忌

無。

飲用法

每次服30毫升，早、晚各服1次。

材料：

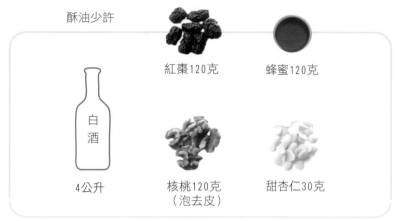

酥油少許

紅棗120克

蜂蜜120克

4公升

核桃120克
（泡去皮）

甜杏仁30克

製作方法：

①將核桃肉、紅棗與甜杏仁拍碎，放入容器中。

②將酥油用鍋置火上加熱，加入蜂蜜，待溶化後，煮沸5分鐘，趁熱過濾一次後倒入容器內。

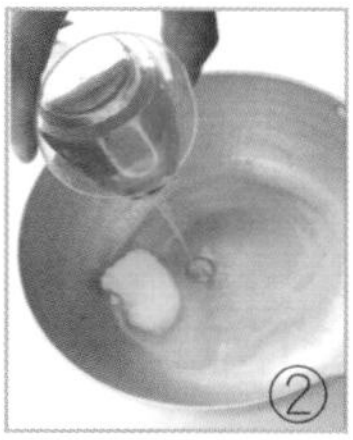

③將白酒倒入容器，加蓋密封，每日搖動數下，浸泡十四天，即可服用。

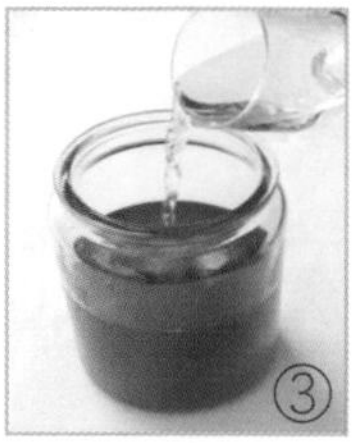

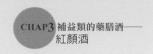

/ 杏仁藥史 / 古醫典籍《本草綱目》中提到杏仁的三大功效「潤肺也，消積食也，散滯氣也。」其中「消積食」說明杏仁可以幫助消化、緩解便祕症狀，故若有便祕困擾者，可以吃些杏仁，以促進新陳代謝、消除便祕困擾。

補益藥膳 4

五味子酒

潤肺滋腎，生津斂汗，澀精止瀉，寧心安神

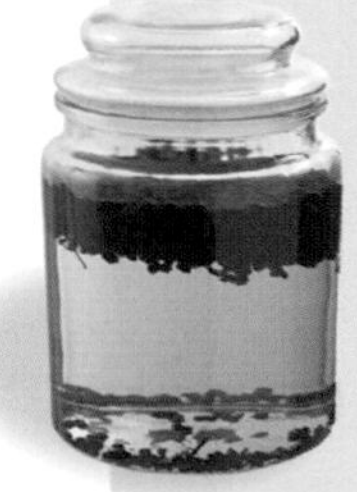

五味子俗稱山花椒、秤砣子、藥五味子、面藤、五梅子等。它的果皮及成熟種皮含木脂素，及多種五味子素，對化學性肝損傷危險者、酒精肝、脂肪肝病等肝病患者，有顯著的輔助保護功能。但怎麼喝，喝多少，還是需要專業醫師來評估，可別自己亂喝，反而傷身又傷肝。

功效

五味子可寧心安神，具有收斂、促進分泌與鎮定的功效，可調節體質及生理機能、滋補養生、增強體力及促進新陳代謝，是一帖相當不錯的補藥。

適用

精神官能症引起的失眠，或其它頭暈、心悸、健忘、乏力及煩躁等。

禁忌

無。

飲用法

每次服 3 毫升，飯後服用，亦可佐餐，每日 3 次。

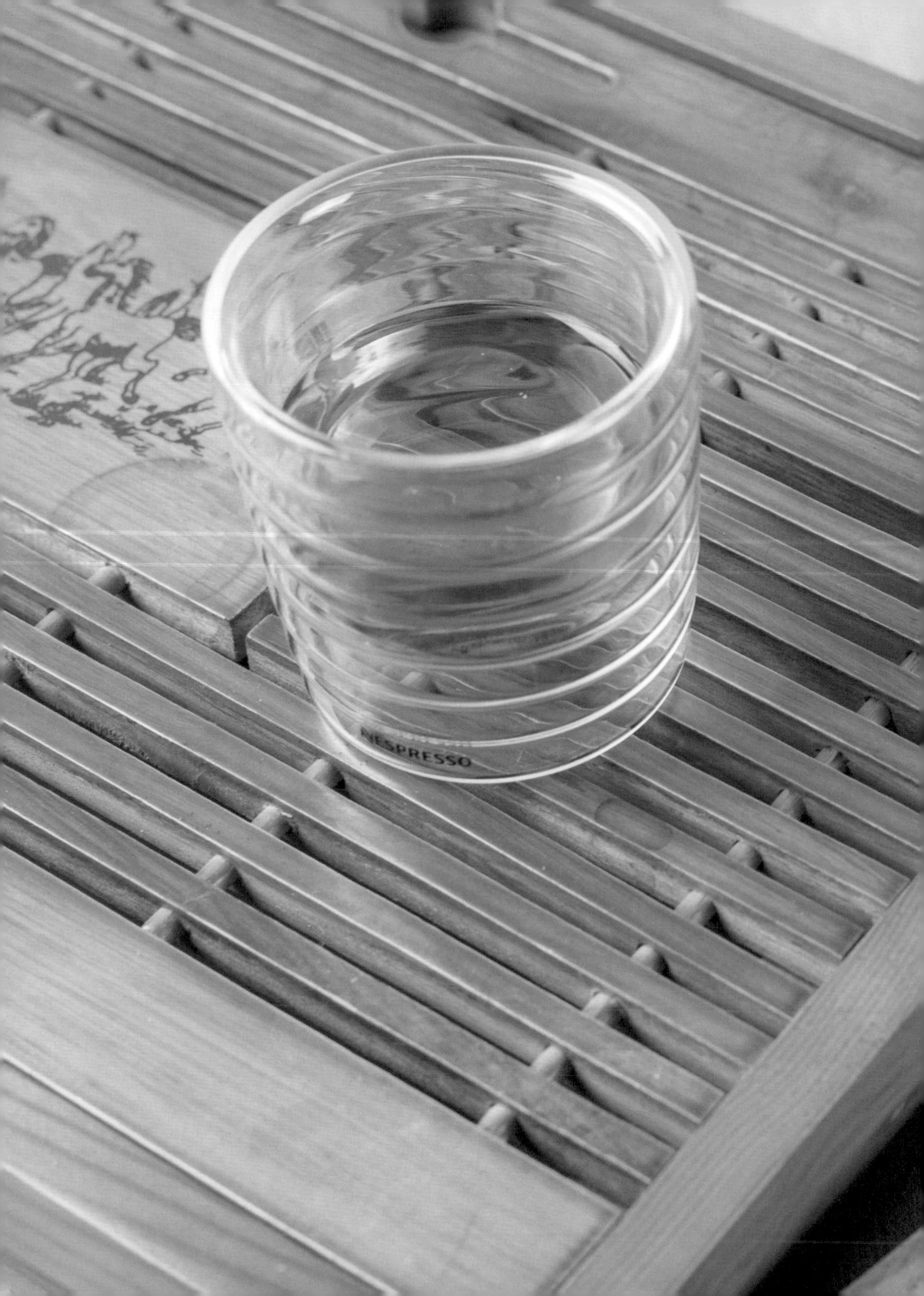
NESPRESSO

材料：

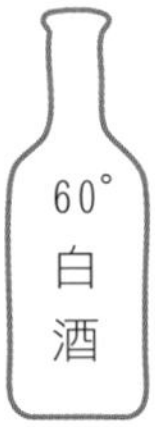

500毫升

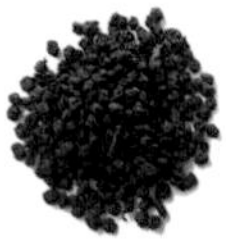

五味子50克

製作方法：

①將五味子洗淨，放入酒中浸泡，封緊瓶口。

②每日震搖1次，15天後即可飲用。

/ 五味子藥史 / 古籍《新修本草》記載：「五味皮肉甘酸，核中辛苦，都有鹹味」，因此有五味子之稱。《本草備要》中亦講到五味子的功效「專收斂肺氣而滋腎水，益氣生津，補虛明目，強陰澀精，退熱斂汗，止嘔住瀉，寧嗽定喘，除煩渴。」尤其對於免疫系統、神經系統、呼吸系統、消化系統和肝臟最具滋補作用，是兼具精、氣、神三大補益的少數藥材之一。

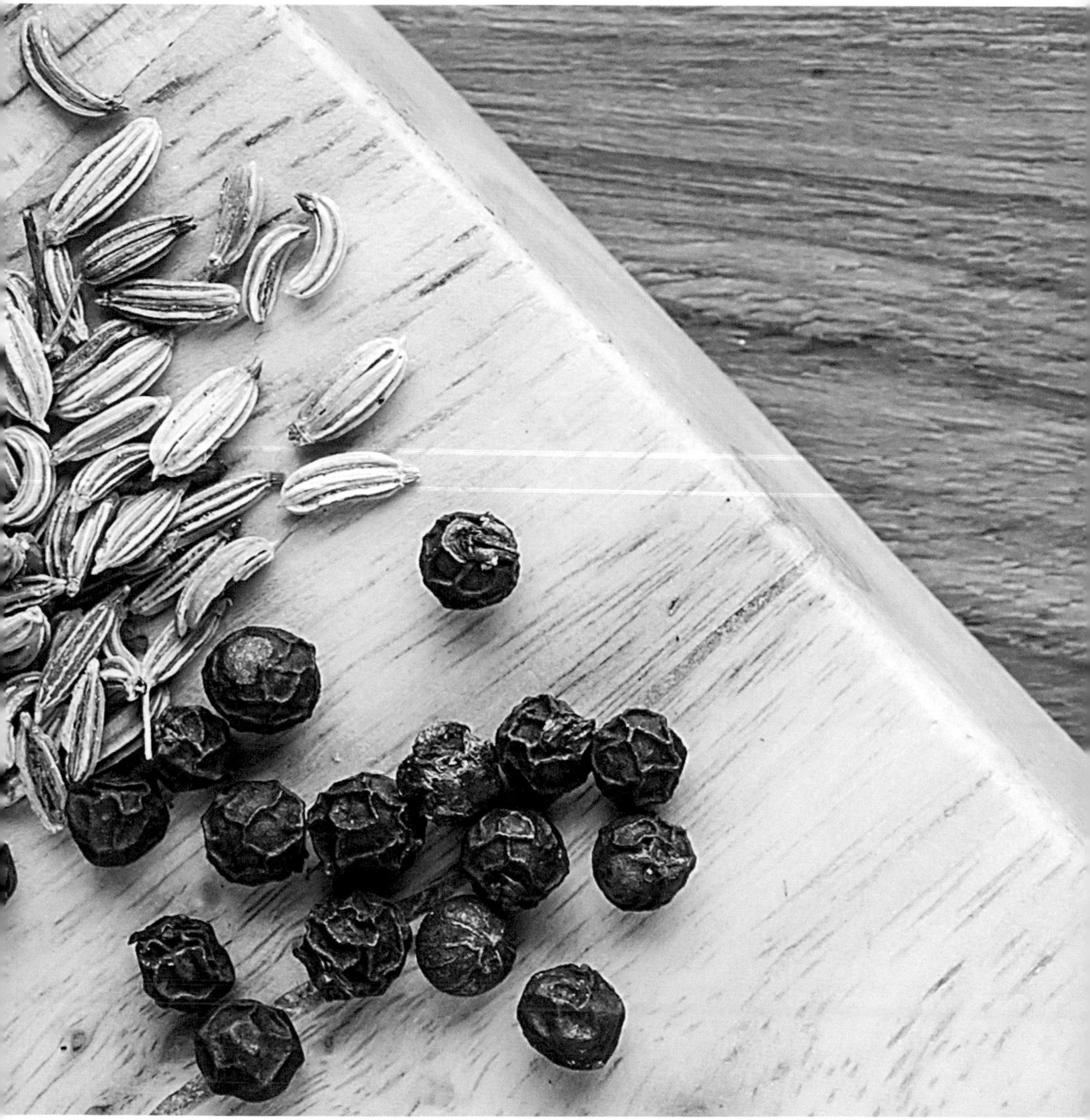

補益藥膳 5

養心安神酒

養心安神，活血化瘀

「醫師，我發現我最近記性超差，常有正在說的事，轉個頭就忘了的狀況，是不是得了什麼癡呆症啊？」有一陣子，我的診所經常有這樣的患者來看診，仔細觀察一下，發現他們都有一個共通點，就是用腦過度、失眠。

當然，如果用含安眠成分的西藥，或許會有一定程度的幫助，但對記憶力和注意力來說，不見得有好處。於是我請病患睡前喝一小杯養心安神的藥酒，因其中含有遠志和柏子仁，對安定心神幫助很大，而且大多數患者飲用後，都有很大的改善。

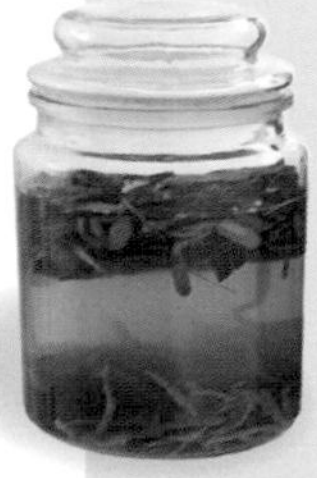

功效

柏子仁可養心安神，又因其富含油脂，故可潤腸通便。遠志安神益智、祛痰消腫，可改善失眠多夢、健忘驚悸等症狀。

夜交藤補肝益腎、養血祛風，有鎮靜催眠及降脂作用。

合歡皮善解肝鬱、安心神，並有活血消腫、生肌續骨之功效。

桂圓肉補益心脾，養血安神，補虛益智，可改善氣血不足的心悸、失眠、健忘。

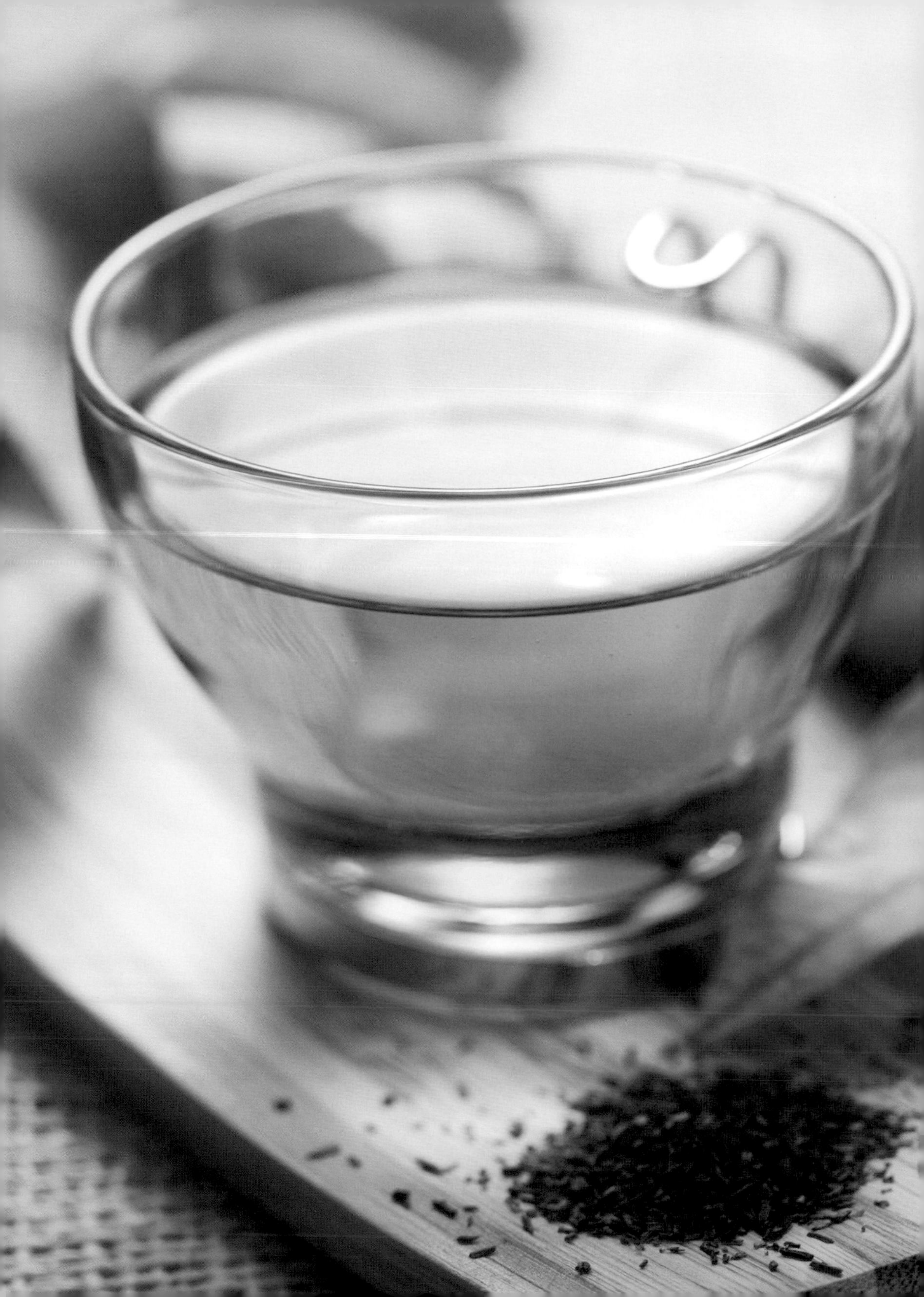

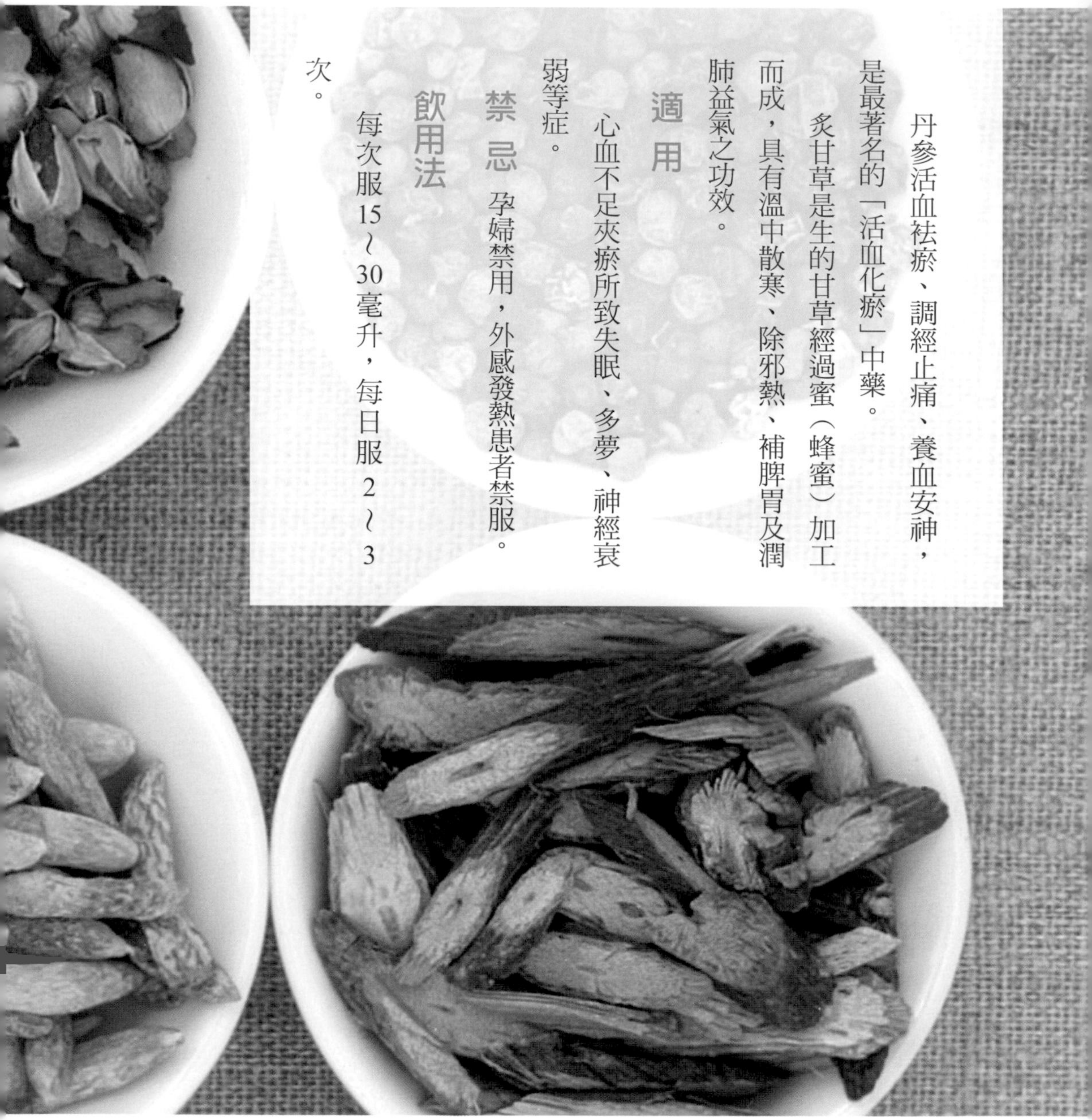

丹參活血祛瘀、調經止痛、養血安神，是最著名的「活血化瘀」中藥。

炙甘草是生的甘草經過蜜（蜂蜜）加工而成，具有溫中散寒、除邪熱、補脾胃及潤肺益氣之功效。

適用 心血不足夾瘀所致失眠、多夢、神經衰弱等症。

禁忌 孕婦禁用，外感發熱患者禁服。

飲用法 每次服15～30毫升，每日服2～3次。

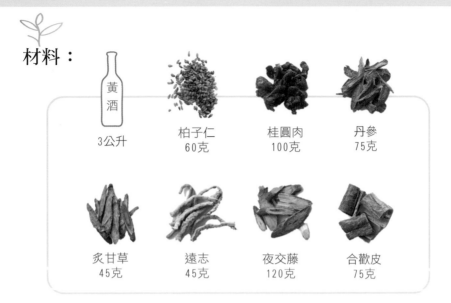

材料：

3公升

柏子仁
60克

桂圓肉
100克

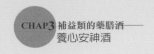

丹參
75克

炙甘草
45克

遠志
45克

夜交藤
120克

合歡皮
75克

製作方法：

①將所有藥物放入黃酒浸泡，加蓋密封。

②每天震搖數次，7天後每天震搖1～2次，15天後即可服用。

/ **合歡皮藥史** /《神農本草經》記述：「主安五臟，和心志，令人歡樂無憂。」南川《常用中草藥手冊》：「治心氣躁急、失眠及筋攣。」《本草再新》：「入心、肝二經。」由此可知合歡皮是種令人悅心安神的藥，其活血祛瘀、止痛消腫的功效，不可小覷。現代醫學研究，合歡樹萃取物具有抗氧化活性。

補益藥膳 6

人參七味酒

補氣補血，寧安心神

對不怕人參味的朋友來說，人參七味酒是一道能對抗疲勞的良好方劑。前陣子，看到新聞說有竹科的工程師過勞死，我第一個想到的就是這道藥酒。我們都知道人參補氣，至於七味，包含了桂圓、當歸、酸棗仁、生地黃、遠志、冰糖和白酒，這些對長期疲勞、失眠多夢等症狀，都有極佳的緩解效果。

功效

人參補氣固脫，安神益智，能提高體力、腦力，有明顯抗疲勞作用。

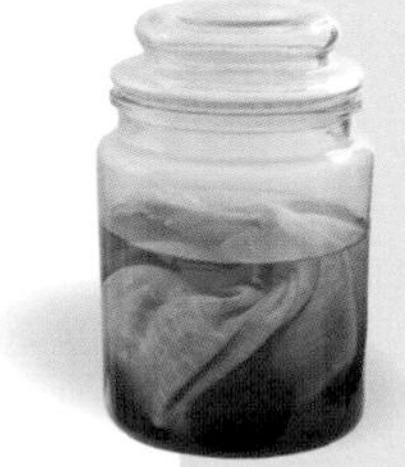

桂圓肉補益心脾，養血安神，補虛益智，可改善氣血不足的心悸、失眠、健忘。

當歸補血活血，調經止痛，潤腸通便，為治血病的重要之藥。

酸棗仁養神寧心、斂汗收汗，可改善虛勞所導致的失眠。生地黃清熱涼血，養陰生津，可改善各種出血、心臟衰弱、高血糖、糖尿病等慢性病。

遠志安神益智、祛痰消腫，可改善失眠多夢、健忘驚悸等症狀。冰糖補中益氣，調和口味。

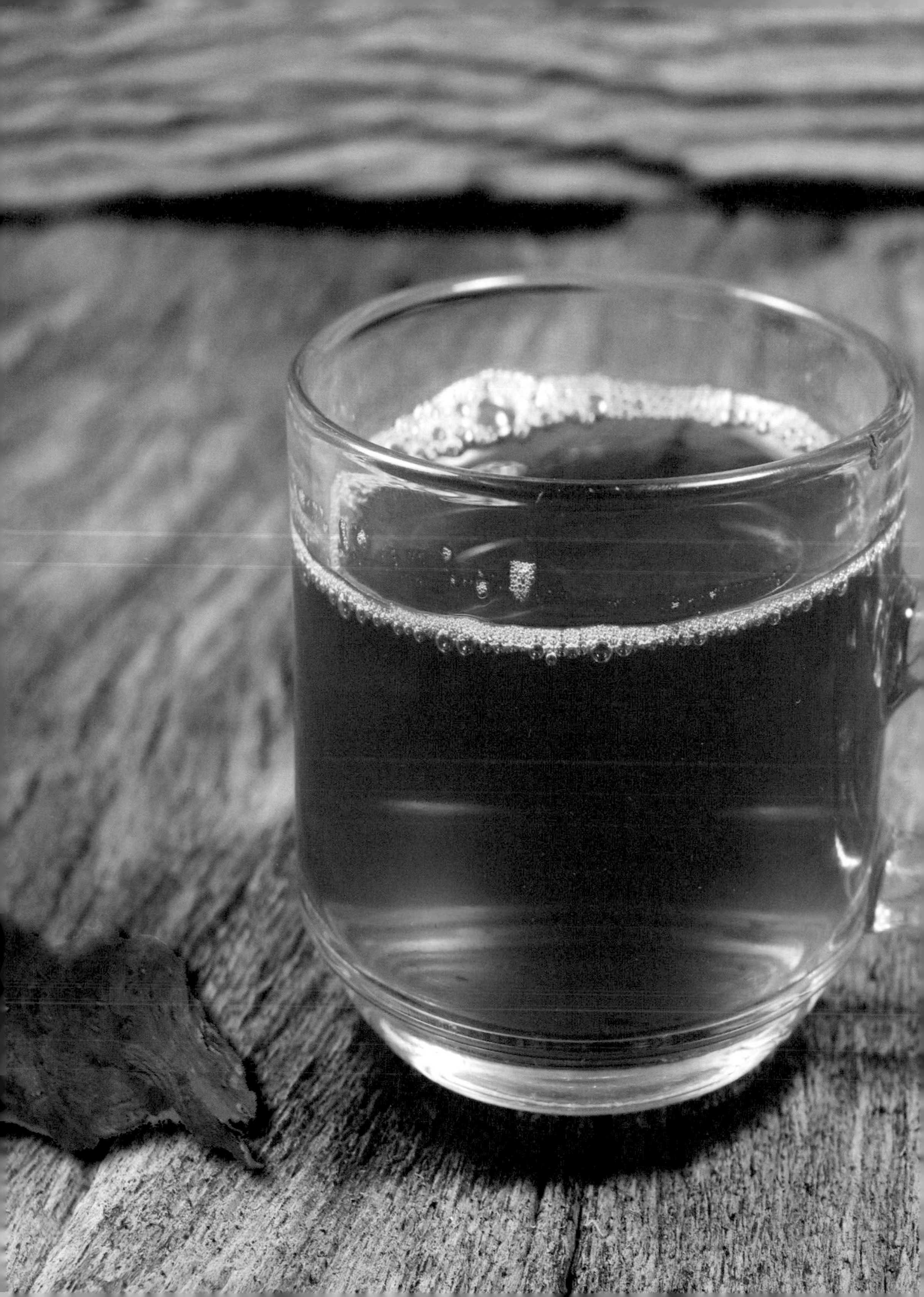

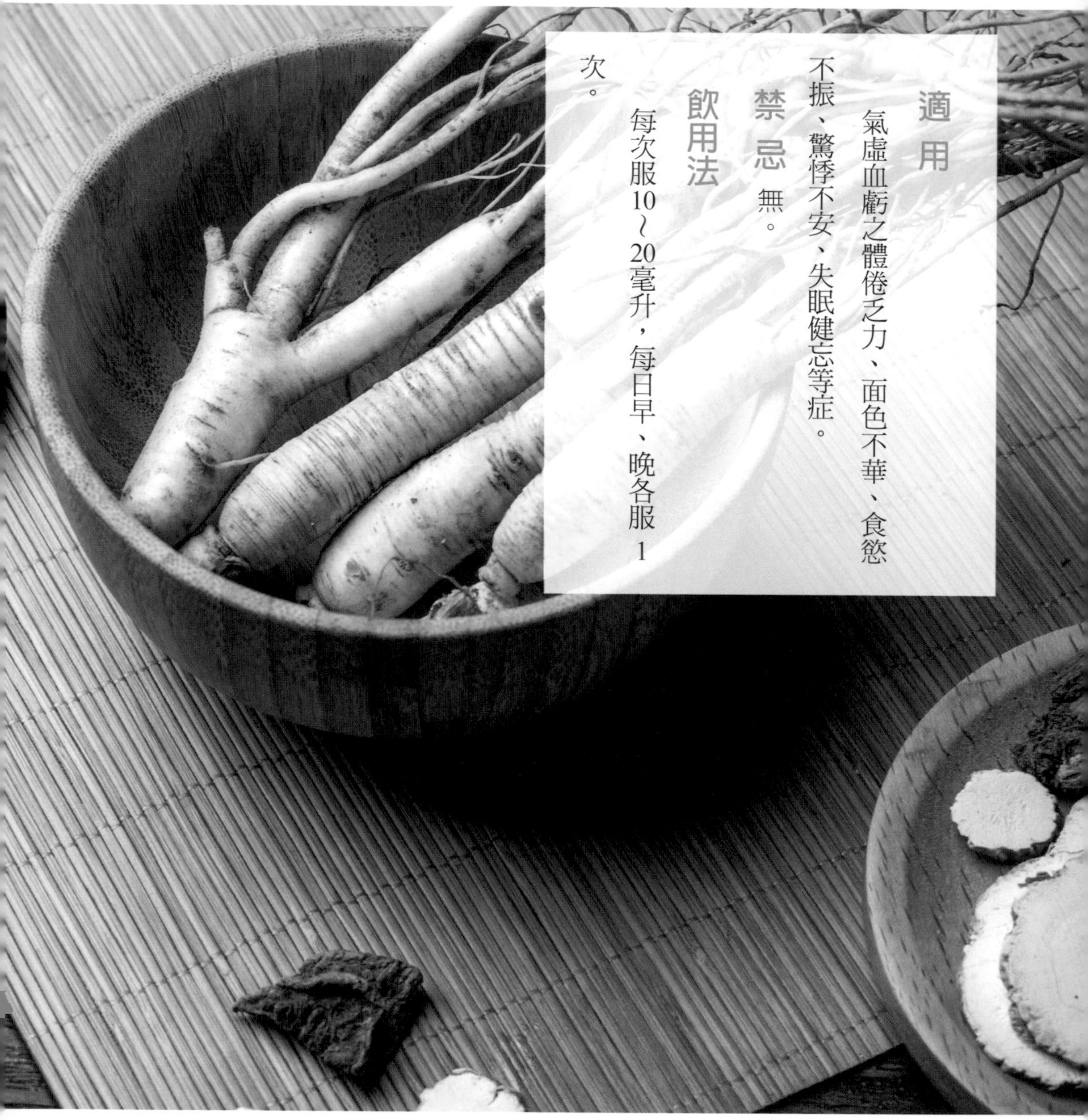

適用 氣虛血虧之體倦乏力、面色不華、食慾不振、驚悸不安、失眠健忘等症。

禁忌 無。

飲用法 每次服10～20毫升，每日早、晚各服 1 次。

材料：

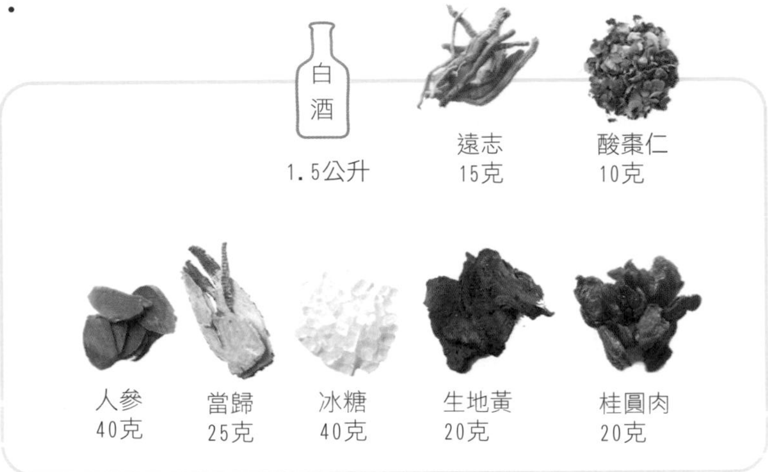

製作方法：

①將所有藥材研磨為粗末，裝入布袋，置於容器中。

②倒入白酒後加蓋密封，浸泡14天。

③14天後移除藥袋，另將冰糖置入鍋中，加入適量的水，以小火煮沸，待冰糖顏色煮成微黃之際，趁熱過濾倒入藥酒中，攪勻即成。

/ **酸棗仁藥史** /《名醫別錄》記載：「主（治）心煩不得眠……虛汗煩渴，益肝氣……」而漢代醫家張仲景有一名方「酸棗仁湯」，專治虛煩不眠，療效顯著。方中君藥酸棗仁專長養神寧心、斂汗收汗和滋養強壯，可治心悸失眠、體虛自汗等，由此可知酸棗仁對改善失眠症狀有其相當的療效。

補益藥膳 7

天麻健腦酒

益氣養陰，健腦助眠，寧心安神，益智明目

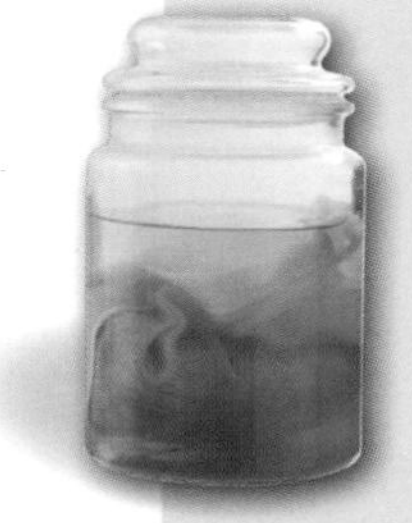

天麻是中藥裡的「抗衰老」聖品，含有多種微量元素，能提升人體的免疫功能。尤其它的多糖對肝脂過氧化酶有明顯的抑制作用，若將天麻當成保健食品，長期服用適當的量，對增加記憶力、健腦、明目和強身都有很好的效果。記憶力好了、免疫力強了，自然百病不生，想老化，再等等吧。

功效

天麻延緩衰老，消除疲勞，恢復體力，並增強青少年的記憶力，以及改善視力。黃耆有強健補身、固表止汗、利尿消腫、托毒生肌，可增強免疫力，還有抗癌功效，非常適合體弱、氣虛，需要補元氣的忙碌現代人。

何首烏有補益精血，固腎烏鬚，有補血寧神的功效；枸杞補腎益精，滋肝明目；茯苓則有利水滲濕，健脾寧心，具有利尿、鎮靜和降低血糖作用。

五味子可寧心安神，具有收斂、促進分泌與鎮定的功效，能調節體質及生理機能、滋補養生、增強體力及促進新陳代謝，是不錯的補藥。

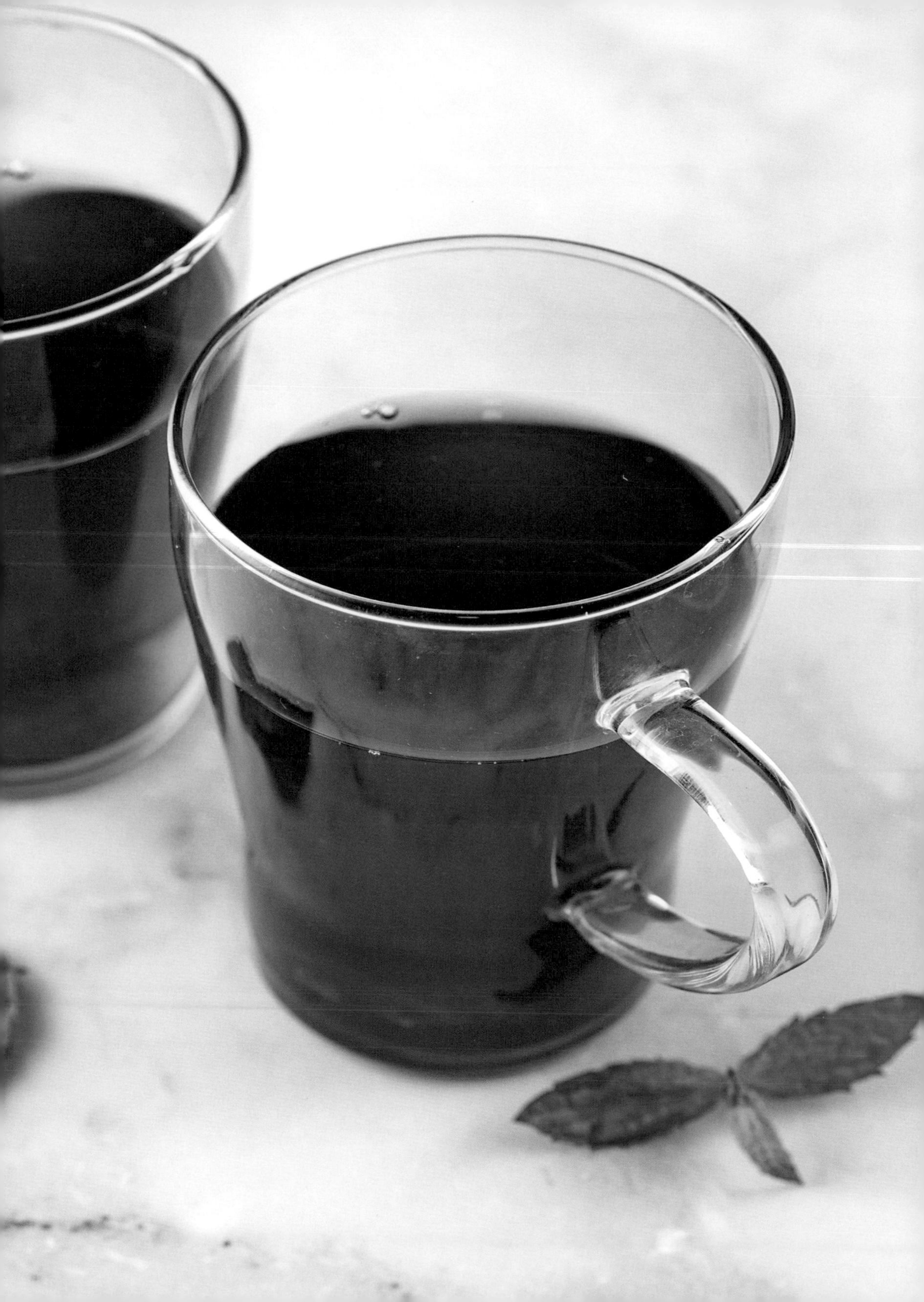

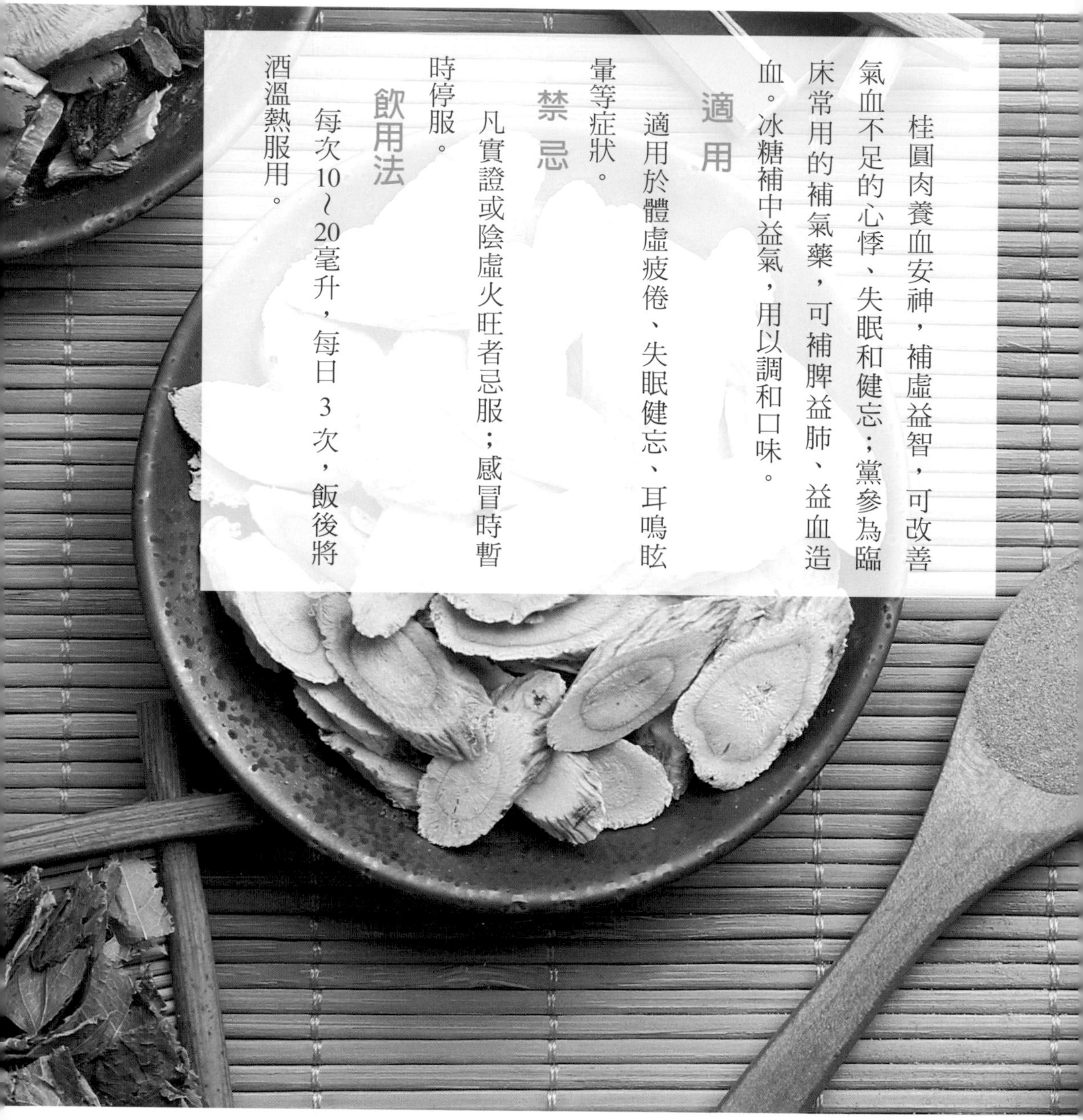

桂圓肉養血安神，補虛益智，可改善氣血不足的心悸、失眠和健忘；黨參為臨床常用的補氣藥，可補脾益肺、益血造血。冰糖補中益氣，用以調和口味。

適用

適用於體虛疲倦、失眠健忘、耳鳴眩暈等症狀。

禁忌

凡實證或陰虛火旺者忌服；感冒時暫時停服。

飲用法

每次10～20毫升，每日3次，飯後將酒溫熱服用。

材料：

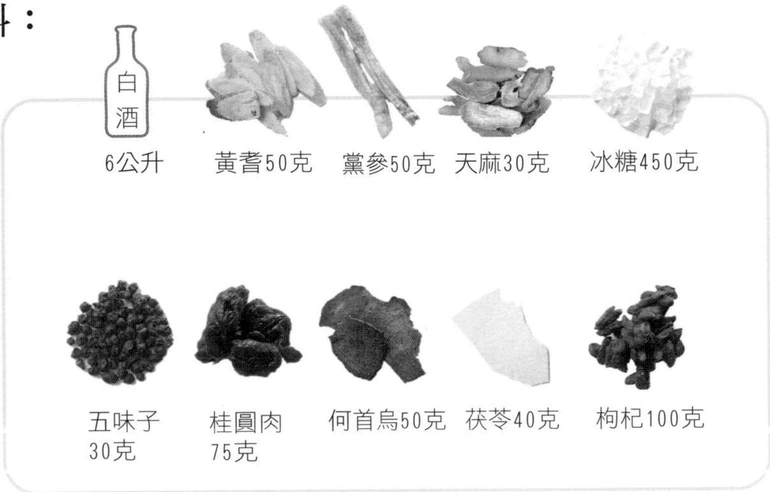

製作方法：

①將上述藥材共同研磨成粗末後，裝入紗布袋中。

②將裝好藥材的紗布袋浸入白酒，浸泡7日，每日均勻搖晃若干次。

③7日後，將冰糖加入適量清水融化，待糖液煮至呈微黃色後，加入藥酒攪拌均勻即成。

/何首烏藥史/《開寶本草》記載：「主瘰癧，消癰癧，療頭面風瘡，治五痔，止心痛，益血氣，黑髭鬢，悅顏色，久服長筋骨，益精髓，延年不老；亦治婦人產後及帶下諸疾。」何首烏的由來相當有趣，是說有一名姓何名田兒的人，人已到了花甲之年，頭髮發白。某日在山中遇有一不明植物，挖掘其根塊食之，因常服用此植物塊根，不久頭髮變回烏黑，因而將此植物名為何首烏。

補益藥膳 8

補腦酒

補心益智，寧神開竅

想要補腦吃什麼好？如果經常頭暈、頭痛，要吃什麼好？這是來求診的人經常詢問的話。如果能喝酒，我會建議喝這道「補腦酒」。之前我們就談過遠志有安神益智的功效；五味子也可以寧心安神，而在這帖藥酒中，又加入了可以開竅的石菖蒲，如果是針對即將考試的考生，這帖藥酒是不可多得的補品喔！

功效

熟地有滋陰養血的功效。菟絲子補腎益精，養肝明目，止瀉安胎，固精縮尿。

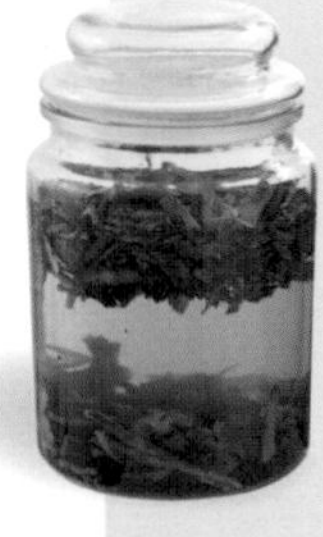

五味子寧心安神，具有收斂、促進分泌與鎮定的功效。

遠志具安神益智、祛痰消腫，可改善失眠多夢、健忘驚悸等症狀。

石菖蒲可開竅醒神，化濕和胃，寧神益志，有健胃、利尿、鎮靜和鎮痛的作用。

川芎活血行氣、祛風止痛，是預防腦中風和心臟缺血的良好預防性補品。

地骨皮則可涼血退蒸，清肺降火，能清肝腎之虛熱。

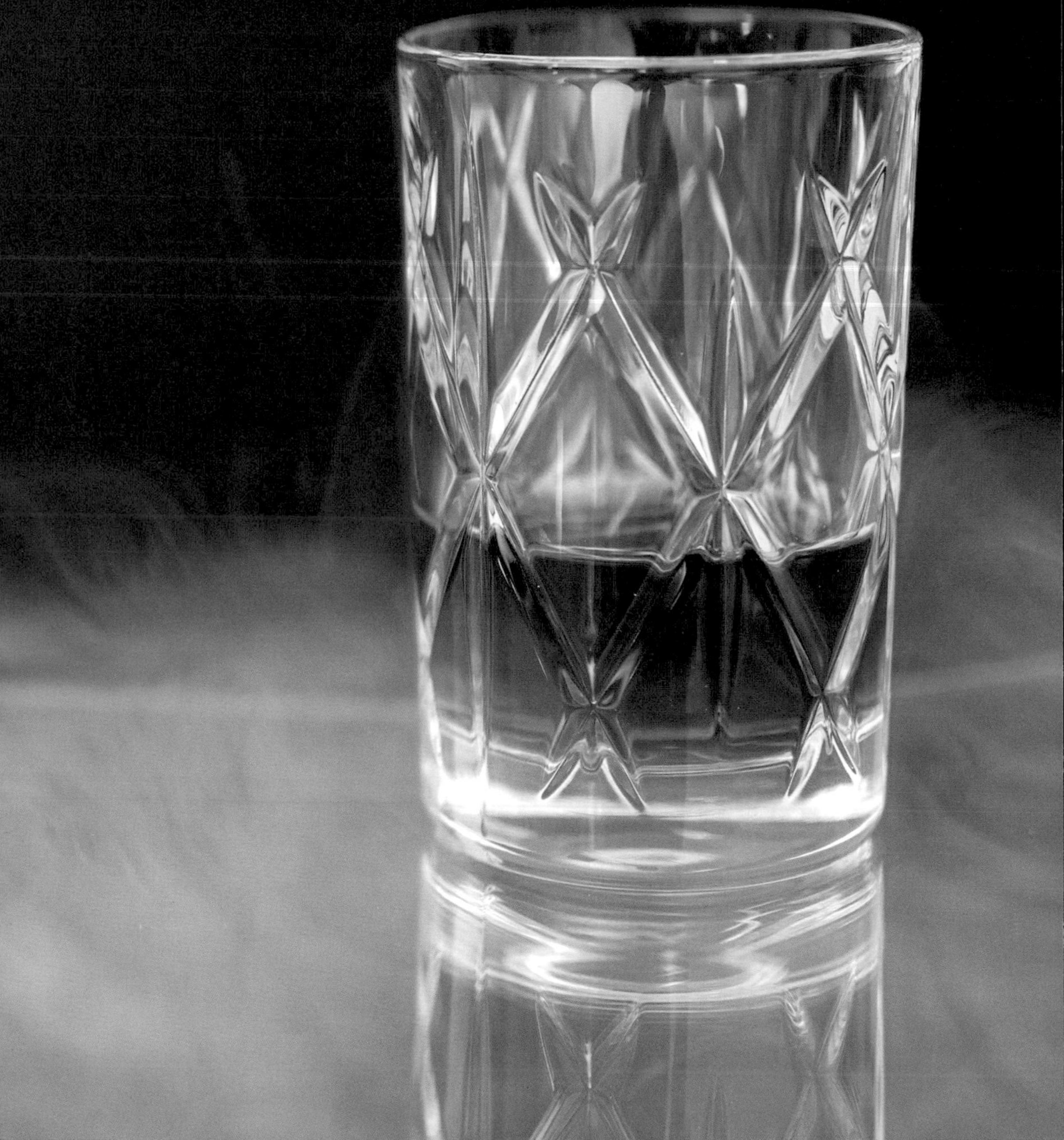

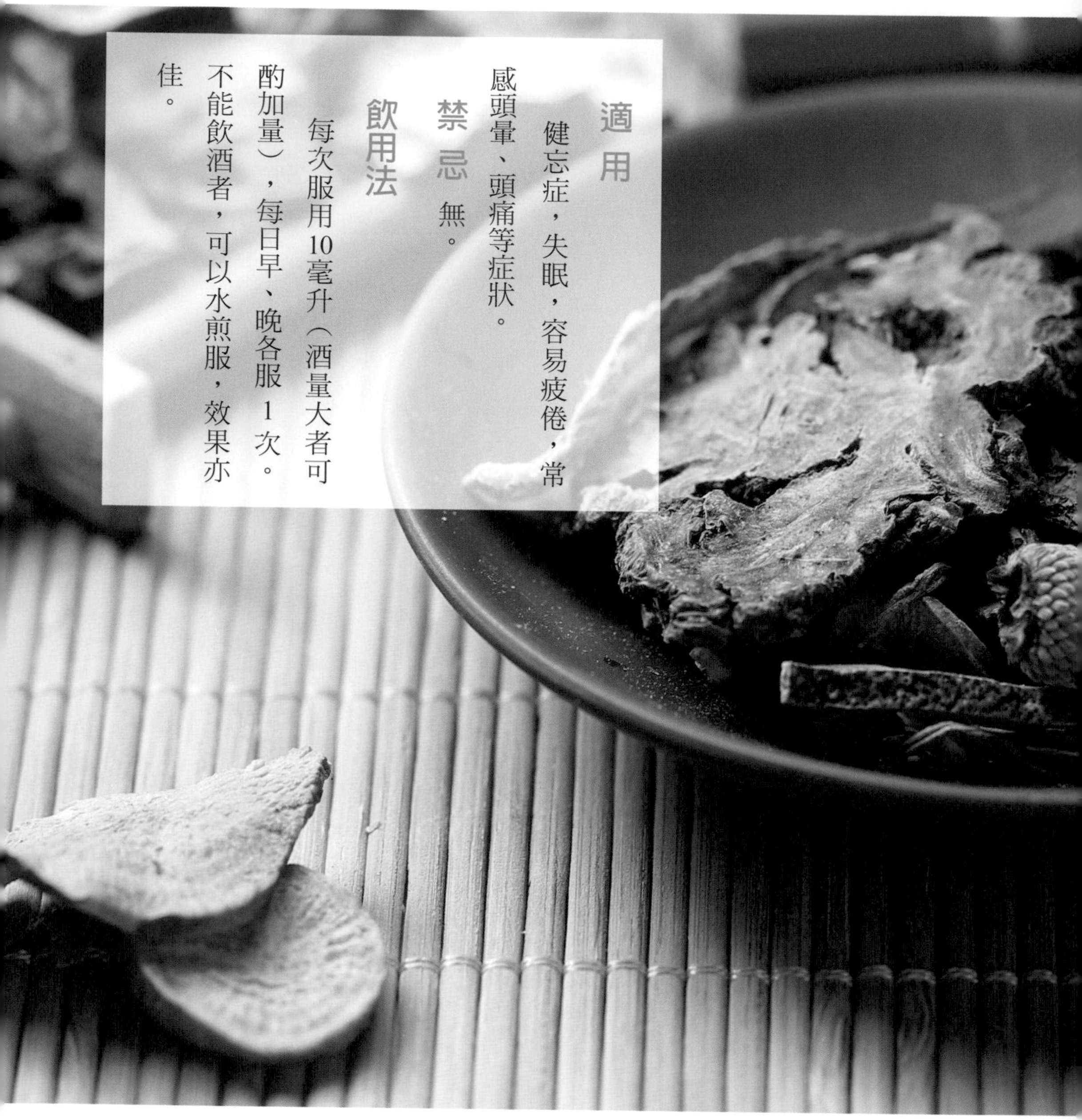

適用 健忘症，失眠，容易疲倦，常感頭暈、頭痛等症狀。

禁忌 無。

飲用法 每次服用10毫升（酒量大者可酌加量），每日早、晚各服1次。不能飲酒者，可以水煎服，效果亦佳。

材料：

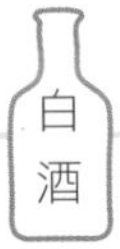

1公升

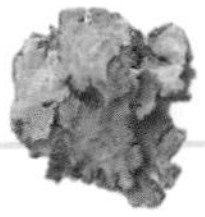

川芎12克

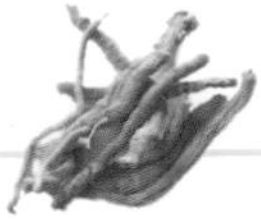

遠志18克

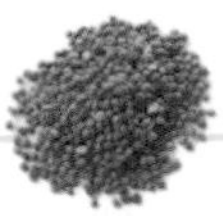

菟絲子18克

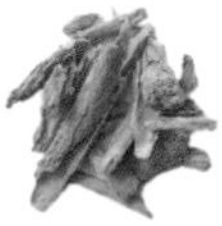

地骨皮24克

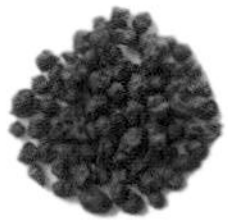

五味子18克

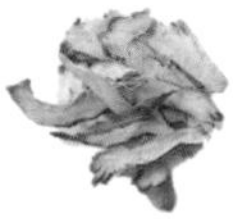

石菖蒲12克

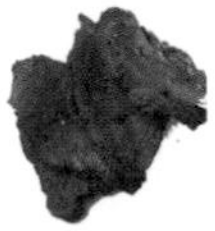

熟地18克

製作方法：

①將所有材料投入酒內浸泡7天。

②7天後過濾去渣，密封待用，勿令洩氣。

/ 地骨皮藥史 / 宋朝張元素所著《珍珠囊》：「解骨蒸肌熱，消渴，風濕痺，堅筋骨，涼血。」意指其可清熱、除蒸泄火、生津止渴，尤其對於改善肝腎之虛熱，功效更佳。

/ 石菖蒲藥史 / 《本經》記載：「主風寒濕痺，咳逆上氣，開心孔，補五臟，明耳目，出音聲。久服經身，不忘，不迷惑、延年。」

補益藥膳 9

精神藥酒

健腦補腎，增強記憶

首先，我要特別強調，這帖藥酒切勿給小孩飲用。這帖藥酒雖然能讓用腦過度、頭昏腦脹的人得到滋補的功效，但另一方面也有助陽、壯陽的功用，因此，仍在發育中的孩子並不適合飲用。

功效

枸杞具補腎益精、滋肝明目的功效；熟地有滋陰養血；紅參補氣固脫、安神益智，能提高體力、腦力，有明顯抗疲勞作用；淫羊藿補腎壯陽，強筋健骨，祛風除濕；沙苑蒺藜溫補肝腎，明目固精；母丁香溫中降逆，散寒止痛，溫腎助陽。荔枝核行氣散結，散寒止痛。炒遠志安神益智、祛痰消腫，可改善失眠多夢、健忘驚悸等症狀。冰糖補中益氣，調和口味。

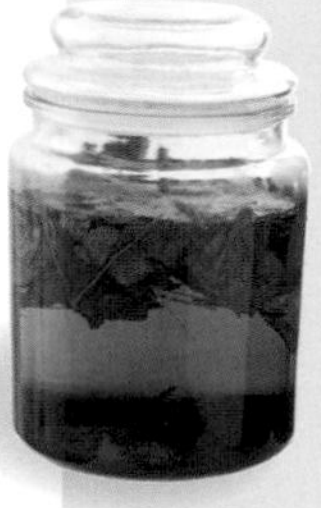

適用

腦力使用過度，精神疲倦，經常頭昏腦脹，腰痠背痛，或男子遺精陽萎，女子月經不調等以上症均適用，久服可增強記憶力。

禁忌 幼童和青少年禁服。

飲用法 每晚服20毫升，建議分數十口緩緩飲下效果更好。

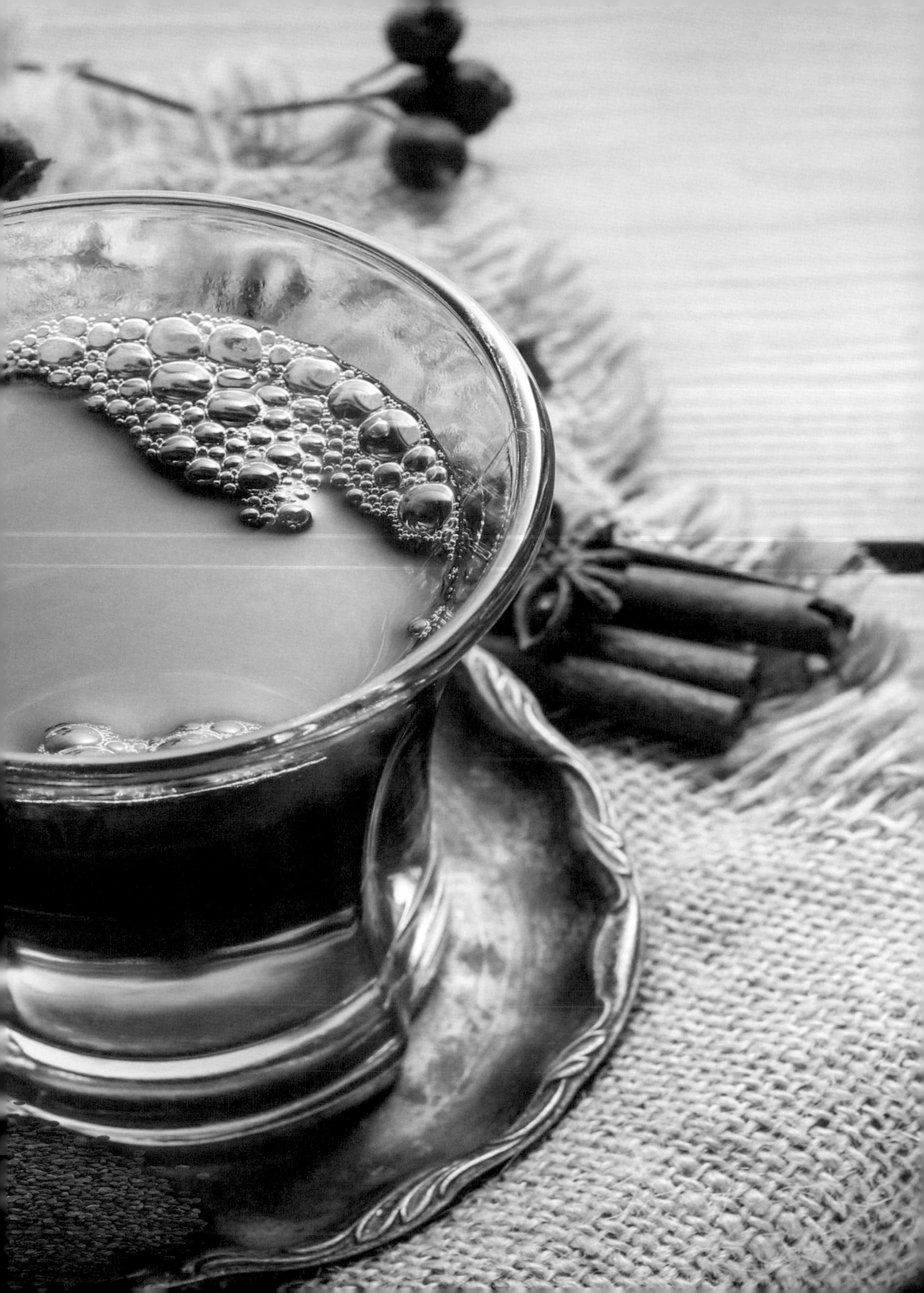

材料：

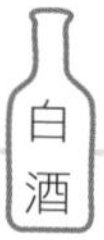

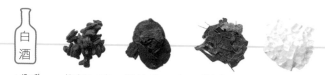

1公升

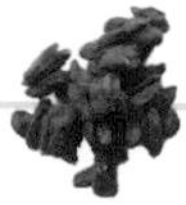
枸杞30克

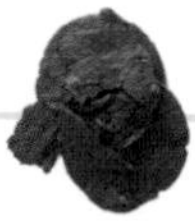
熟地黃15克

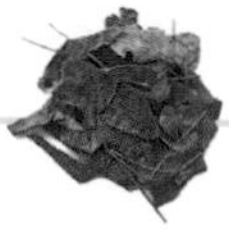
淫羊藿15克

冰糖250克

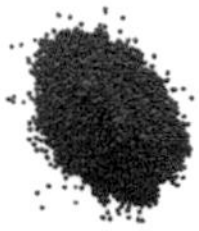
沙苑蒺藜25克

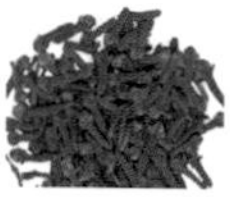
母丁香10克

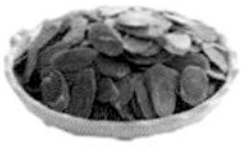
紅參15克

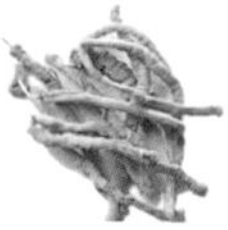
遠志3克

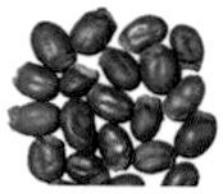
荔枝核12克

製作方法：

①將所有藥物共入酒內浸泡，加蓋密封。

②30天後，將冰糖加入適量清水融化，待糖液煮至呈微黃色後，加入藥酒攪拌均勻即成。

／荔枝核藥史／《本草備要》記載：「荔枝核入肝腎，散滯氣，辟寒邪，治胃脘痛，婦人血氣痛。」中醫臨床多用於改善寒凝氣滯之疝氣腹痛、肝鬱氣滯之胃脘疼痛、血瘀痛經，產後腹痛等症狀，目前臨床用荔枝核改善糖尿病，皆具有一定的效果。

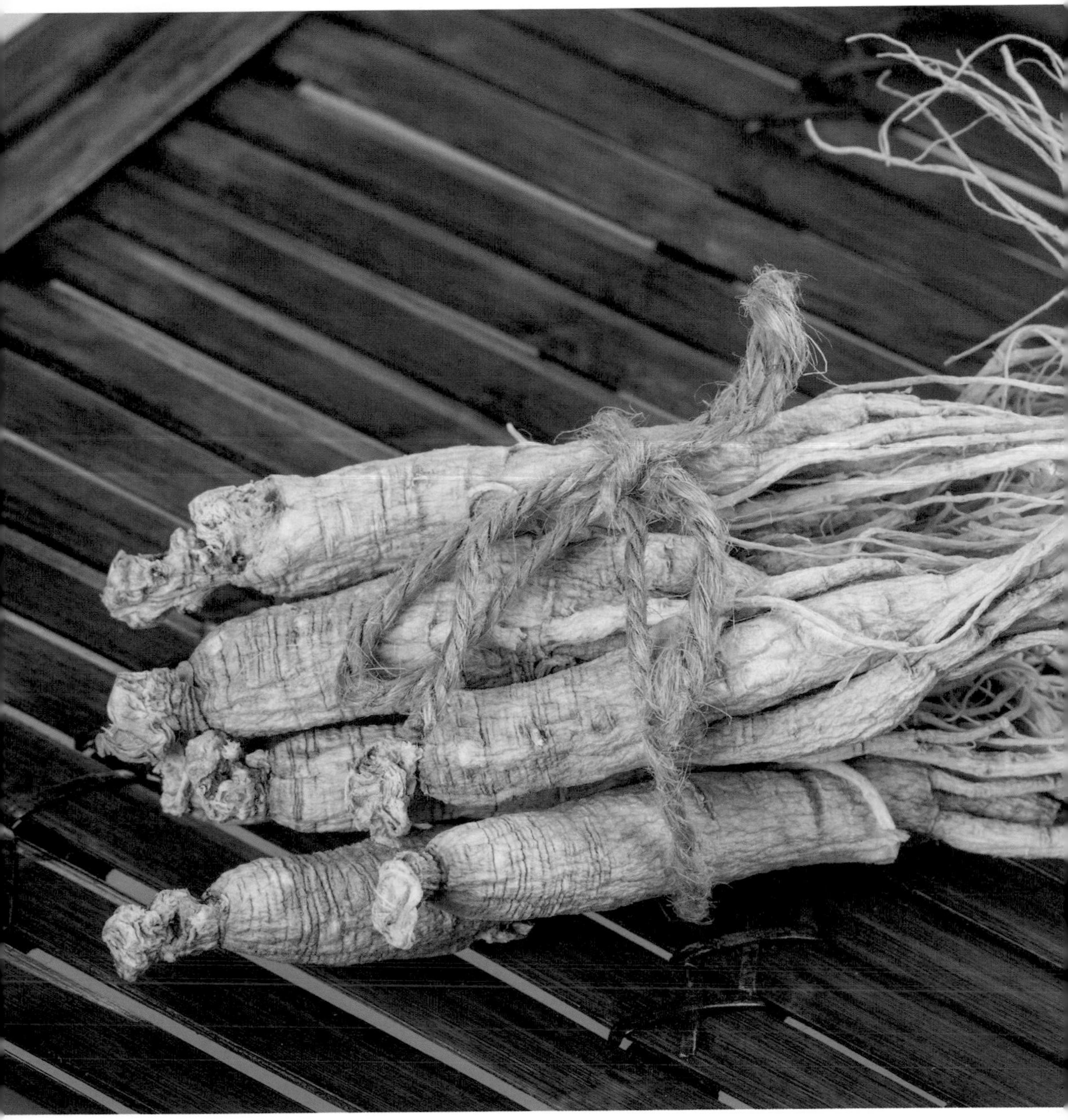

補益藥膳 10

玫瑰白芷酒

活血通絡，潤燥宣散，潤膚祛斑

便祕浮腫似乎已成為現代女性的困擾，尤其是飲食不正常、不愛運動、久坐、工作壓力大的上班族，所以我特別推薦這帖玫瑰白芷酒。玫瑰一直是愛美女性不可或缺的美顏祕方，它不但能去除水腫、減輕便祕症狀，也能通氣血，讓女性恢復紅潤雙頰。

白芷能夠逼出體內寒氣，對消腫也有一定程度的效果，因此，想告別浮腫，不論男女，玫瑰白芷酒必定能助你一臂之力。

功效

玫瑰瀉下通便，利水消腫，用於改善水腫，腹水，便祕的效果很好；白芷能祛風散寒，通竅止痛，消腫排膿，燥濕止帶。

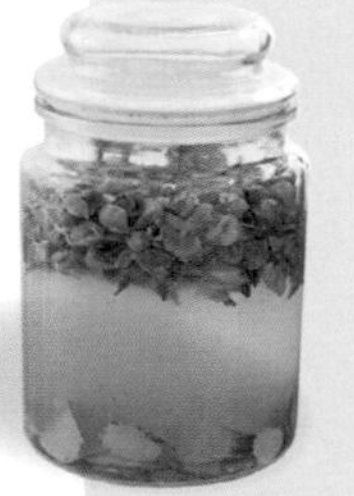

適用

適用於溼濁內阻，面部脈絡澀滯所致的面黯，面部黑斑等症。

禁忌

孕婦乳母僅限外用，忌內服。

飲用法

口服：每次服10～20毫升，日服2次。同時外用：即取此酒少許置於手掌中，雙手合擦至熱時，即來回擦面部患處。

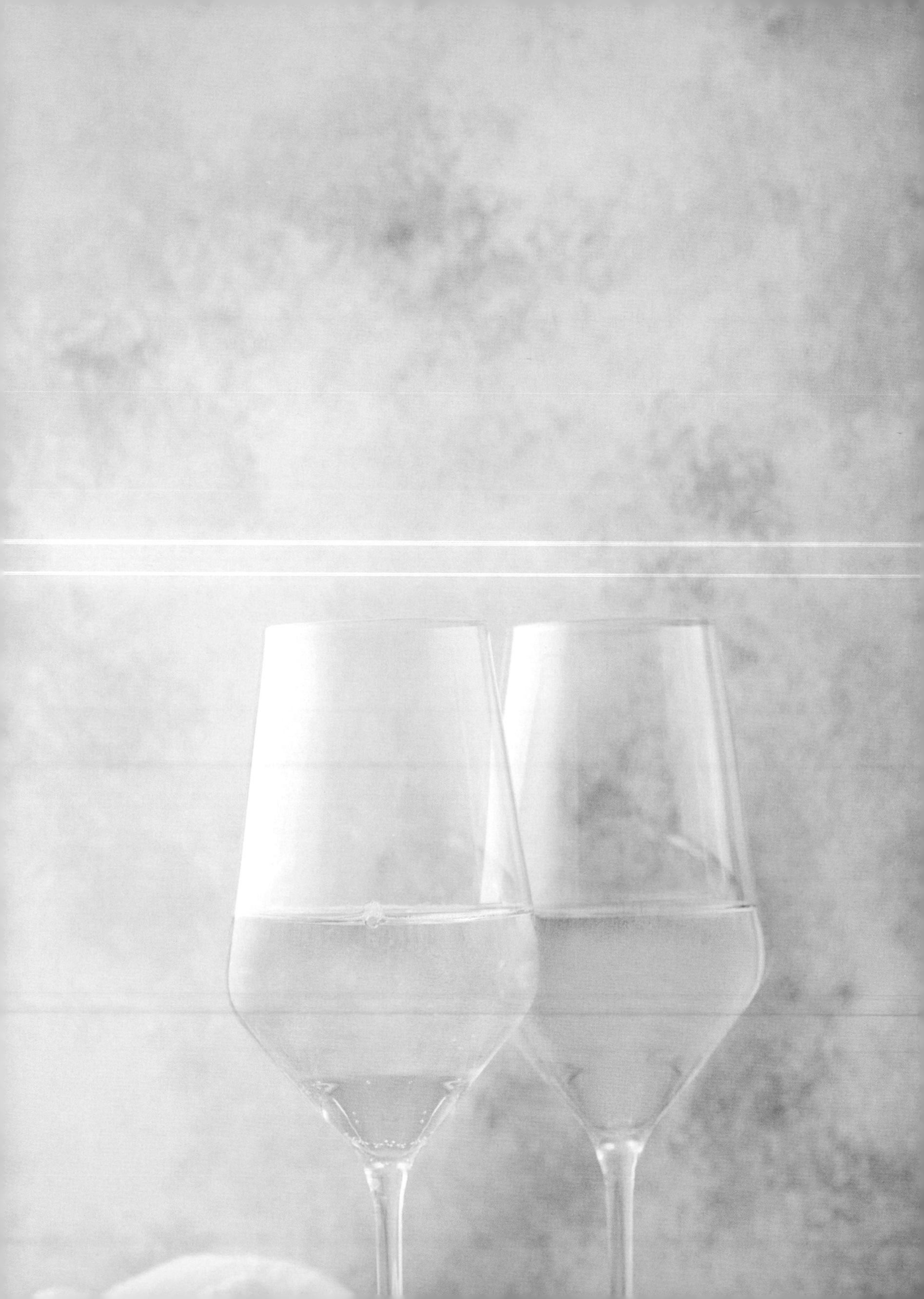

材料：

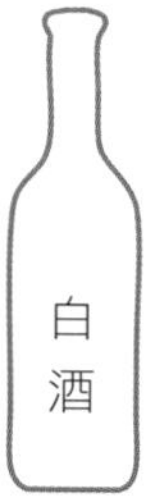

1公升

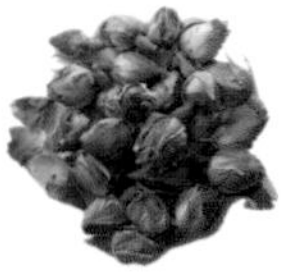

玫瑰250克

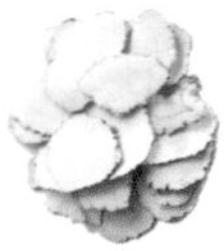

白芷30克

製作方法：

①將兩味藥材置於容器中，加入白酒，加蓋密封。

②浸泡30天後，過濾去渣即成。

/白芷藥史/《本經》述其：「主女人漏下赤白，血閉陰腫，寒熱，風頭（頭風）侵目淚出，長肌膚，潤澤。」可解表散風，通竅，止痛，中醫臨床多用於改善風寒感冒、頭痛、牙痛、白帶過多、癰疽瘡瘍。

/玫瑰藥史/ 藥用玫瑰主要以花蕾入藥，其葉、根也可藥用，具有理氣、活血、調經的功能，《藥性考》云：「玫瑰性溫，行血破積，損傷瘀痛，浸酒飲益。」

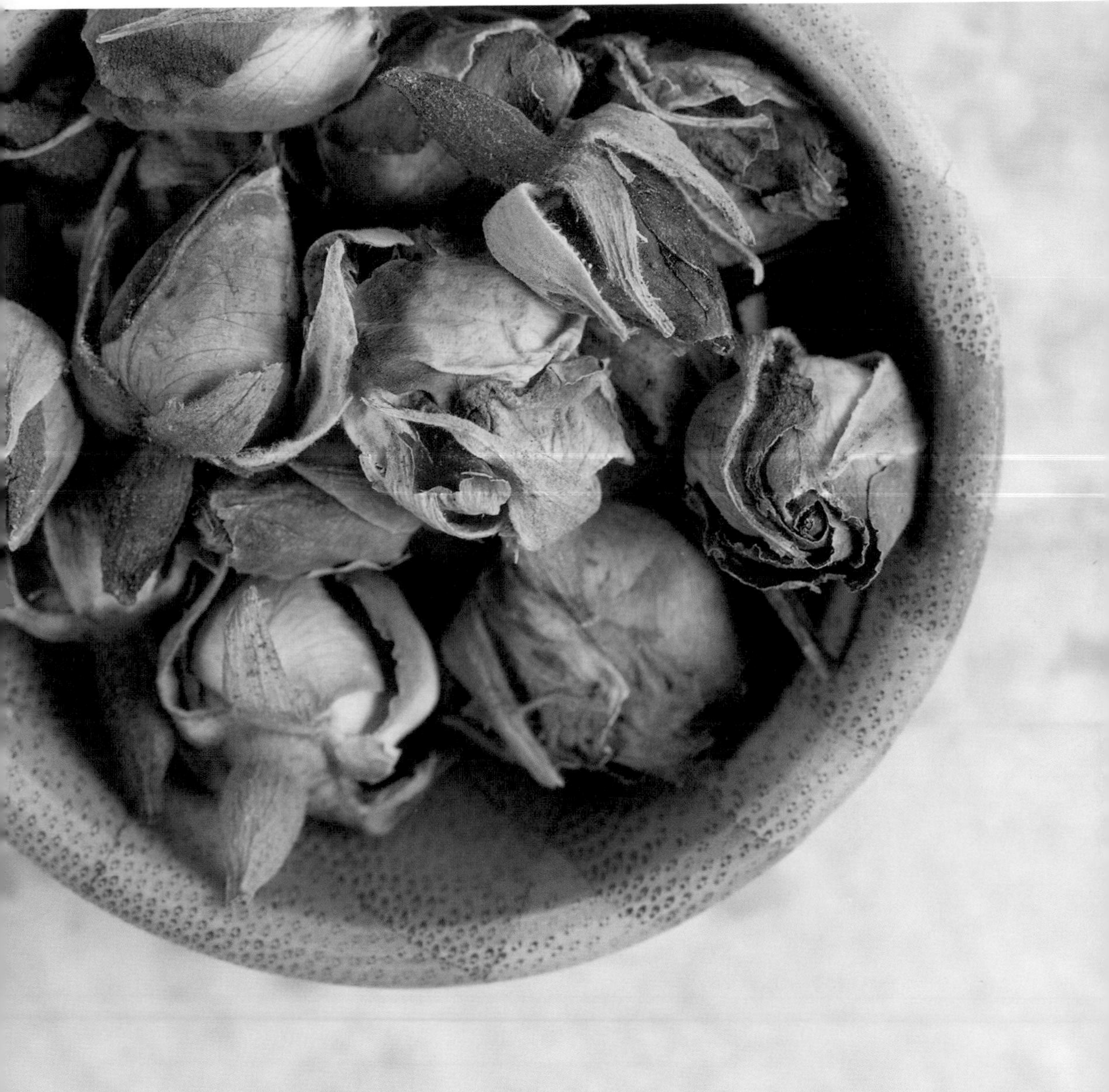

補益藥膳 11

美容酒

潤膚烏髮、健身益壽

有一則報導曾指出，中國有位九十多歲的老婦人，髮色仍烏黑亮麗，記者問她的保養之道，她說過去五十三年來，每天三餐飯後喝下一碗由阿膠調製的湯水，就是這碗湯水產生這樣的驚人成效。

中藥阿膠是價高的養顏聖品，若想要有同樣的效果，建議可以試試美容酒，其中除了有補氣的人參、活血的當歸外，美容酒中養陰的玉竹和固腎烏鬚的何首烏，也是這帖藥酒的重點。這幾味中藥加在一起，配上暖胃的白酒，對皮膚和頭髮有極大的好處。

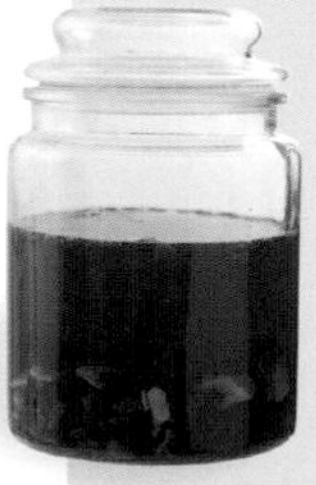

功效

人參補氣固脫，安神益智，不僅能提高體力、腦力，更有明顯的抗疲勞作用。

當歸補血活血，調經止痛，潤腸通便，是治血病很重要的藥材之一。

玉竹具養陰潤燥，生津止渴；黃精可補氣養陰，健脾潤肺，益腎填精的戲果。

何首烏更是補益精血，固腎烏鬚，具有補血寧神的功效。

枸杞也有補腎益精，滋肝明目的效果。

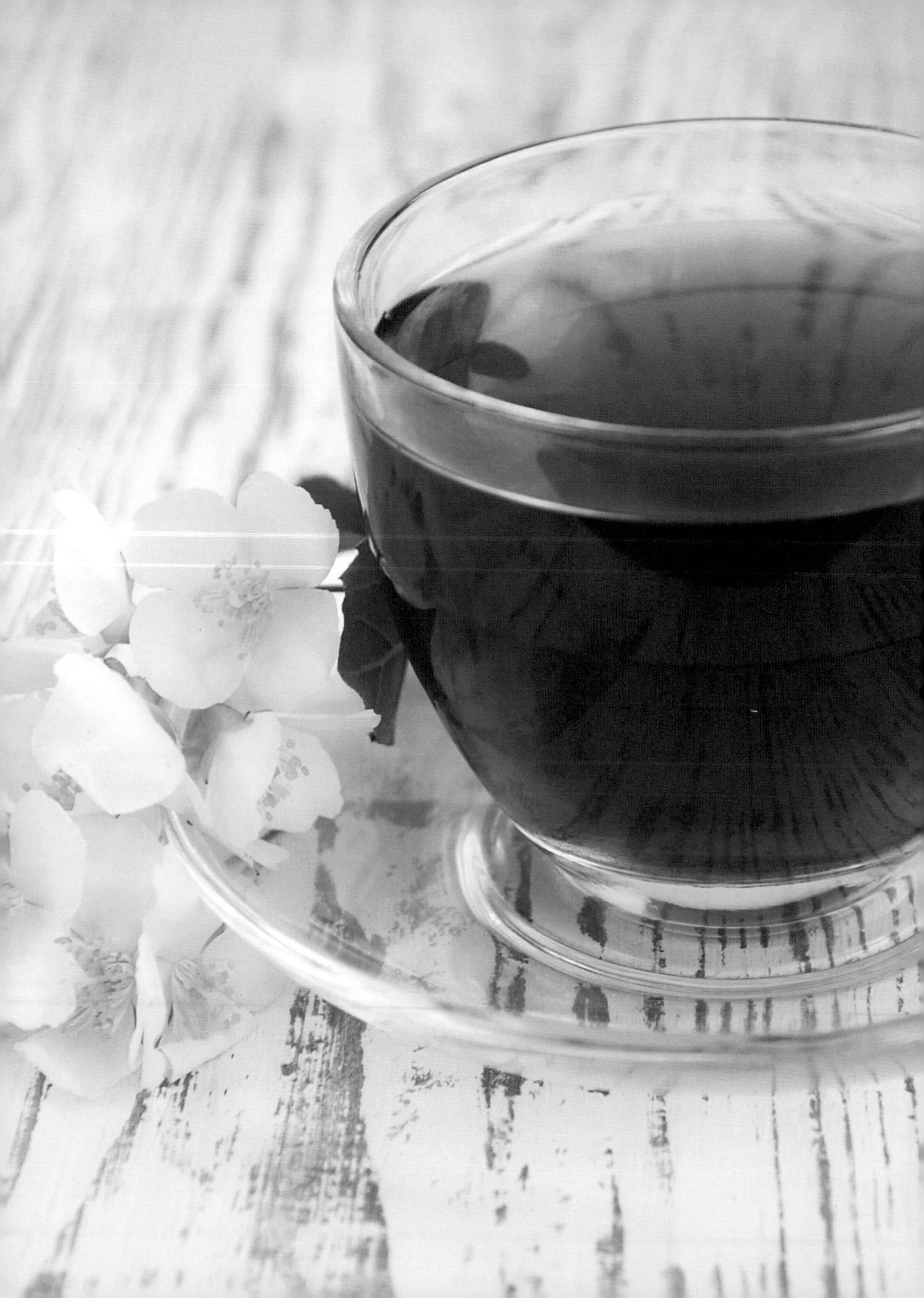

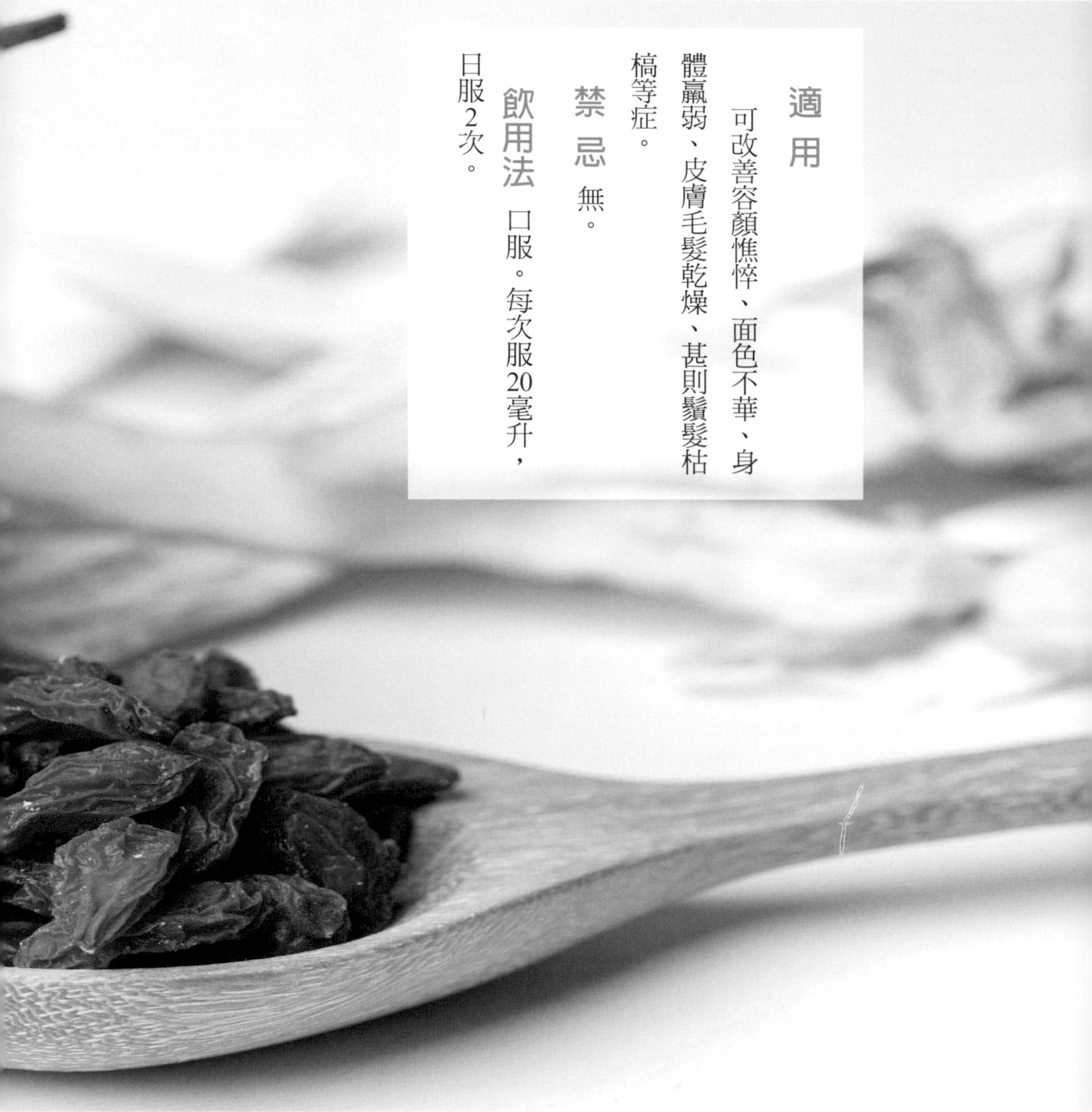

適用 可改善容顏憔悴、面色不華、身體羸弱、皮膚毛髮乾燥、甚則鬚髮枯槁等症。

禁忌 無。

飲用法 口服。每次服20毫升，日服2次。

材料：

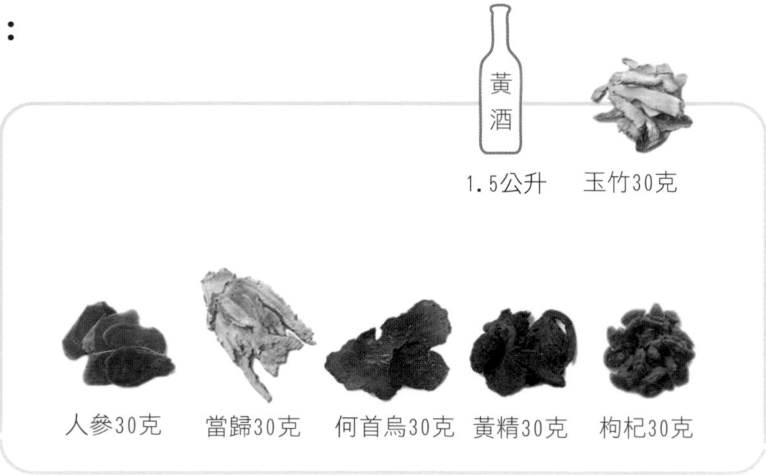
黃酒
1.5公升
玉竹30克
人參30克
當歸30克
何首烏30克
黃精30克
枸杞30克

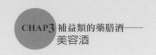

製作方法：

①將所有藥材切片或搗碎，置容器中，加入黃酒，加蓋密封，每日搖動1～2次。

②浸泡7天後，過濾去渣即成。

/ 黃精藥史 / 《本草正義》記載：「味甘而厚膩，頗類熟地……補血補陰而養脾胃是其專長。」中醫臨床常用於病後虛弱諸症，補中益氣，安五臟，益脾胃，為一緩和滋補之強壯藥。

補益藥膳 12

駐顏酒

養血駐顏

想被人稱讚駐顏有術嗎？那麼我推薦這帖駐顏酒。它可以幫你養顏美容，讓你擁有好氣色。這帖酒以柚子的果肉加上養陰的生地黃、活血的芍藥，再加上調經的當歸與潤膚的蜂蜜，對駐顏養血格外有加成的作用。

功效

柚子的果肉能健脾止咳，柚子的果皮有化痰理氣、止痛的功效。生地黃清熱涼血，養陰生津，可改善各種出血症、心臟衰弱、高血糖、糖尿病等慢性疾病。芍藥具有散瘀活血，鎮痛調經，祛痰解熱的效果。當歸能補血活血，調經止痛，潤腸通便，是治療血液相關疾病的重要藥材。而蜂蜜具有清熱解毒、益氣補中，久服能輕身延年。

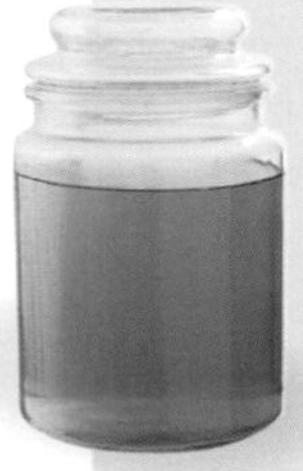

適用

可改善皮膚色素沉著、面部痤瘡等症。

禁忌

無。

飲用法

口服。每次服20～40毫升，每日1～2次。

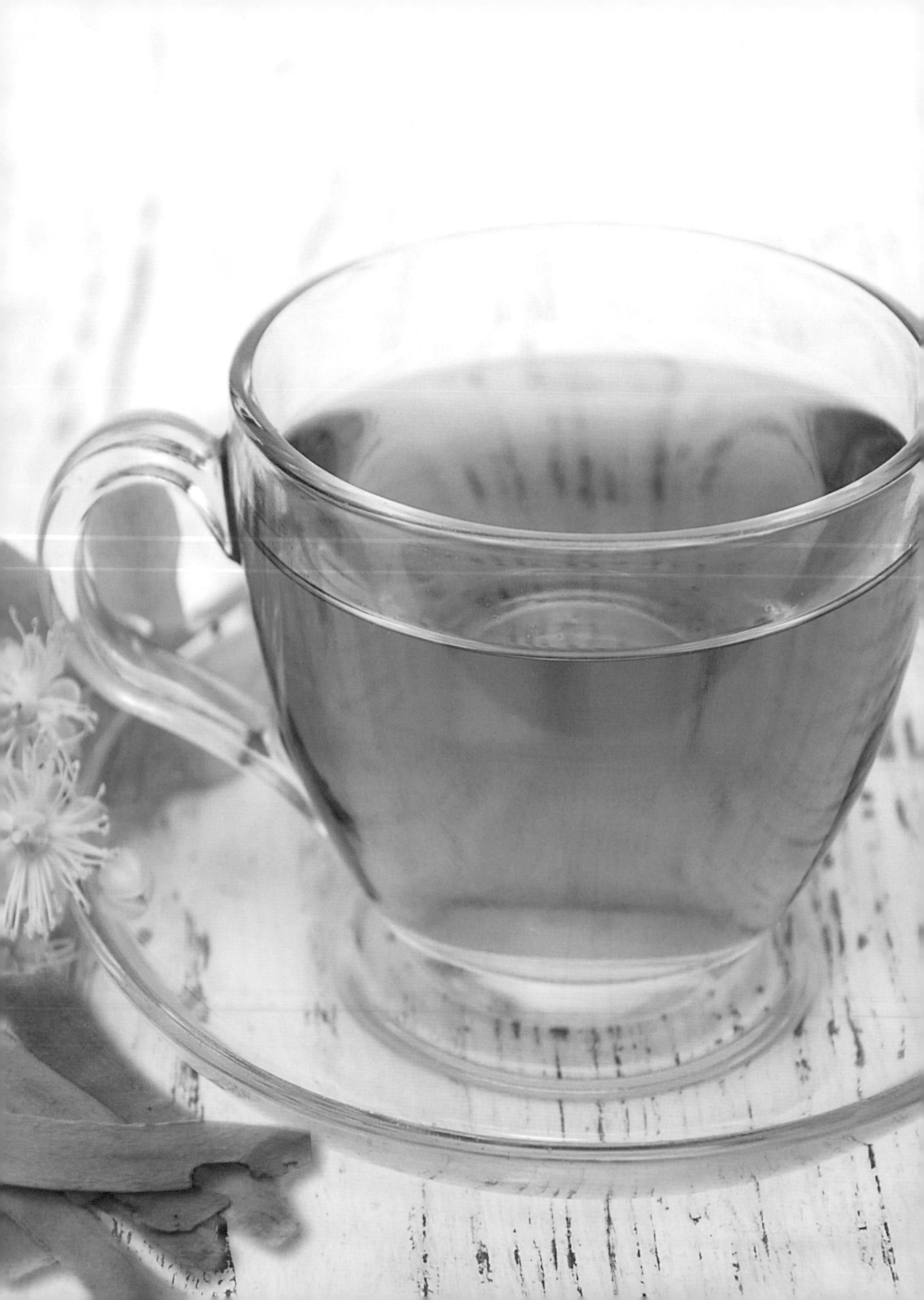

材料：

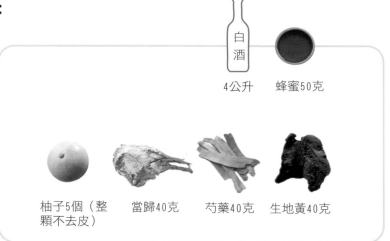

4公升

蜂蜜50克

柚子5個（整顆不去皮）

當歸40克

芍藥40克

生地黃40克

製作方法：

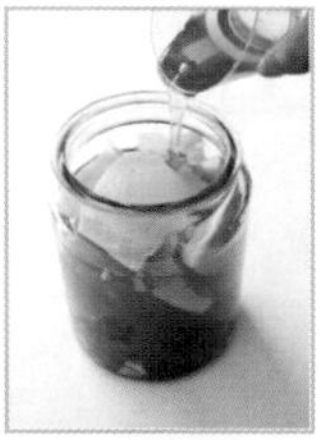

①將所有材料共搗為粗末，置於容器中，加入白酒和蜂蜜加蓋密封。

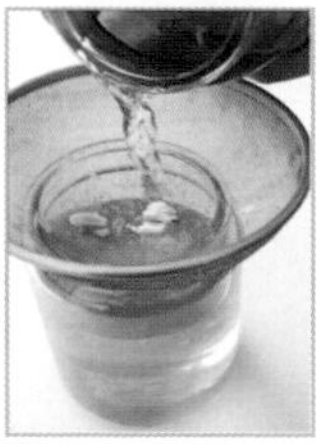

②浸泡3個月後，去渣即成。

/當歸藥史/ 《本草綱目》記載：「補血活血、調經止痛、潤燥滑腸。治月經不調，經閉腹痛，瘕結聚，崩漏；血虛頭痛，眩暈，痿痹；腸燥便難，赤痢後重；癰疽瘡瘍，跌撲損傷。」可見為治血病的重要之藥。

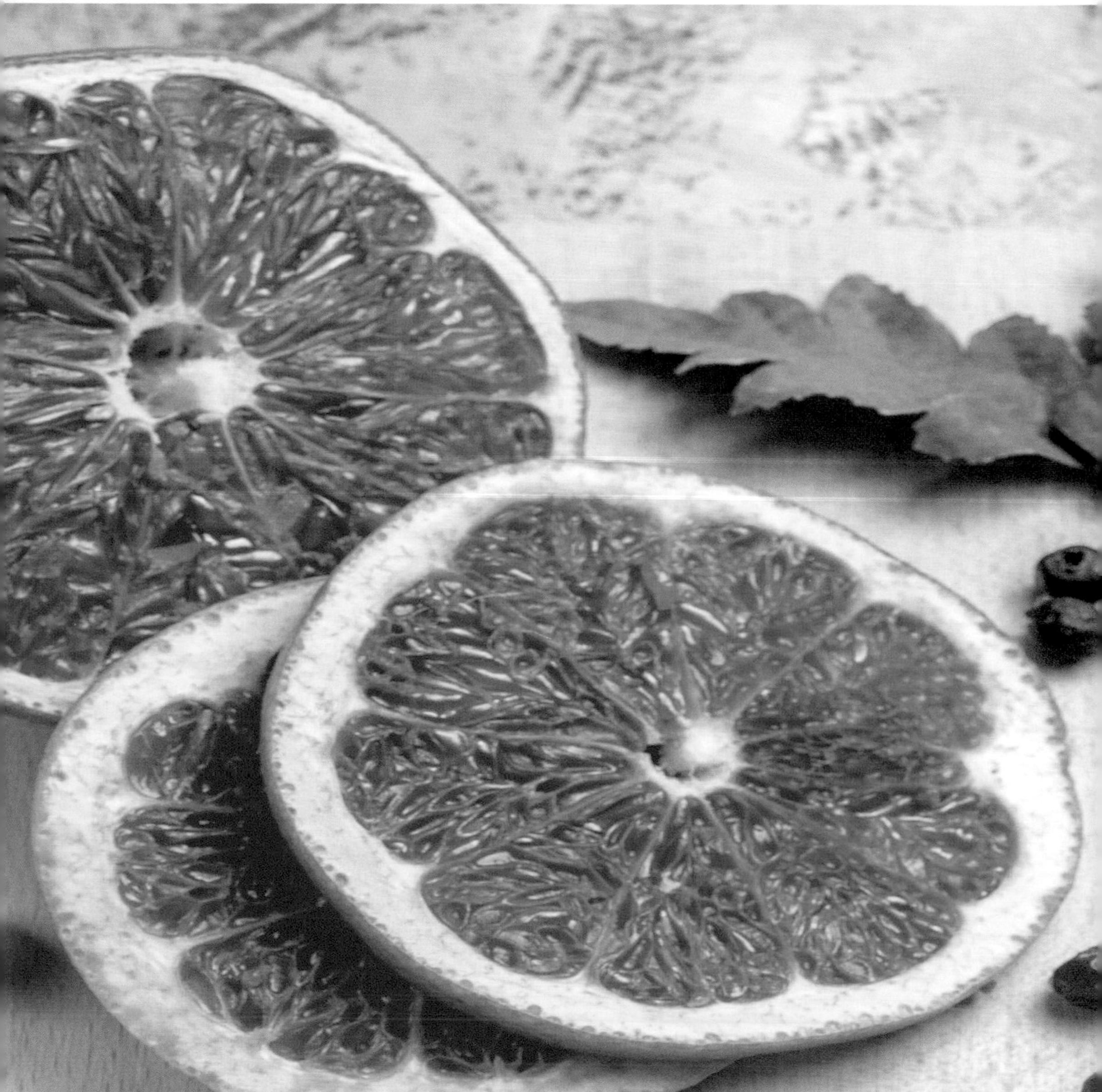

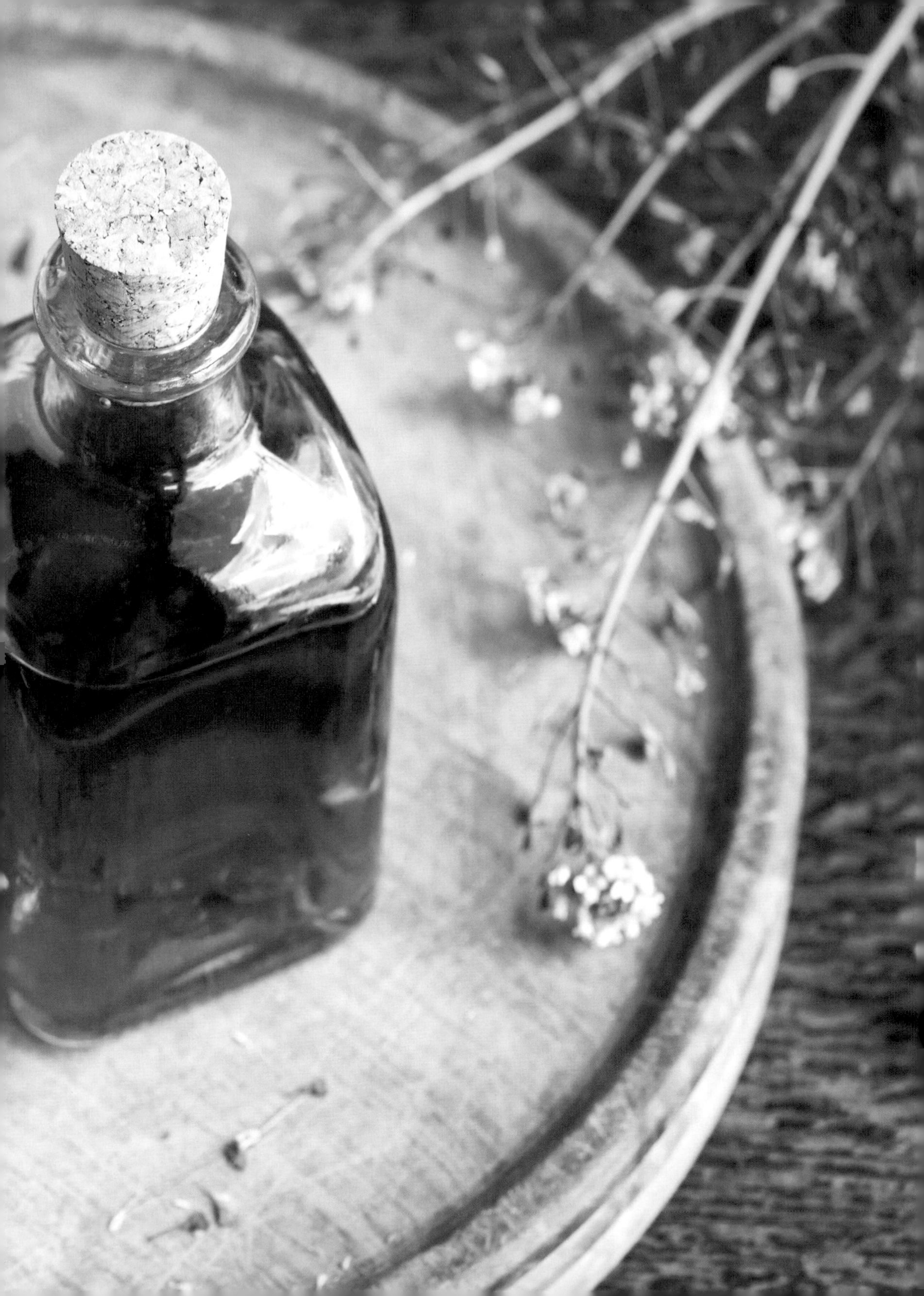

CHAP.
4

祛病強身的藥膳酒

解煩熱，補虛勞——蔥根酒

宣肺止咳——蔥薑鹽酒

抗風寒，防感冒——糯米釀酒

滋陰潛陽——菊花枸杞酒

散風止痛——芎芷酒

祛風止痛——複方蔓荊子酒

化痰平喘——蘇子陳皮酒

疏肝理氣——佛手醴

潤肺止咳——百部酒

補脾祛痰——苓朮酒

疏肝養胃——玫瑰露酒

補氣健脾——參朮酒

涼血止血——地黃桃仁酒

活血祛瘀——複方紅花藥酒

化瘀止痛——閃挫止痛酒

提升免疫力——強身藥酒

提升免疫力——三味健體酒

提升免疫力——玉屏風酒

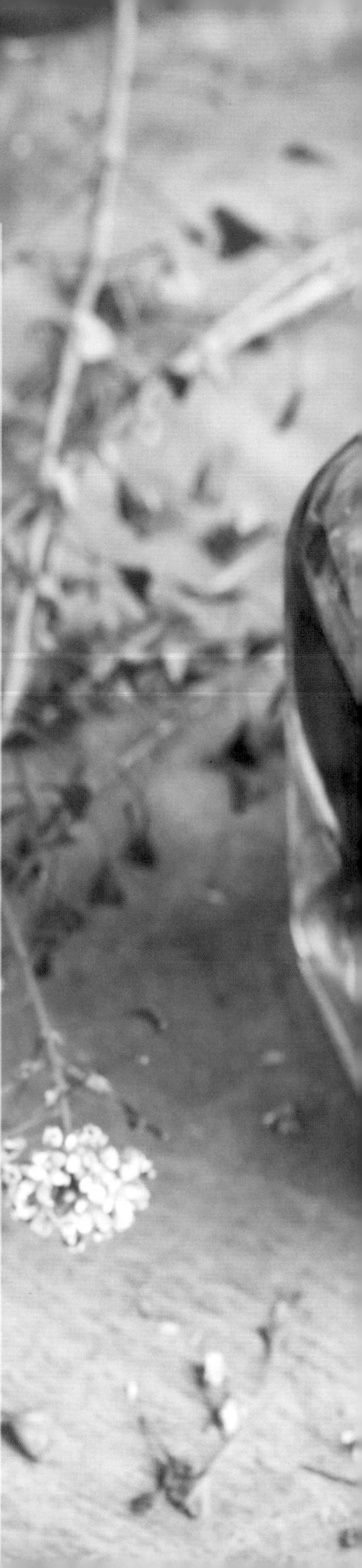

祛病藥膳 1

蔥根酒

解肌發汗，解煩熱，補虛勞

自古以來蔥和薑一直是治感冒的大功臣，因為蔥能逼汗，只要是初開始的感冒症狀，蔥根酒大都能夠斷根。

若是怕蔥的辛辣會傷腸胃，可以加上豆豉來緩和蔥對腸胃的刺激，如此能免除這層顧慮，也能發揮蔥根療效。

功效

蔥根發汗解表，散寒通陽，解毒散凝，能改善風寒引起的感冒輕症。而豆豉能緩和胃的刺激，調節腸道菌群的狀態，也能促進消化，除煩，解腥毒，去寒熱。

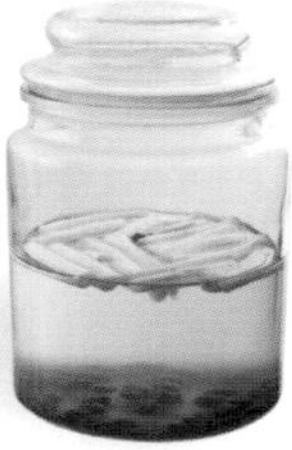

適用

改善傷寒頭痛發熱，及冷痢腹痛。

禁忌

汗出熱不退者不宜服用。

飲用法

每次服10～20毫升，每日3次，口服，溫熱飲用效果更佳。

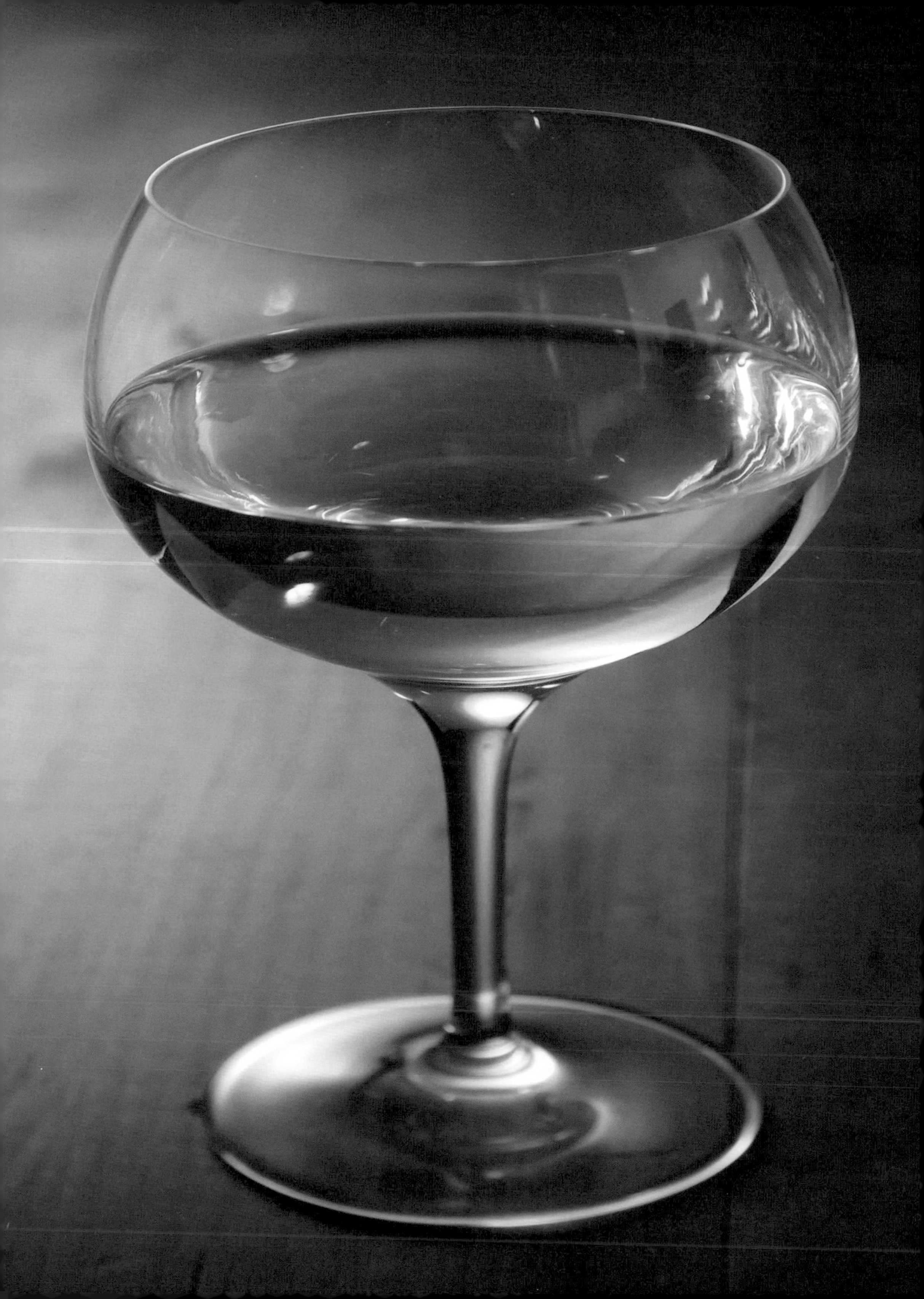

材料：

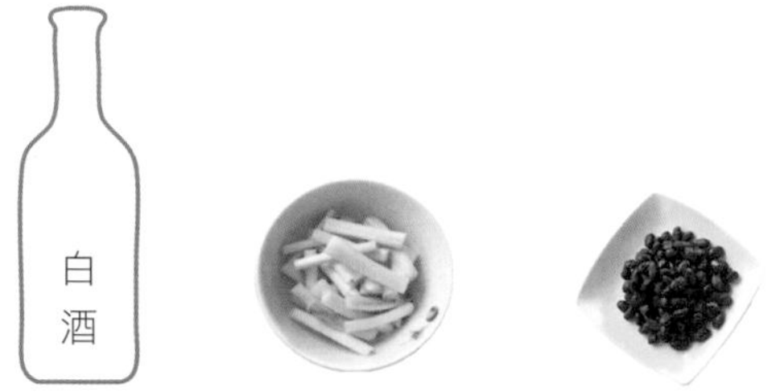

500毫升　蔥根（蔥白）20克　豆豉20克

製作方法：

①將蔥根及豆豉去除雜質，用涼開水快速淘洗，濾乾備用。

②將蔥根及豆豉放入酒中，加蓋密封7日，即可飲用。

/ **蔥根藥史** / 中醫以蔥入藥，多取用蔥白部分或全株。《神農本草經》謂蔥白「主傷寒，寒熱，出汗，中風，面目腫。」意指其具有發汗解表，散寒通陽，解毒散凝的作用。臨床上多用來主治輕微的風寒感冒，癰腫瘡毒，痢疾脈微，寒凝腹痛，小便不利等病症。但須注意的是，由於蔥是氣味較重的食物，故患有狐臭或體味較重者不宜食用。

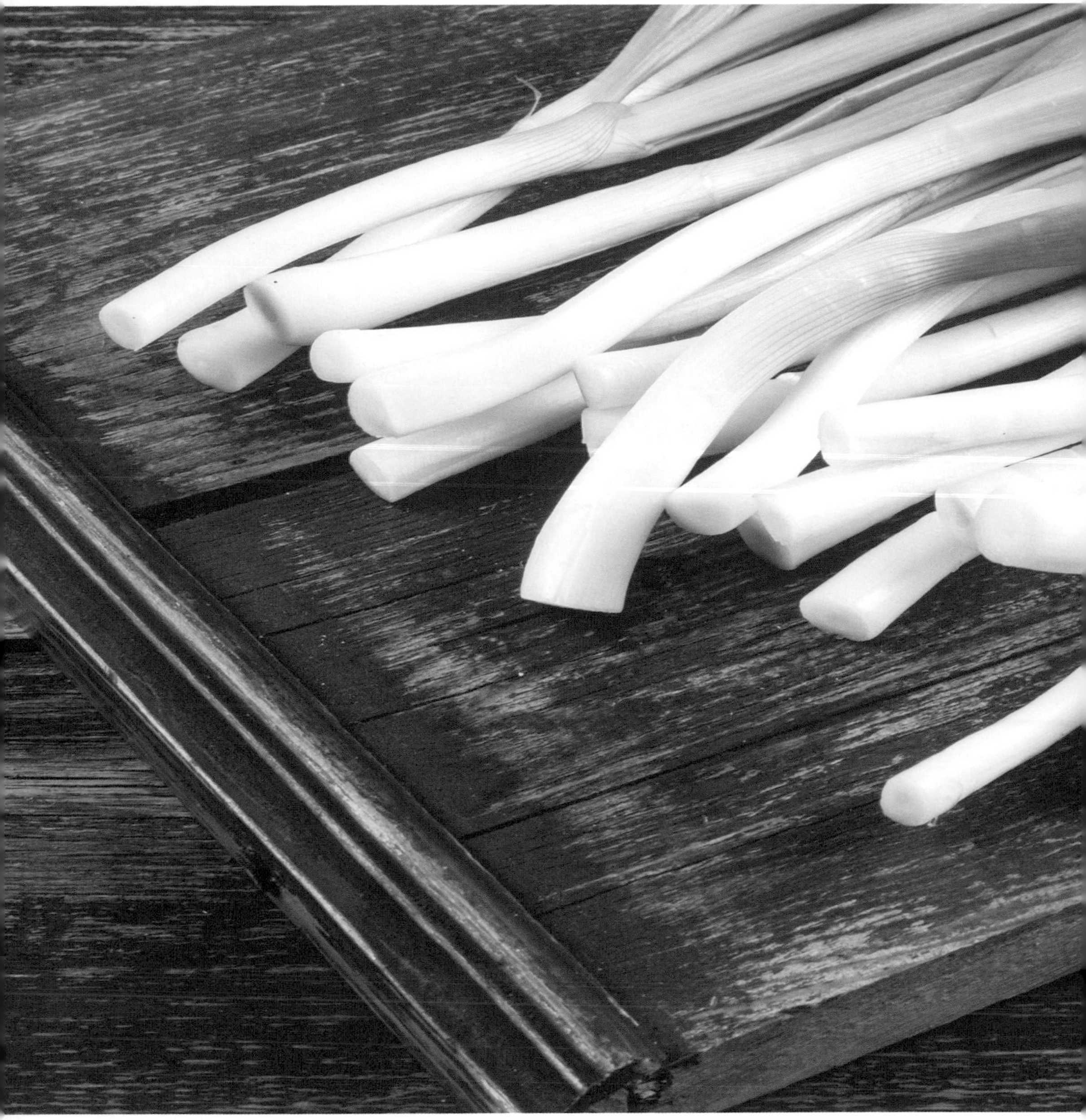

祛病藥膳 2

蔥薑鹽酒

解表散寒，宣肺止咳

前一帖蔥根酒僅使用蔥根，主要在解肌發汗、解煩熱、補虛勞，而這味藥酒除了蔥，還多了薑和鹽共三味素材，適合有咳嗽症狀的人使用，每天只要擦一次，連三日就能夠發汗止咳，達到減輕咳嗽的目的。

功效

蔥白發汗解表，散寒通陽，解毒散凝，可改善風寒感冒輕症。生薑發散風寒、化痰止咳。鹽補心潤燥、瀉熱通便。

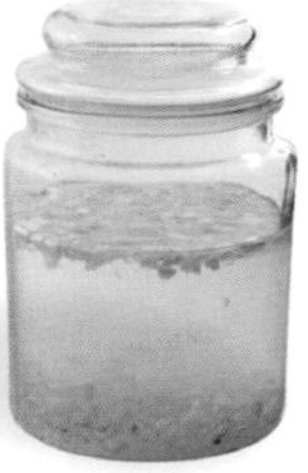

適用

風寒感冒，咳嗽。

禁忌

本品勿入眼內。皮膚破潰處勿擦。

用法

將合劑用紗布包裹，塗擦前胸、後背、手心、腳心及胭窩、肘窩，每日 1 次，塗擦後即令患者安臥。

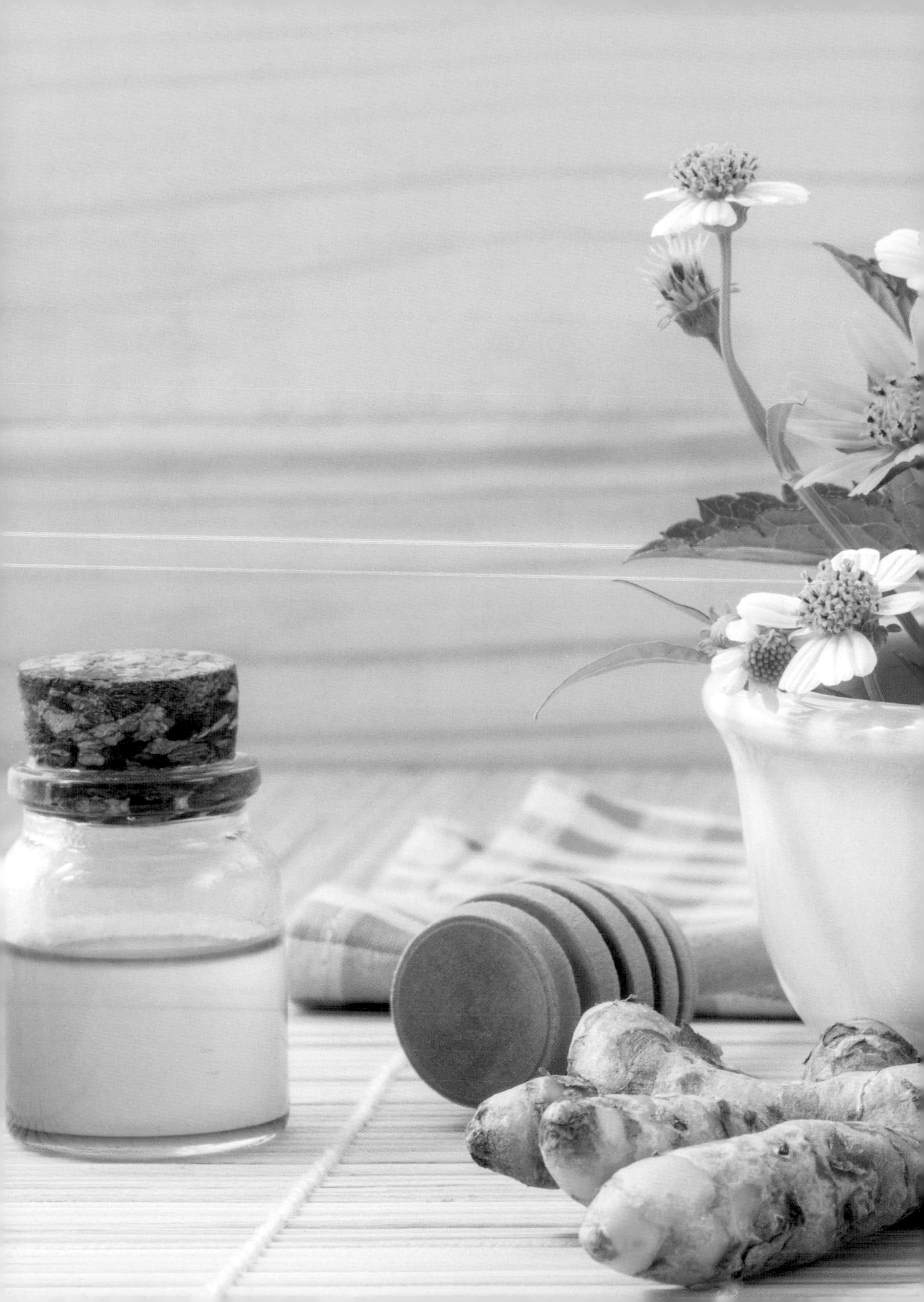

材料：

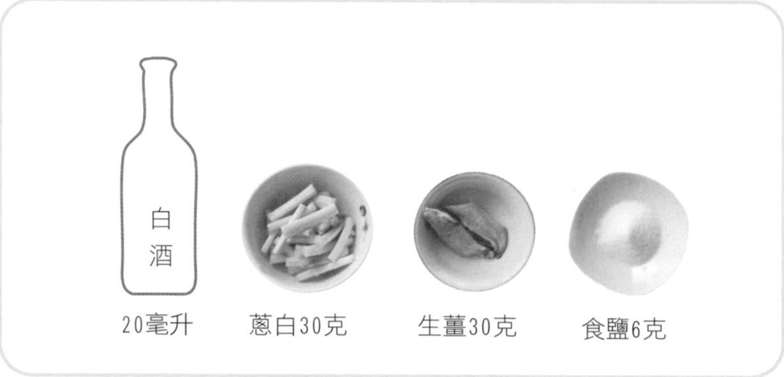

製作方法：

將蔥白、生薑切成細末，放入鹽，再加入白酒調勻即成。

/ 生薑藥史 / 生薑性溫味辛，長於發散風寒、化痰止咳，又能溫中止嘔、解毒，臨床上常用於改善外感風寒及胃寒嘔逆等證，前人稱之為「嘔家聖藥」。早在春秋時代，孔子就有一年四季不離薑的習慣，在《論語。鄉黨》中有：「不撤薑食，不多食」之說；乾薑性熱，辛烈之性較強，長於溫中回陽，兼能溫肺化飲，臨床上常用於改善中焦虛寒、陽衰欲脫與寒飲犯肺喘咳等證，故臨床使用上須區分清楚。

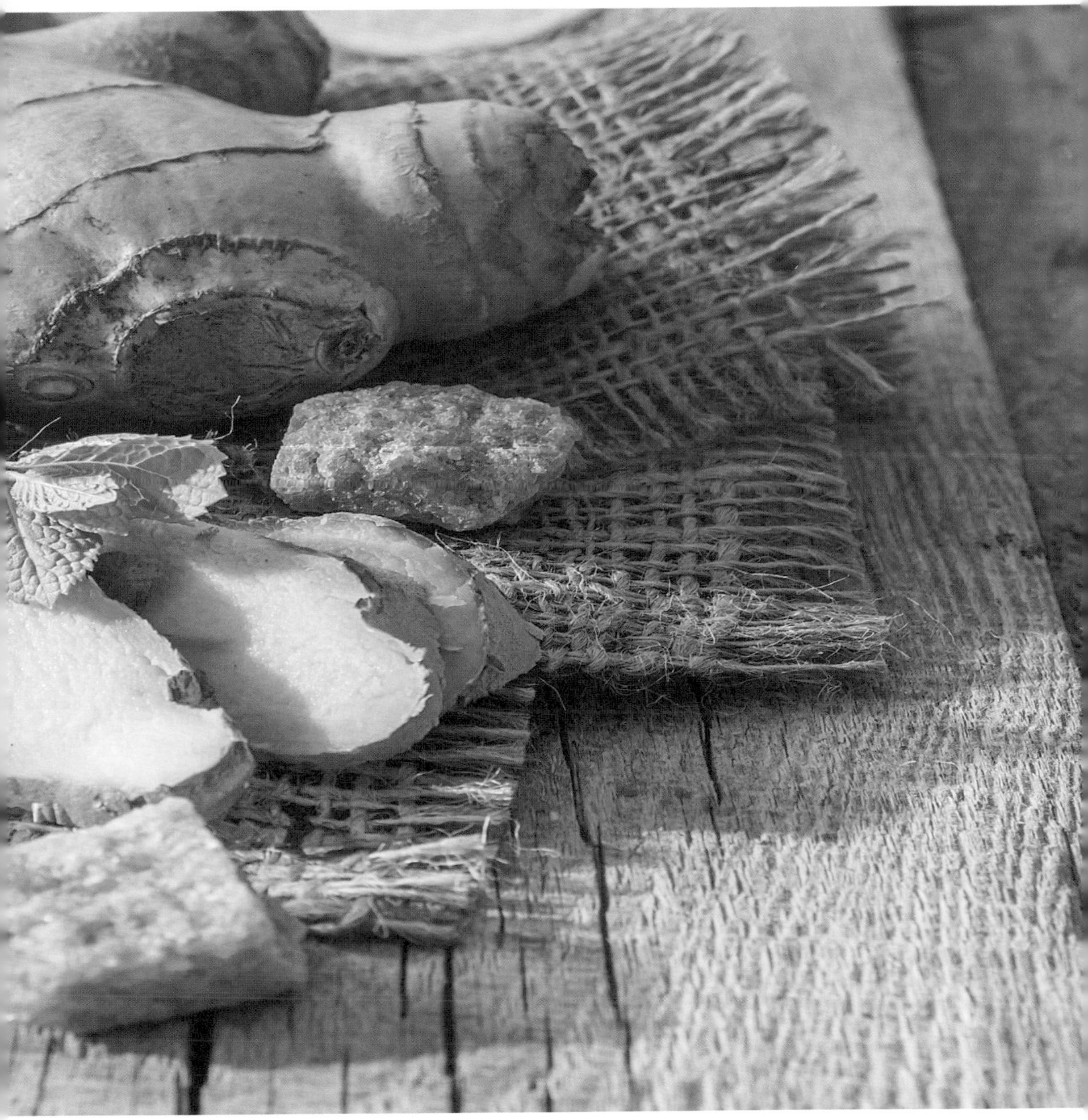

祛病藥膳 3

糯米釀酒

補中益氣，發散風寒

天氣一變就感冒的體質令人頭痛，平日不妨飲用糯米釀酒來強身，糯米釀酒對預防感冒也有效果。

功效

糯米暖脾胃止虛寒，補中益氣，脾胃虛寒者若有尿頻、腹瀉或冒冷汗之困擾時，適量服用糯米可減緩不適。

防風解表祛風、去濕止痛、發汗解熱，常用於治療感冒頭痛。

蒼耳子發散風寒，通竅止痛，對於風寒感冒時常有的鼻塞症狀相當有效。

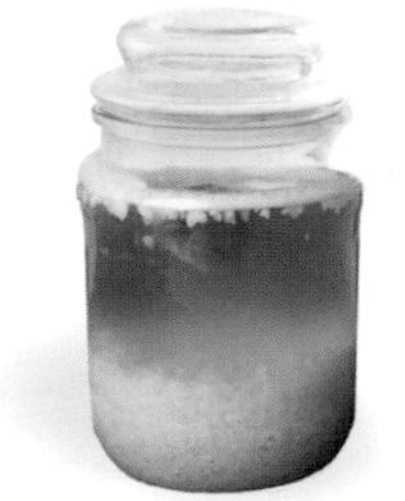

適用

治外感風寒。

禁忌

酒釀不宜食用；另蒼耳子具毒性，使用上需嚴格遵照醫囑。

飲用法

每日2～3次，每次服20毫升。

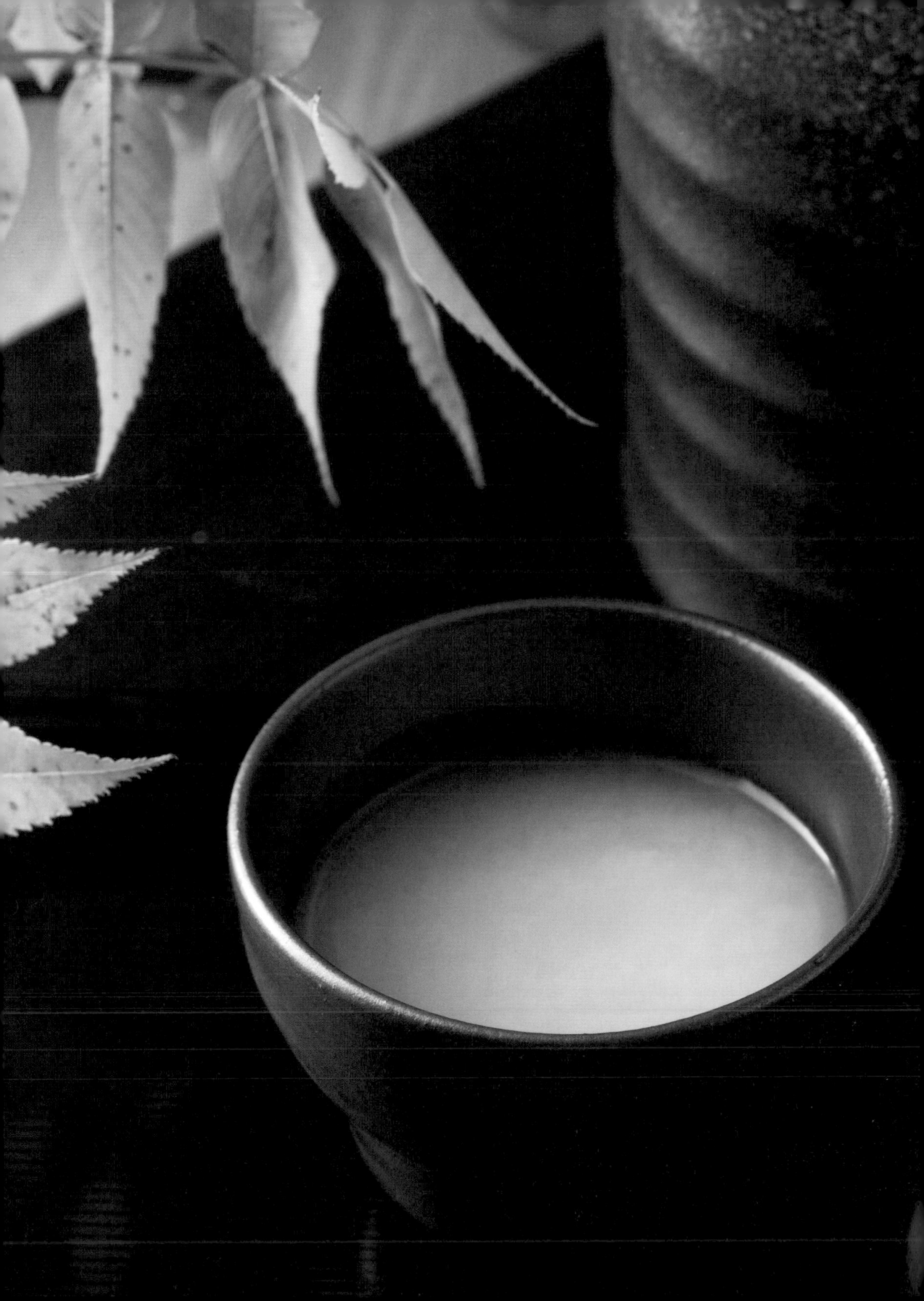

材料：

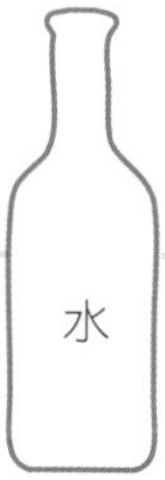

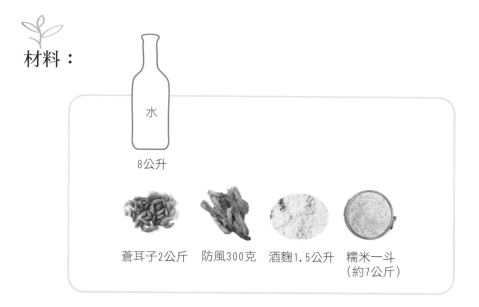

8公升

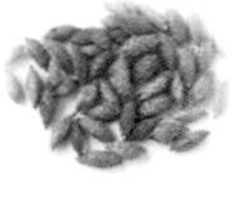

蒼耳子2公斤

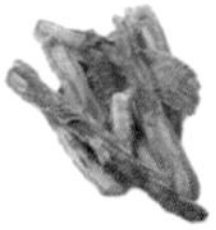

防風300克

酒麴1.5公升

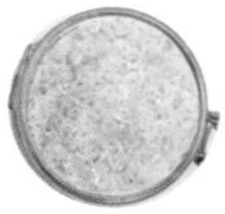

糯米一斗（約7公斤）

製作方法：

①取一大鍋，將防風及蒼耳子放入，再加入8公升的水，蒸取6升，放涼待用。

②拌入糯米及酒麴共拌後，盛於瓷器中密封，一週即成。

/ 蒼耳子藥史 / 《要藥分劑》：「治鼻淵鼻首，斷不可缺，能使清陽之氣上行巔頂 也。」中藥用的蒼耳子通常經過炮製、去刺，以減輕毒性；在臨床上，因其辛溫發散，其性上行，可以散風寒、通竅止痛，所以常被用作治療鼻病、頭痛之要藥，對於外感風寒、頭痛、及鼻炎、鼻塞、流鼻水等不適症狀都有治療效果。

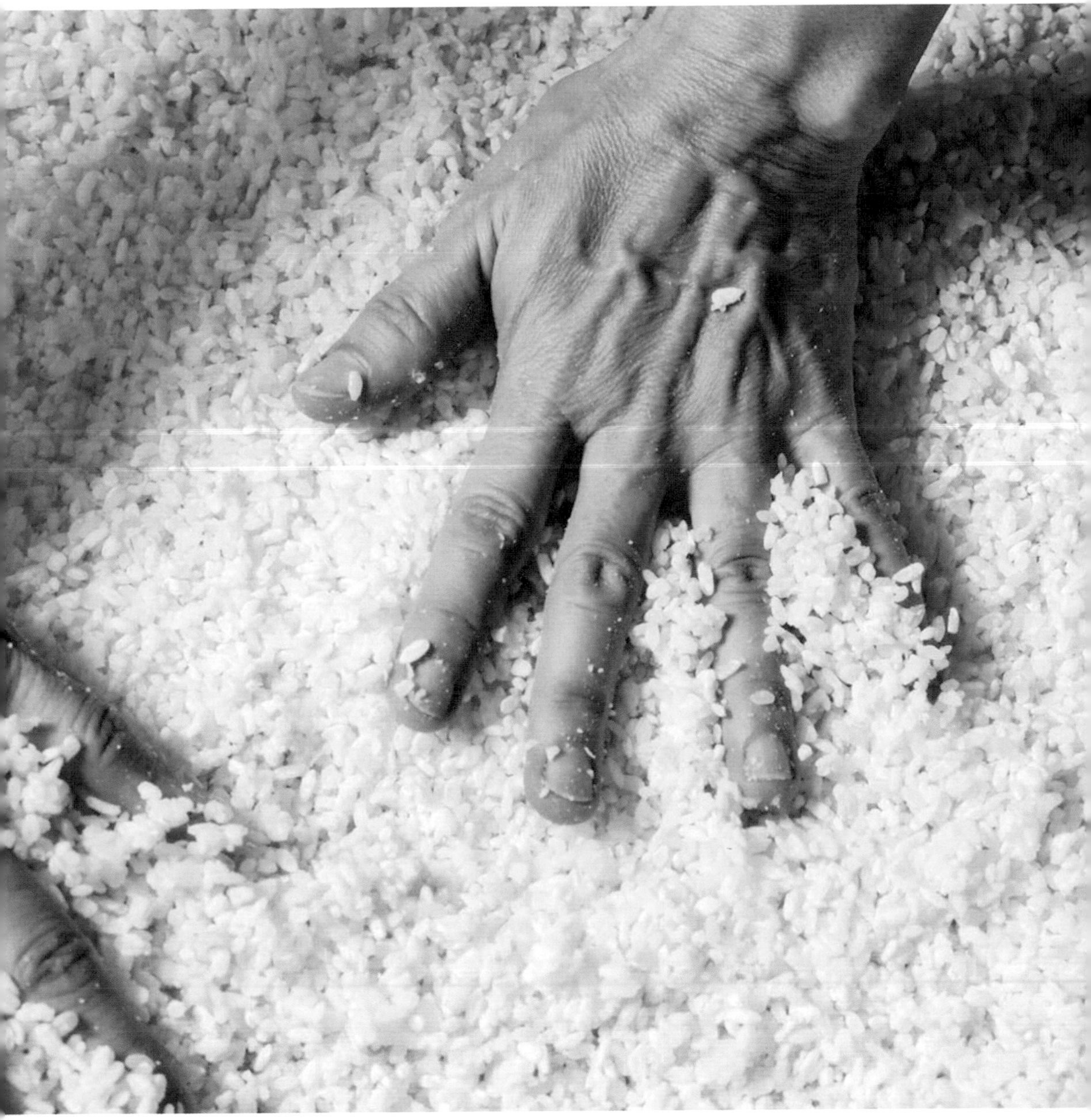

祛病藥膳 4

菊花枸杞酒

滋陰潛陽，平肝熄風，疏風散熱

常用於明目的菊花和枸杞為什麼能治頭痛眩暈呢？頭暈、頭痛和眩暈的原因有很多種，而此帖菊花枸杞酒主要是針對肝所引起的頭痛眩暈等症狀所做的調理，能滋陰潛陽、平肝熄風、疏風散熱。

因為菊花本身就能平肝明目，枸杞也能滋肝，再加上蜂蜜的解毒功效，自然能解決久患的頭痛和眩暈。

功效

菊花有疏風散熱，平肝明目，清熱解毒的功效。而枸杞具補腎益精，滋肝明目的作用。蜂蜜可清熱解毒、益氣補中，久服可輕身延年。

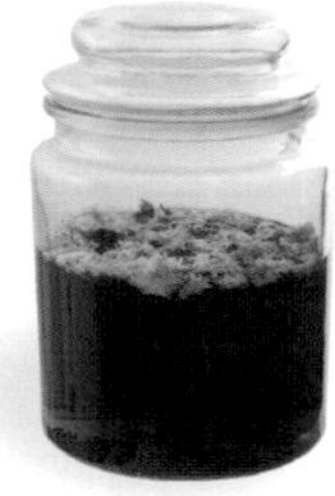

主治

久患頭風頭痛、眩暈。

禁忌

氣虛胃寒，食少泄瀉者慎服。

飲用法

每日早晚各服10～20毫升。

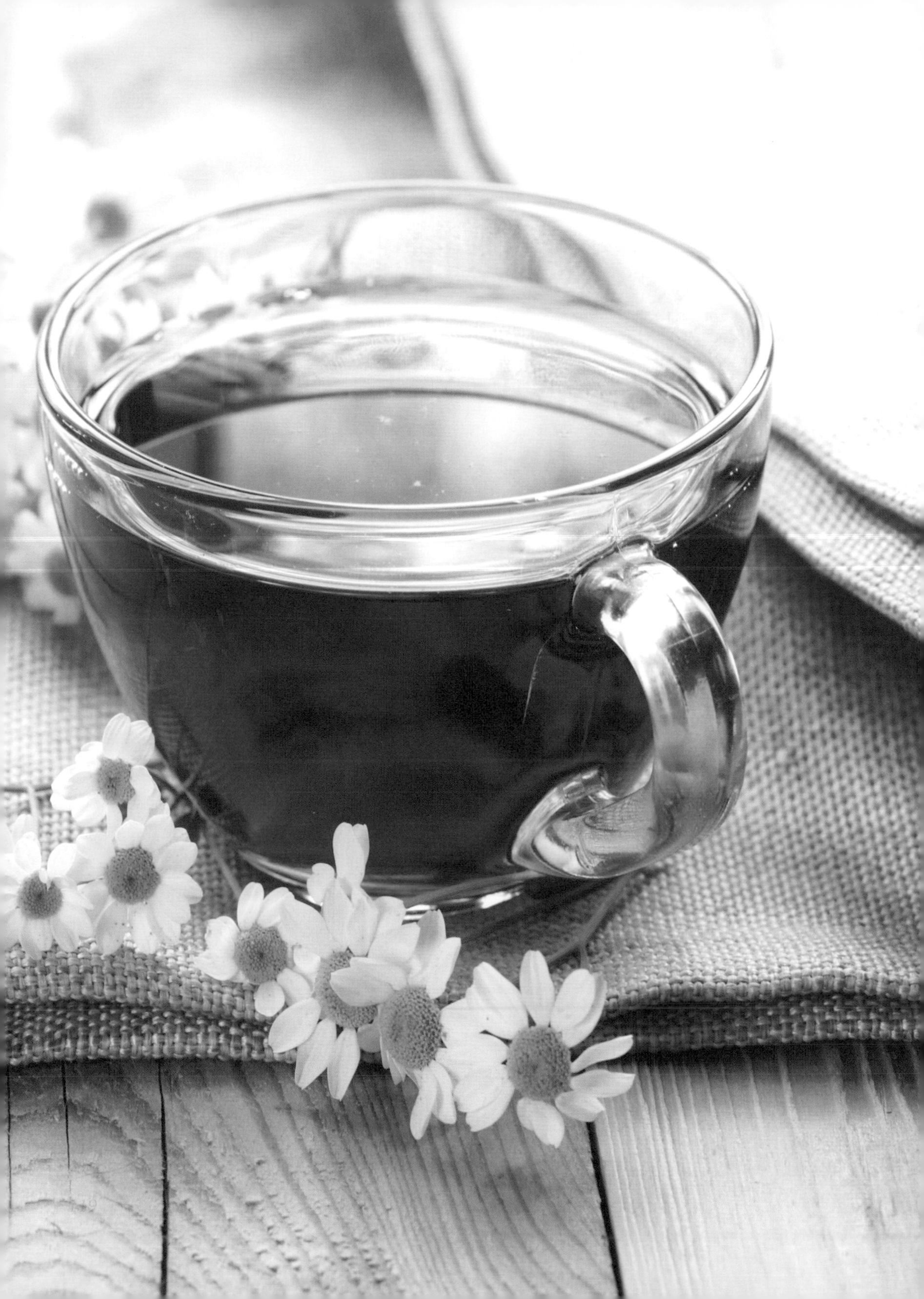

材料：

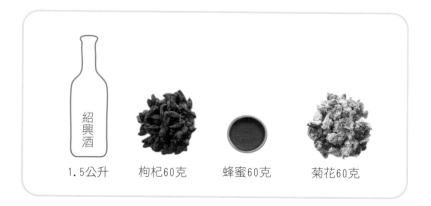

1.5公升　枸杞60克　蜂蜜60克　菊花60克

製作方法：

①將所有藥材加入紹興酒，加蓋密封，浸泡10～20天。

②將藥酒過濾、去渣，再加蜂蜜即得。

/ **蜂蜜藥史** /《神農本草經》記載：「蜂蜜甘平無毒，主益氣補中，久服輕身延年。」《本草綱目》記載：「蜂蜜生則性涼，故能清熱，熟則性溫，故能補中；甘而平和，故能解毒，柔而濡澤，故能潤燥，其入藥之功有五，清熱也、補中也、解毒也、潤燥也、止痛也……」。

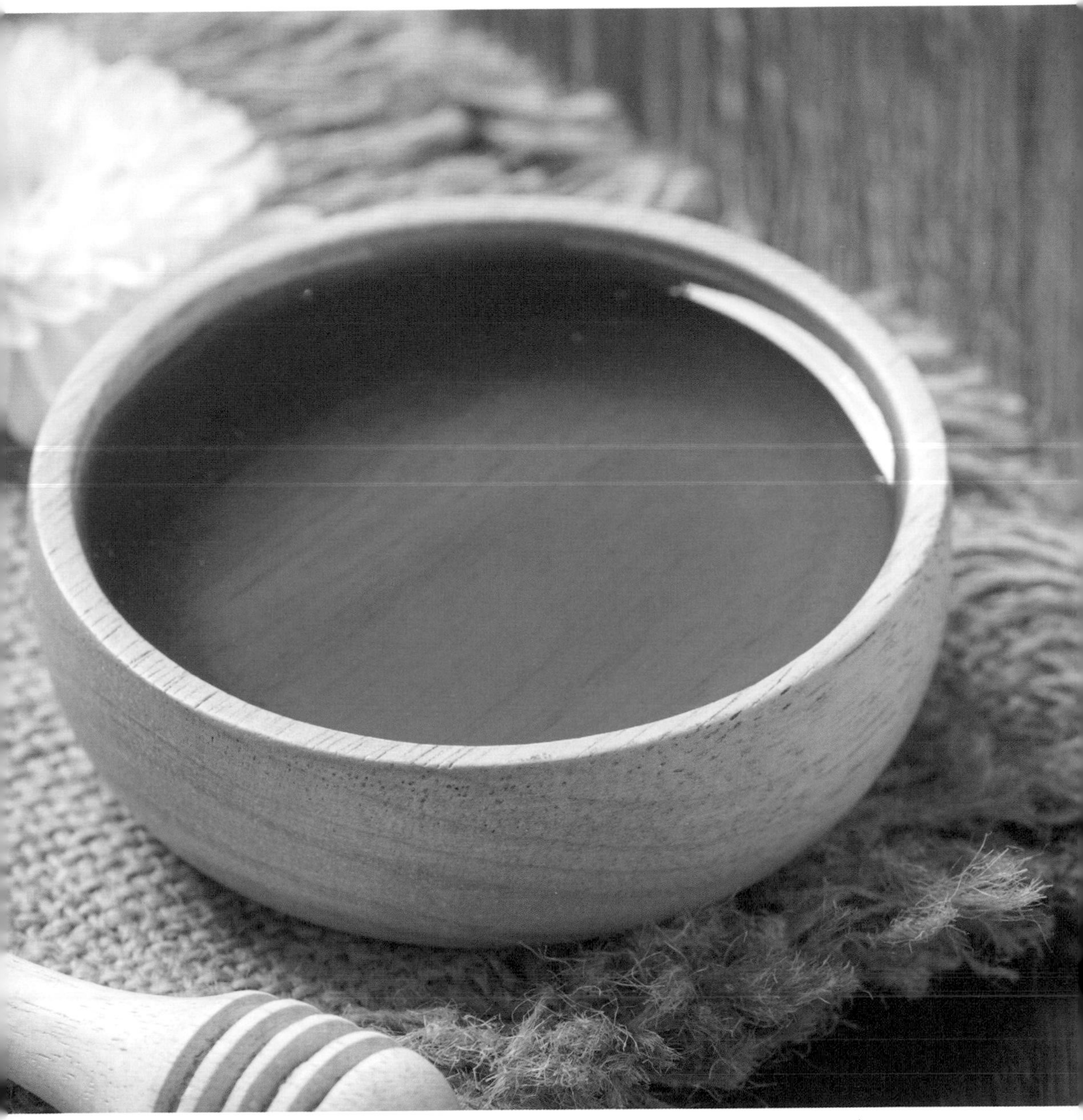

祛病藥膳
5

芎芷酒

散風止痛

對有心血管疾病的朋友們來說，中藥材川芎是最好的補品，因為它能預防腦中風的發生。

白芷本來就是止痛的良藥，尤其針對因感冒引起的頭痛效果特別好，建議不妨試一試芎芷酒。

功效

川芎能活血行氣、祛風止痛，是預防腦中風和心臟缺血非常好的預防性補品。而白芷祛風散寒，能通竅止痛，消腫排膿，亦能燥濕止帶。

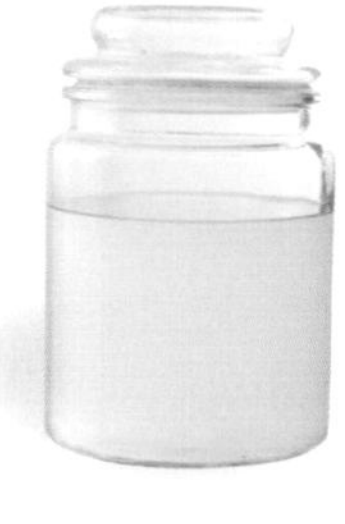

適用

久患頭風頭痛、眩暈。

禁忌

用於改善偏頭痛，或感冒頭痛。

飲用法

每日睡前服1次，5～10毫升。

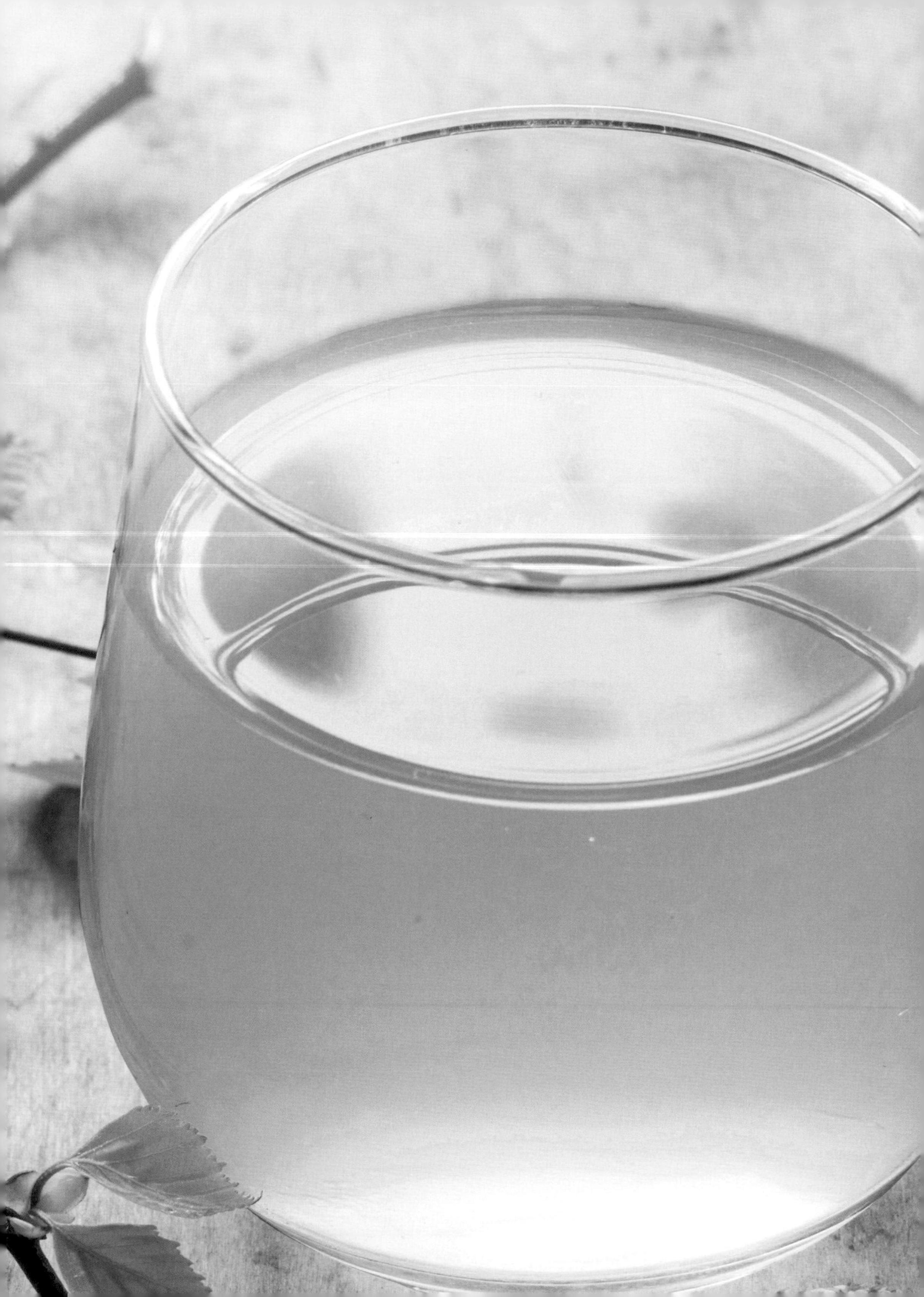

材料：

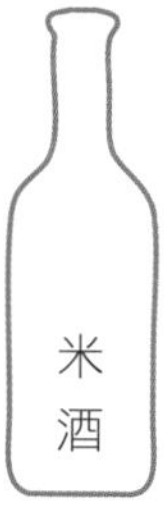

60毫升

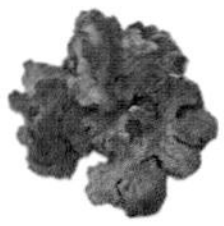

川芎6克

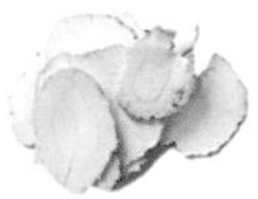

白芷6克

製作方法：

①將川芎、白芷加工搗碎，倒入米酒。

②隔水加熱20～30分鐘，過濾去渣即可。

/ 川芎藥史 / 《本草經》曰：「主中風入腦，頭痛，寒痺，筋攣緩急，金瘡，婦人血閉無子。」《本草綱目》：「芎藭，血中氣藥也。」在中醫臨床上為著名的婦科要藥，又為改善頭痛良方，尤以療理風寒、風熱、血虛之頭痛著稱。川芎中所含有的川芎嗪、阿魏酸納具有活血化瘀功效，可擴張冠狀動脈，增進冠脈流量，緩解心絞痛，並具有抗血栓形成作用。

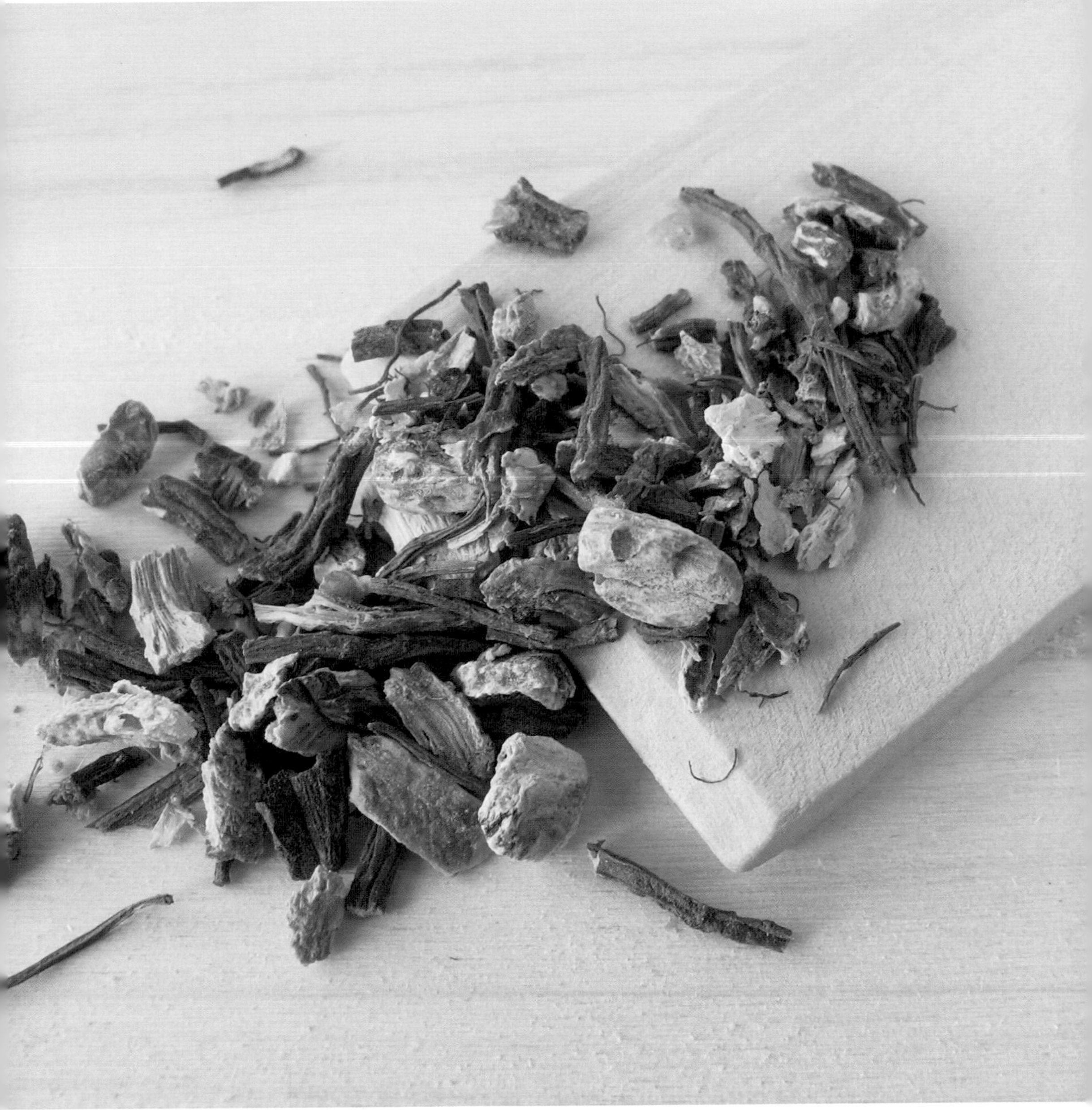

祛病藥膳 6

複方蔓荊子酒

疏利頭目，風止痛

蔓荊子具有解熱抗炎、陣痛鎮靜、擴張血管和降壓，而菊花能夠發散解熱，再加上川芎的止痛和防風解熱鎮痛、薄荷的發汗解熱等，光從這些字眼就可看出，這帖藥酒對因受風引起的熱及頭痛有很好的效果。但唯一要注意的是，由於其具活血作用，因此孕婦忌飲，怕飲用後會有流產的危險。

功效

蔓荊子具疏散風熱，清利頭目的功效。

菊花疏散風熱，平肝明目，清熱解毒。

川芎能活血行氣、祛風止痛，是預防腦中風和心臟缺血的良好預防性補品。

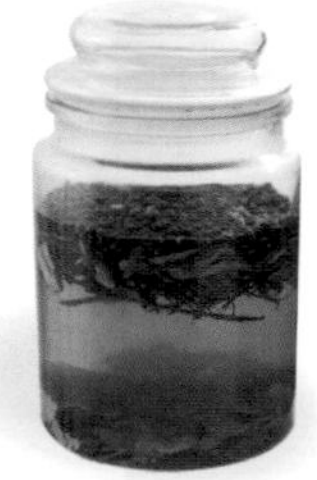

防風能解表祛風、去濕止痛、發汗解熱。薄荷亦能發汗解熱，祛風消腫，利咽止痛。

適用

風熱性頭痛、頭昏及偏頭痛。

禁忌

孕婦禁服。

飲用法

每次服15～30毫升，每日服3次。

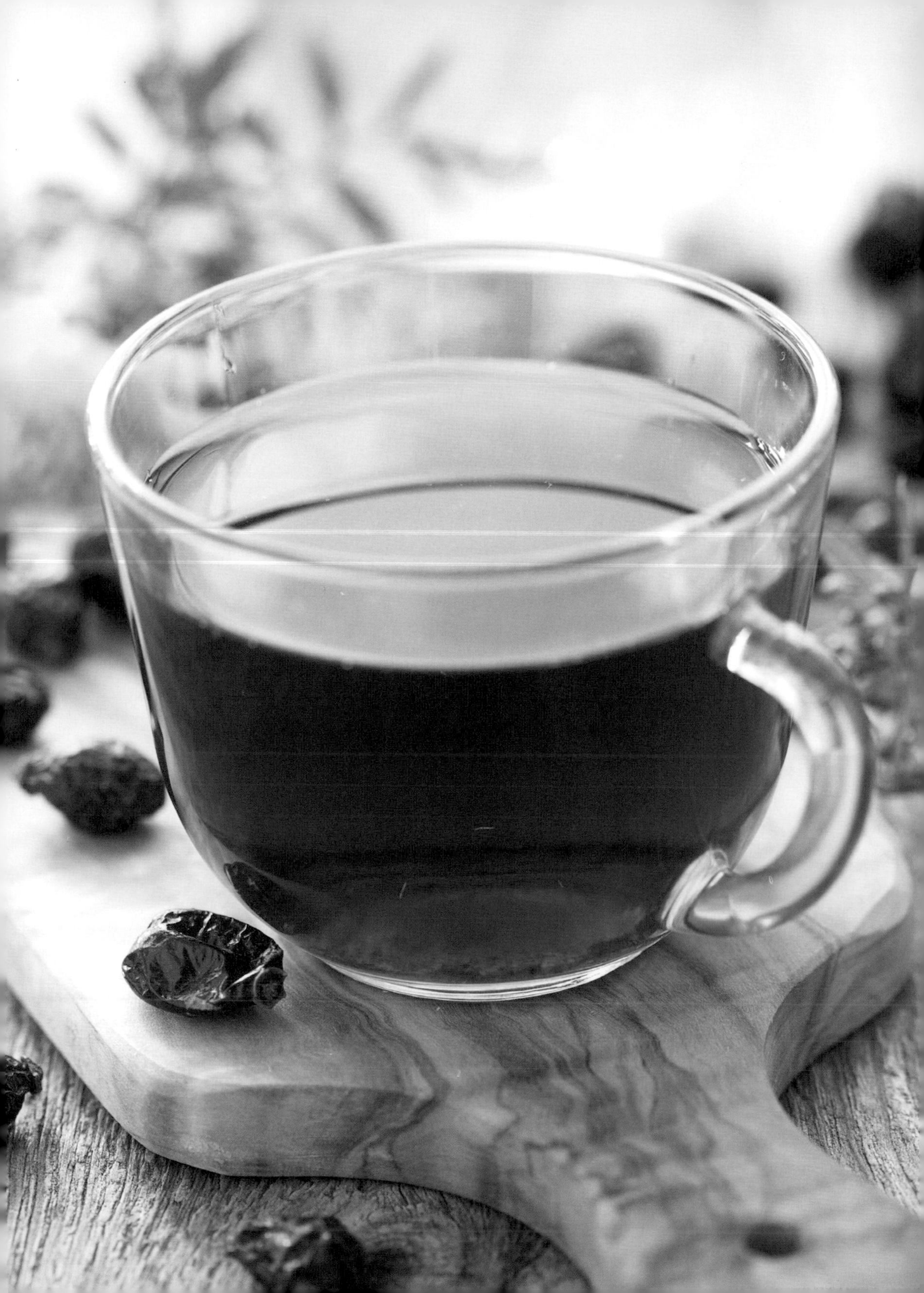

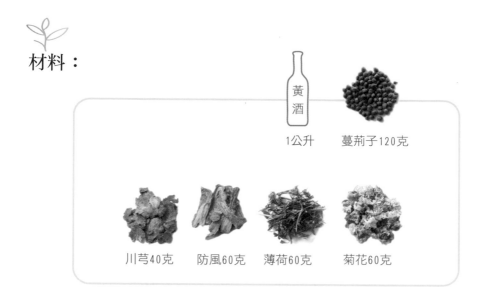

材料：

1公升

蔓荊子120克

川芎40克

防風60克

薄荷60克

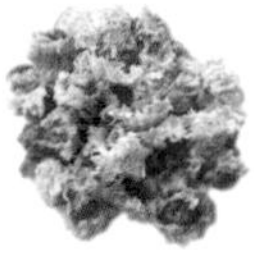
菊花60克

製作方法：

①將所有藥材一起搗碎，用酒浸於容器中，加蓋密封。

②7日後開封，過濾去渣即成。

蔓荊子藥史《神農本草經》：「味苦，微寒。主治筋骨間寒熱，濕痹，拘攣，明目，堅齒，利九竅，去白蟲。」臨床上多用於改善風熱性的感冒頭痛，齒齦腫痛，目赤多淚，目暗不明，頭暈目眩等症狀。生的蔓荊用以疏散風熱為主，多用於風熱表證；加工後的炒蔓荊子（除去灰白色宿萼，體質鼓脹，容易搗碎和煎出藥味）辛寒疏散之性比較緩和，明目聰耳作用較強。

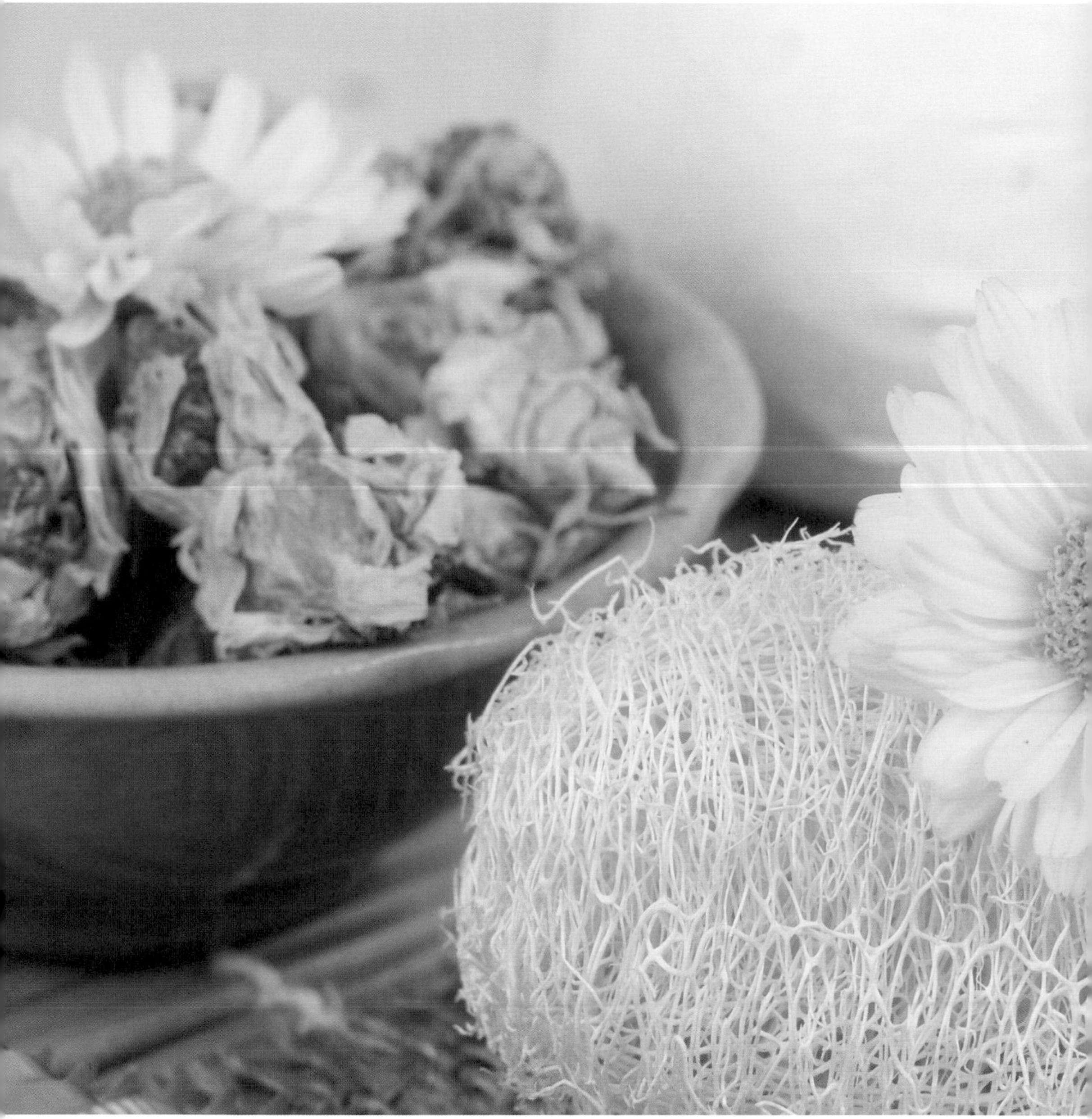

祛病藥膳 7

蘇子陳皮酒

化痰止咳，降氣平喘

對有氣喘的朋友來說，蘇子是一味很好的中藥，它可以平喘，尤其是因為支氣管炎所引起的哮喘更是有效。

陳皮能化痰，是身為老師或是以說話為主業的人，對此帖中藥一定不陌生。所以這帖藥酒能止咳、平喘和化痰，早晚喝，必能達到明顯的復原效果。

功效

蘇子能降氣化痰，止咳平喘，更可潤腸通便。而陳皮除了具有調中理氣，還有導痰利水的功效。

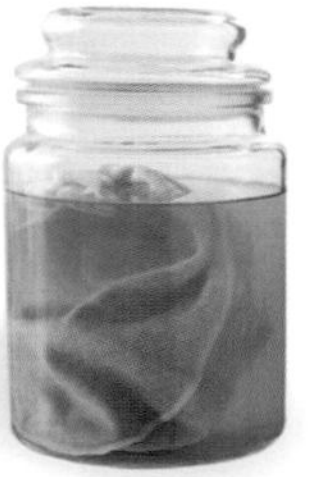

適用

改善慢性支氣管哮喘、咳嗽痰多等症。

禁忌

無。

飲用法

每日早晚各服10～20毫升。

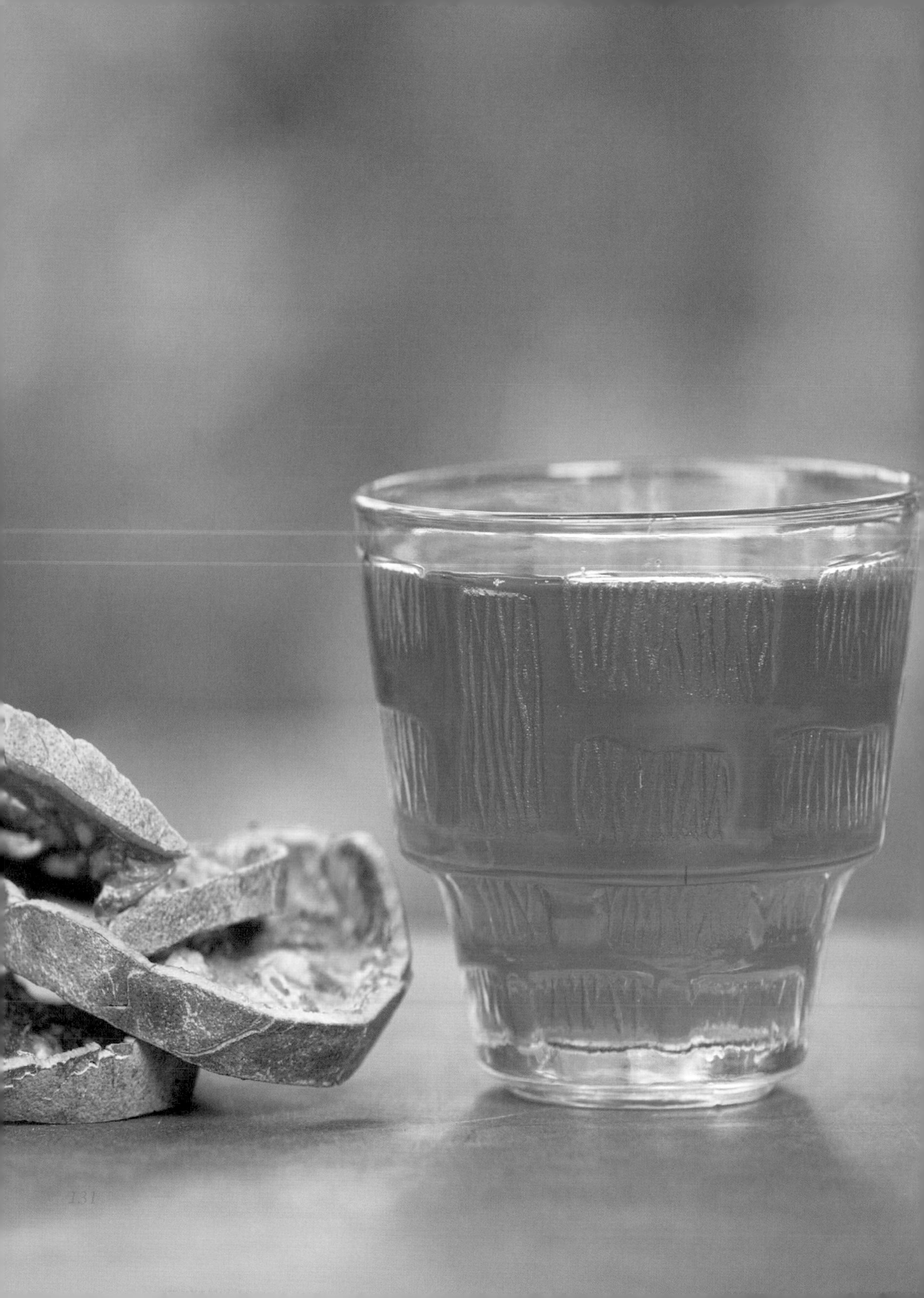

材料：

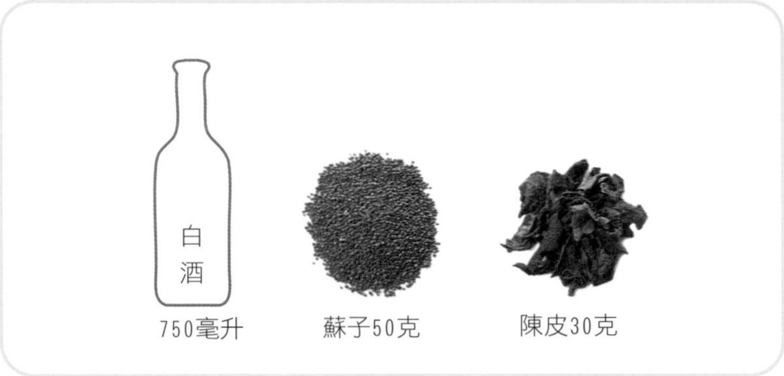
白
酒
750毫升
蘇子50克
陳皮30克

製作方法：

①將蘇子、陳皮放炒鍋中用小火慢炒至發出香味，放涼備用。

②將備用的蘇子、陳皮研成細末，裝入紗布袋中，紮好口，放入白酒中密封浸泡1個月後，即可服用。

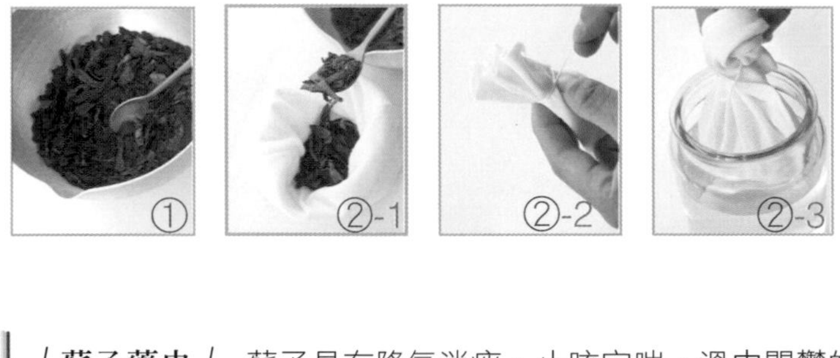
①
②-1
②-2
②-3

/蘇子藥史/ 蘇子具有降氣消痰，止咳定喘，溫中開鬱的作用，《本經逢原》：「為除喘定嗽，消痰順氣之良劑。」臨床上多用於改善咳嗽痰喘、胸悶氣逆、腸燥便祕等症狀；《別錄》：「主下氣，除寒溫中。」

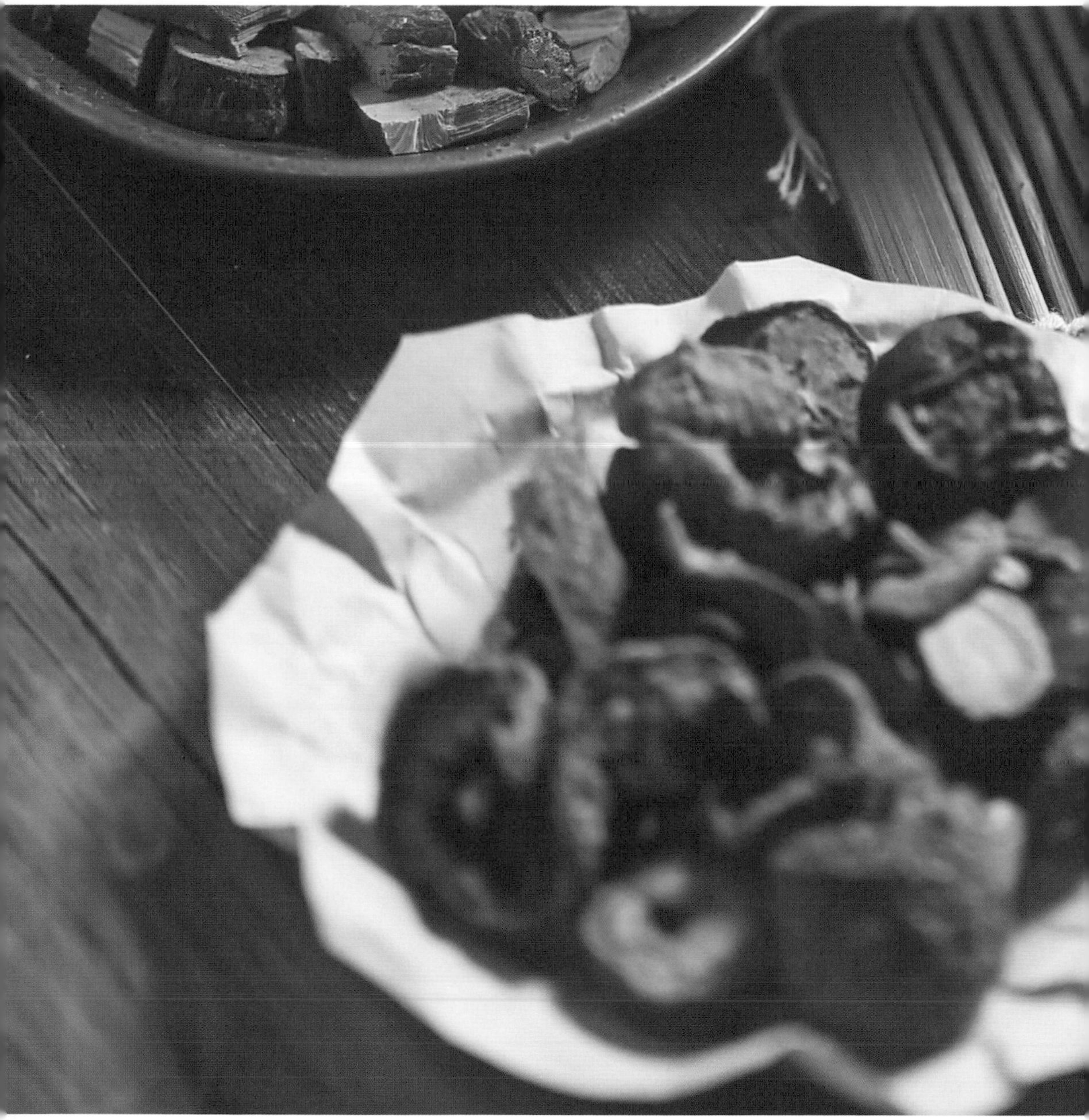

祛病藥膳 8

佛手醴

疏肝理氣，寬中化痰

佛手不僅具有觀賞價值，而且具有珍貴的藥用與經濟價值，有理氣化痰，止咳消脹、舒肝健脾和胃等多種藥用功能。不僅能促進腸胃蠕動和消化液分泌、排除腸內積氣，還有去痰作用。

據史料記載，佛手的根可治男人下消、四肢痠軟；佛手的花、果可泡茶，有消氣作用；佛手的果可治胃病、嘔吐、噎嗝、高血壓、氣管炎及哮喘等病症。

所以這帖佛手醴可以當作是居家常備的藥酒。

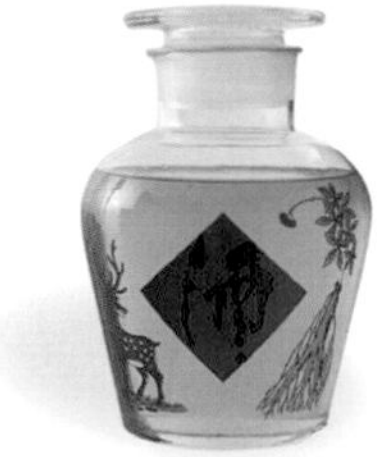

功效

佛手消痰利膈，理氣舒鬱。蜂蜜熱解毒、益氣補中，久服輕身延年。

適用

久咳。

禁忌

陰虛血燥及孕婦氣虛者慎服。

飲用法

每次10毫升，每日 2 次。

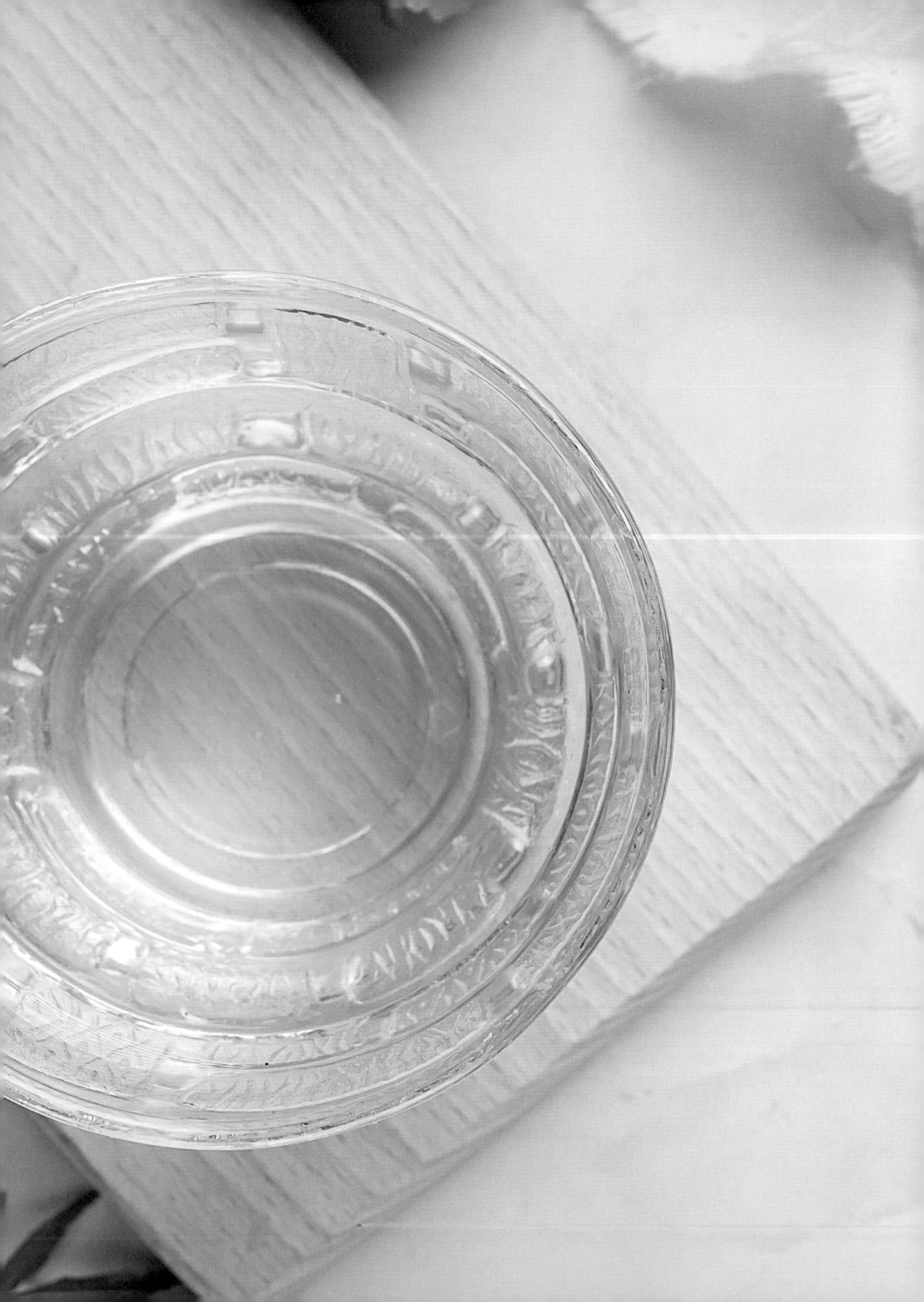

材料：

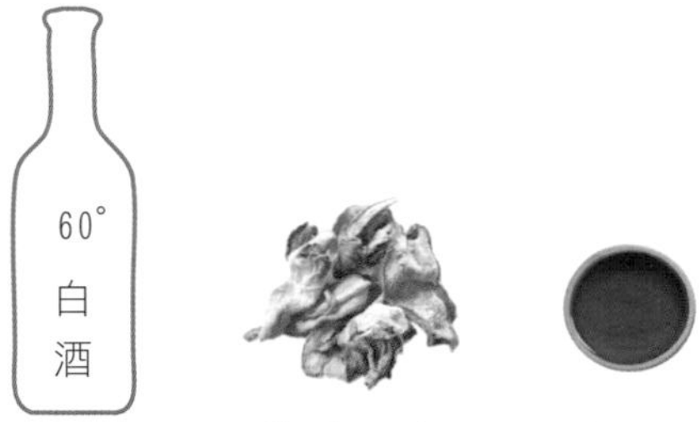

200毫升　佛手100克　蜂蜜50克

製作方法：

①將佛手洗淨、切碎，加水200毫升放鍋內煮爛。

②煮爛後，加入蜂蜜、白酒煮沸停火。

③倒入細口瓶中，密閉儲存，一個月後即可飲用。

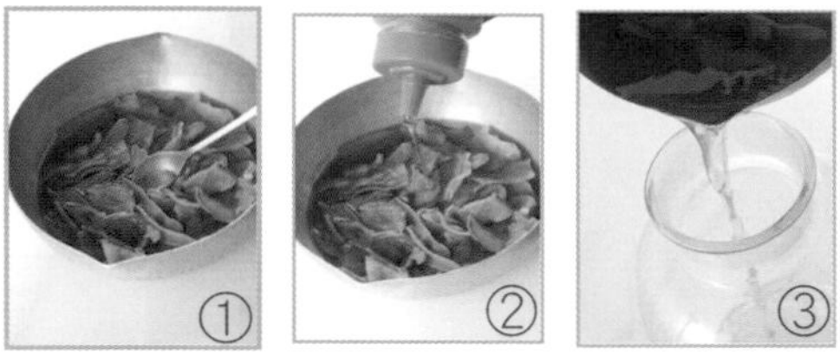

佛手藥史 / 根、莖、葉、花、果均可入藥。入肝、脾、胃三經，有理氣化痰、止嘔消脹、舒肝健脾、和胃更多種藥用功能。對老年人的氣管炎、哮喘病有明顯的緩解作用。消化不良、胸腹脹悶，有更為顯著的療效。

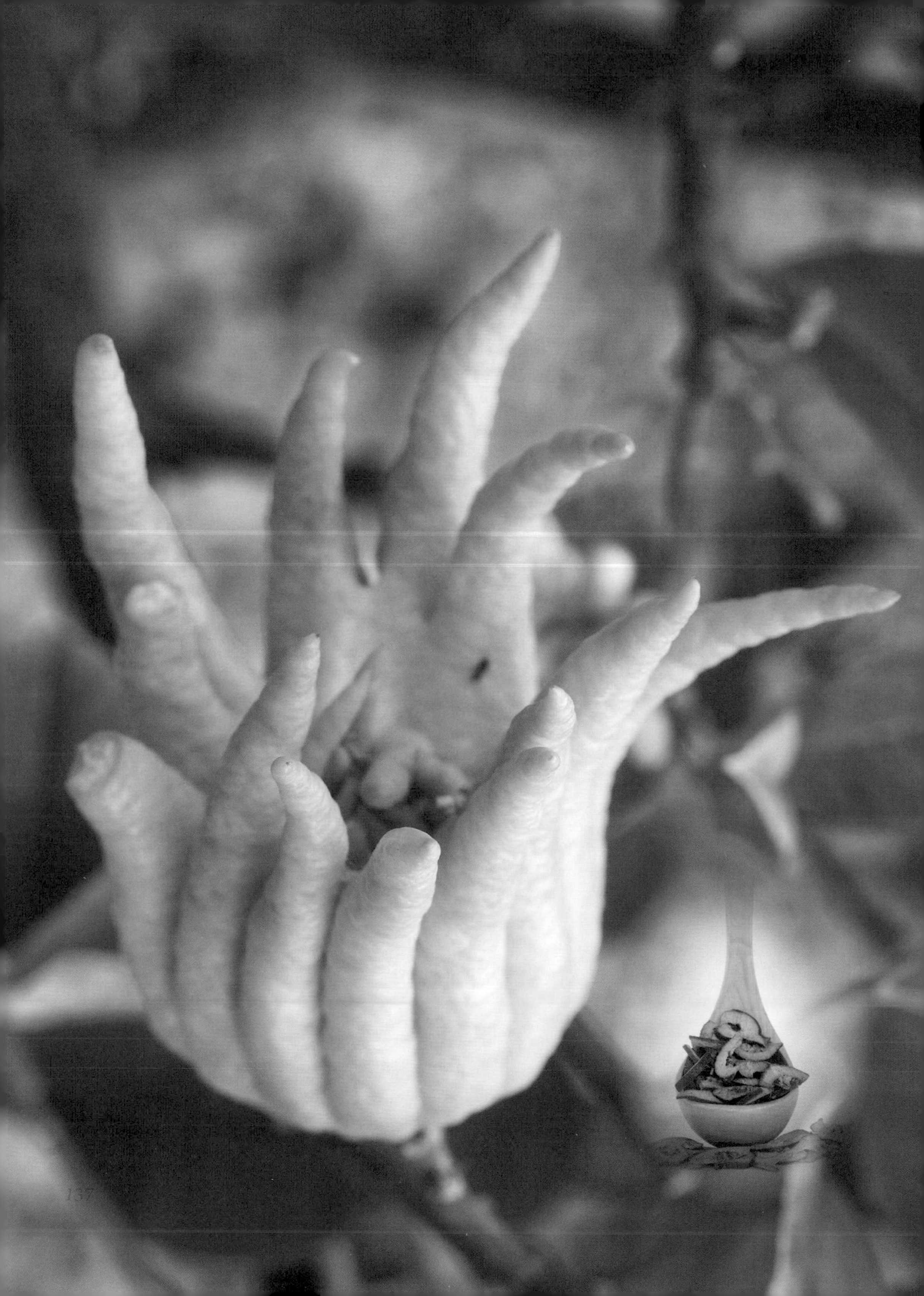

祛病藥膳 9

百部酒

潤肺下氣，止咳

在中醫學上，百部一直就被用來治療咳嗽，無論何種咳嗽或咳嗽時間長短，百部都有其效果。

百部還具有殺蟲的功效，百部酒若灑在蟲出沒的地方，亦可讓蟲蝨絕跡。

功效

百部潤肺下氣止咳、滅蝨殺蟲。

適用

一切久近咳嗽。

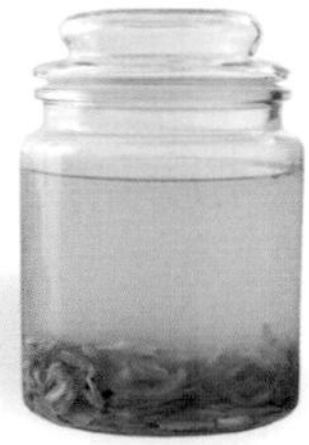

禁忌

凡脾胃虛弱者及大便溏泄者，均須慎飲本酒。

飲用法

每次15～20毫升，每日 3 次，飯後徐徐慢飲。

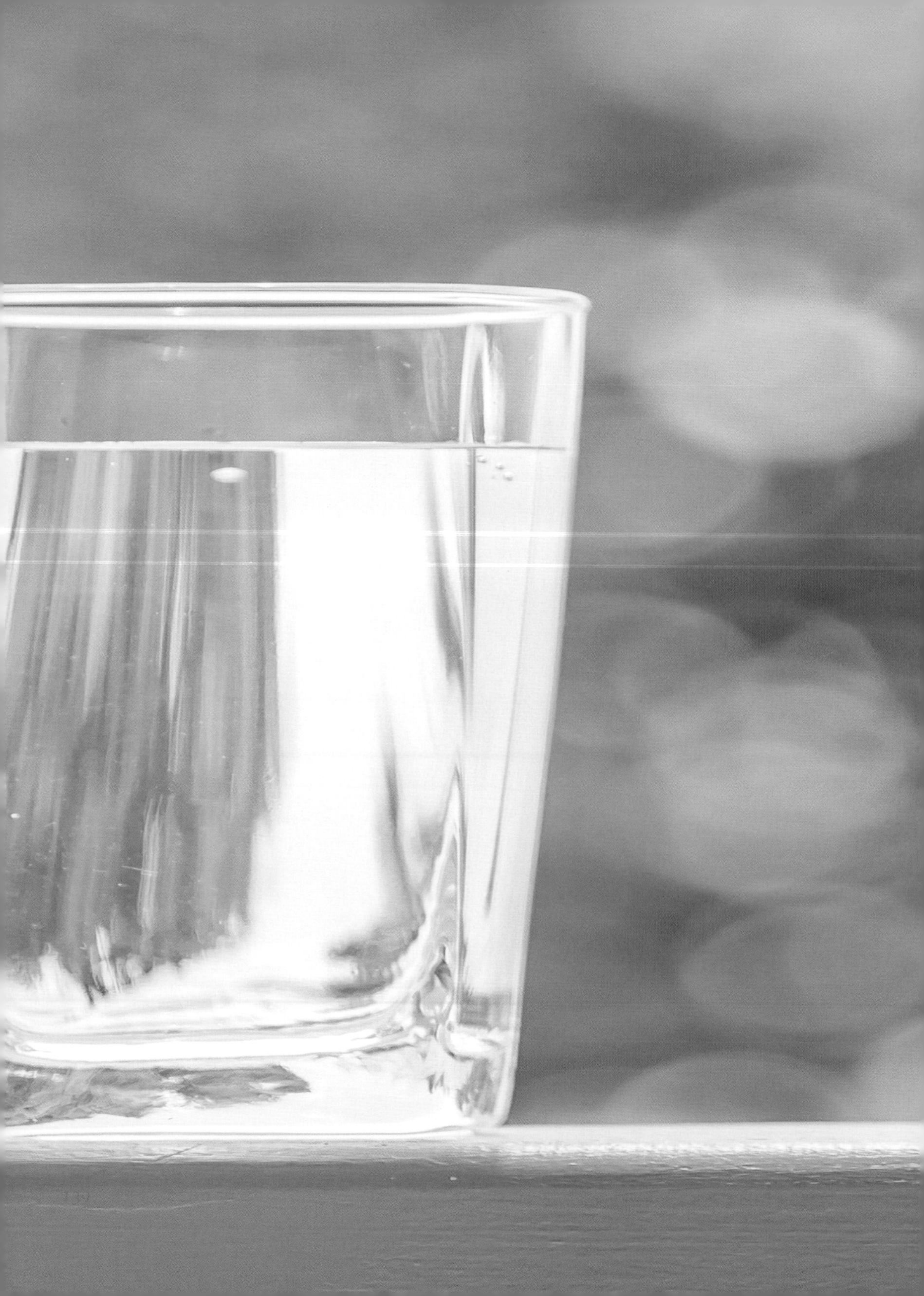

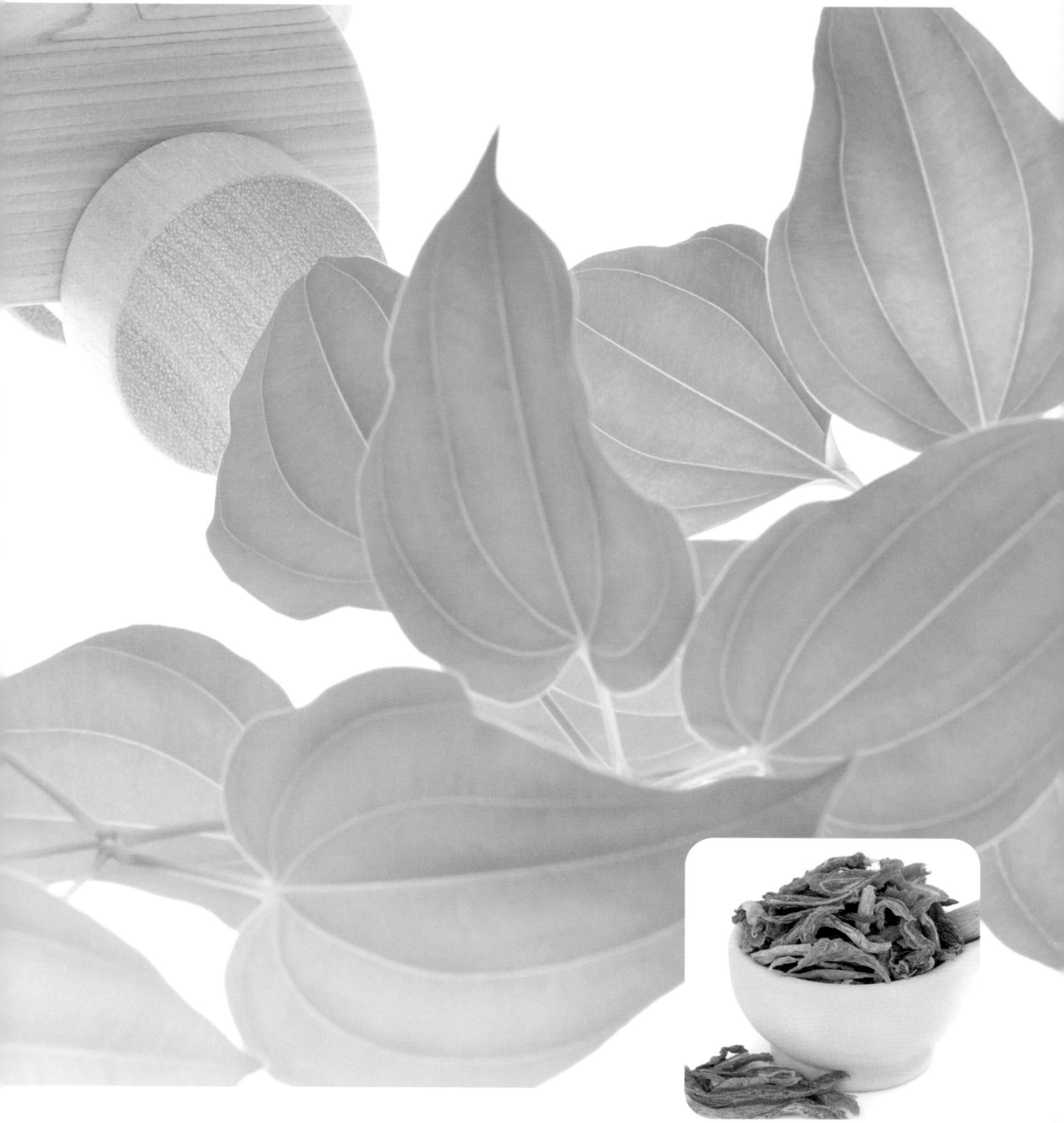

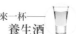

材料：

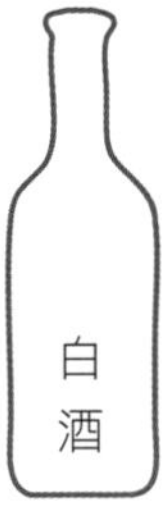

500毫升

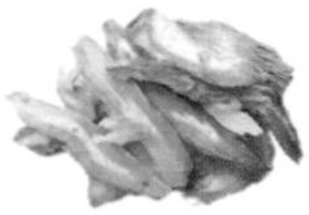
百部100克

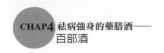

製作方法：

①將百部根炒後搗碎，放入乾淨的瓶子中。

②倒入白酒浸泡，加蓋密封。

③7日後開啟，過濾去渣，裝瓶備用。

/ **百部藥史** / 百部內服具有溫潤肺氣、止咳的功效，外用則可滅蝨殺蟲，《藥性論》說其：「治肺家熱，上氣，咳嗽，主潤益肺。」中醫臨床多用於改善新久咳嗽，如急、慢性支氣管炎、百日咳及肺結核等，外用則用於滅除頭蝨、體蝨。

祛病藥膳 10

苓朮酒

補脾燥濕，和中 痰

夏天的時候，常會有人來診所看食欲不振的毛病，大多數的醫師會開些開脾胃的藥方給患者，但這畢竟是治標不治本的方法，調整腸胃，還是得從平日做起。

苓朮酒不但能補氣健脾，還有利水止汗的功效，像是消化不良、食欲不振，甚至拉肚子等症狀，苓朮酒都能產生一定的調理效用。

功效

白茯苓利水滲濕，健脾寧心，具有利尿、鎮靜和降低血糖作用。

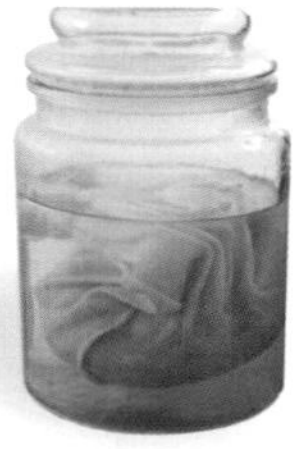

白朮補氣健脾、燥濕利水、止汗安胎。

適用

治食少腹脹、消化不良、泄瀉、痰飲咳嗽、水腫與小便不利等症。

禁忌

無。

飲用法

每日早、中、晚空腹飲用，每次10～15毫升。

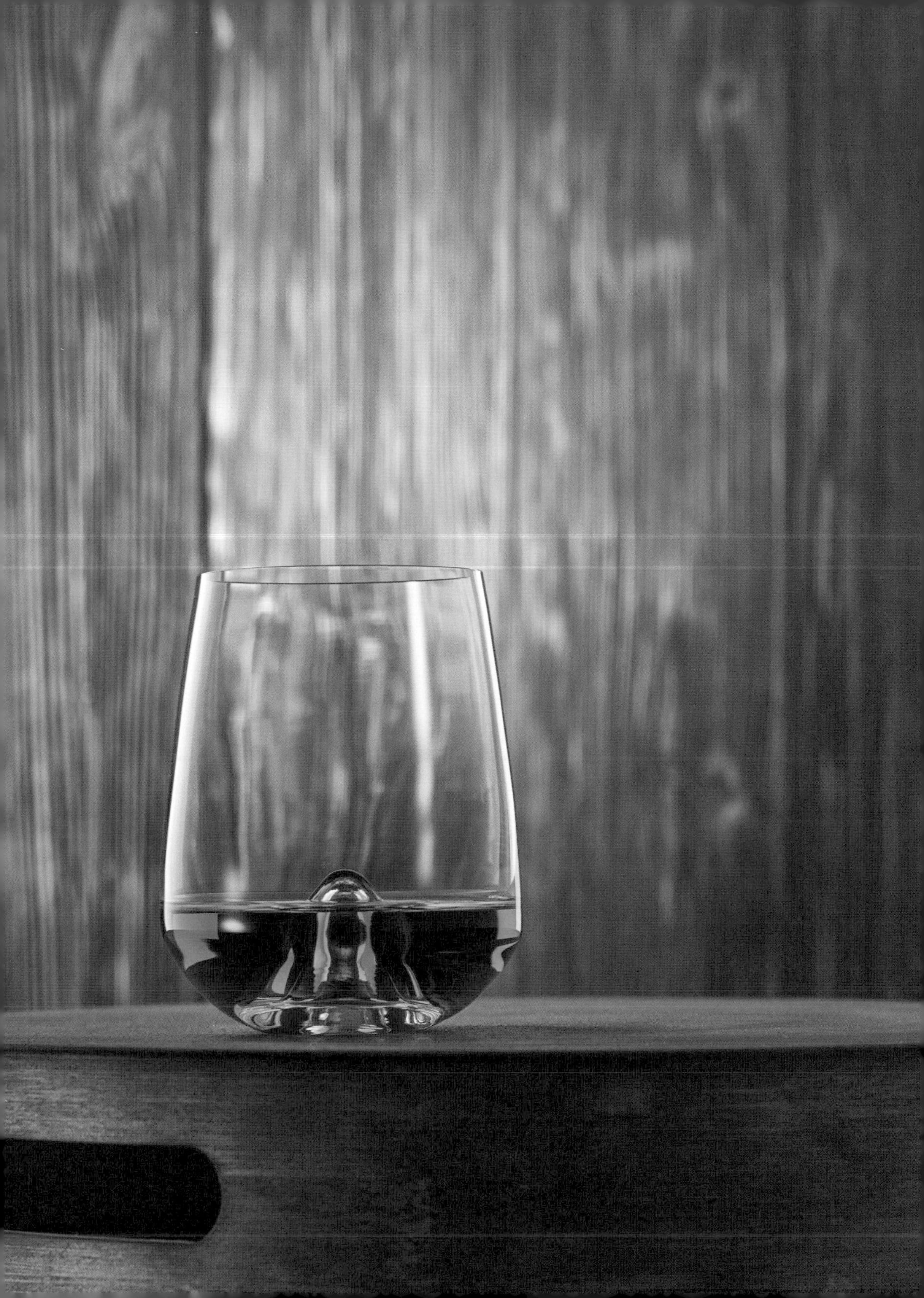

材料：

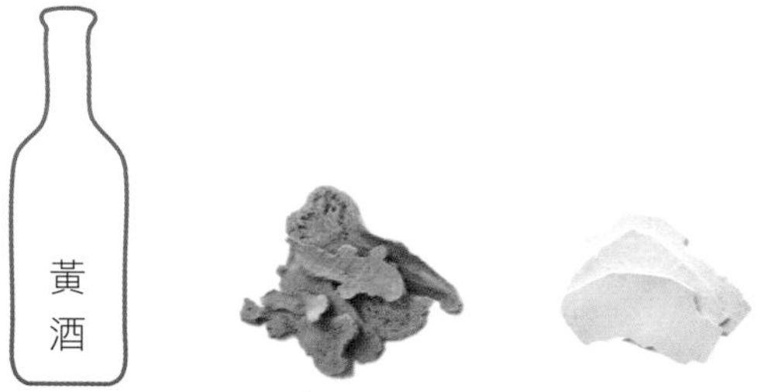

2.5公升　白朮1公斤　白茯苓500克

製作方法：

①將所有藥材去皮搗碎，裝入紗布袋中。

②放入黃酒中，加蓋密封，浸泡15日。

③15日後過濾去渣，即可飲用。

／茯苓藥史／ 茯苓臨床多應用於改善小便不利、水腫等症狀。《本草衍義》：「此物行水之功多，益心脾不可闕也。」而茯苓亦具有鎮靜之功效，《本草綱目》：「後人治心悸必用茯神，故潔古張氏于風眩心虛，非茯神不能除，然茯苓未嘗不論心病也。」故可用於心悸、失眠等症狀。

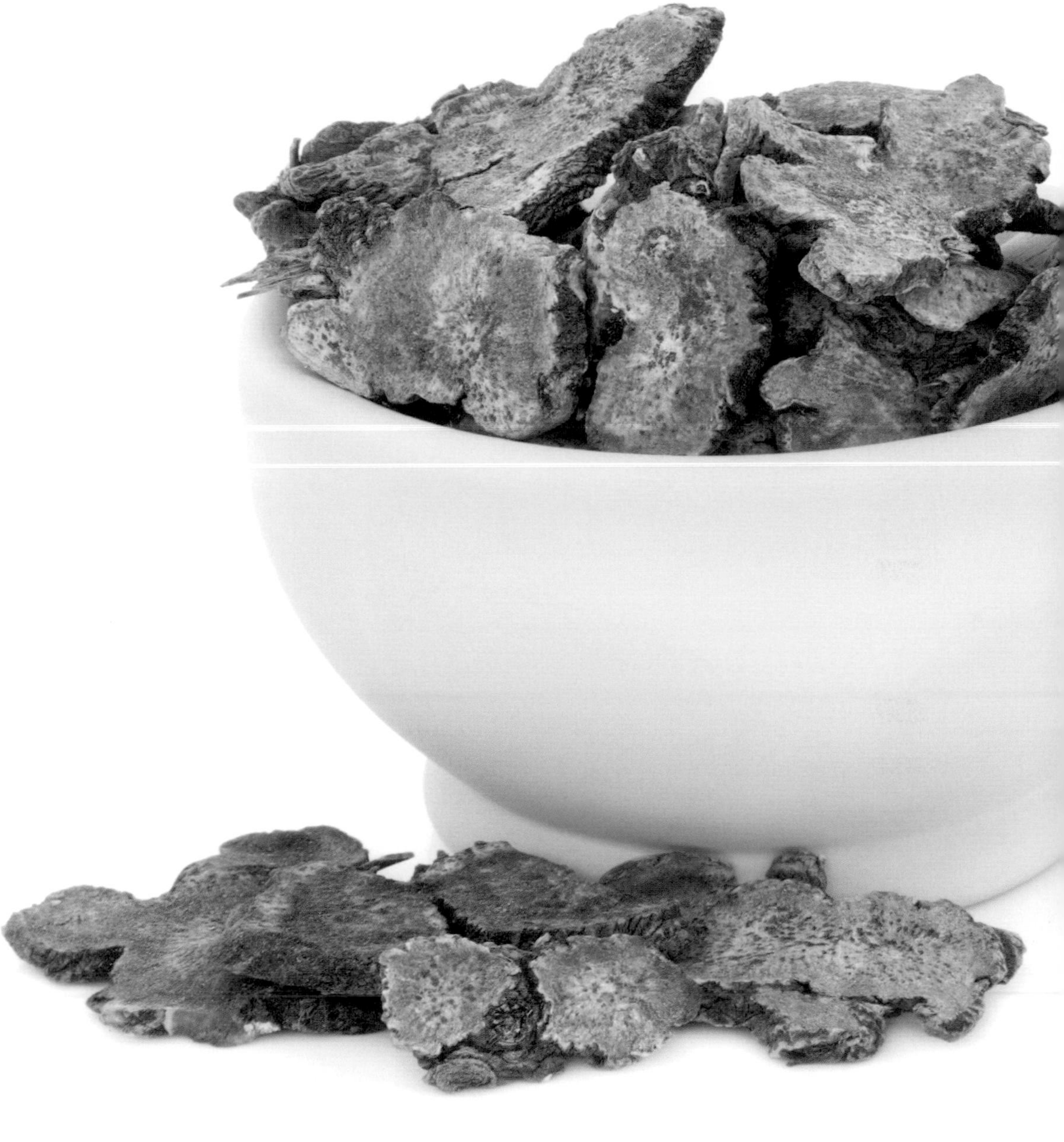

祛病藥膳 11

玫瑰露酒

疏肝養胃，和血活血

玫瑰花特殊的香氣令人聞了神清氣爽，尤其適合女性保養、飲用。

不妨以最天然的玫瑰入酒，再加入冰糖來調味，不但能疏肝解鬱，還能調理脾胃，身心舒暢。

如果有過度飽食而引起的胃痛，或是有肝胃方面的宿疾，都可以飲用玫瑰露酒做為平日的保健。

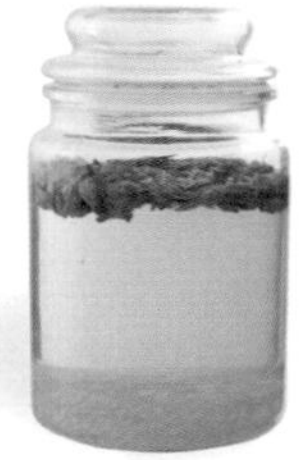

功效

鮮玫瑰花有疏肝解鬱，調中醒脾，活血行瘀。而冰糖具有補中益氣，以及調和口味的作用。

適用

肝胃不和所致胃脘脹痛或刺痛，連及兩脇，噯氣頻繁，食慾不振等。

禁忌

無。

飲用法

每次飲1～2杯，1杯約20毫升。

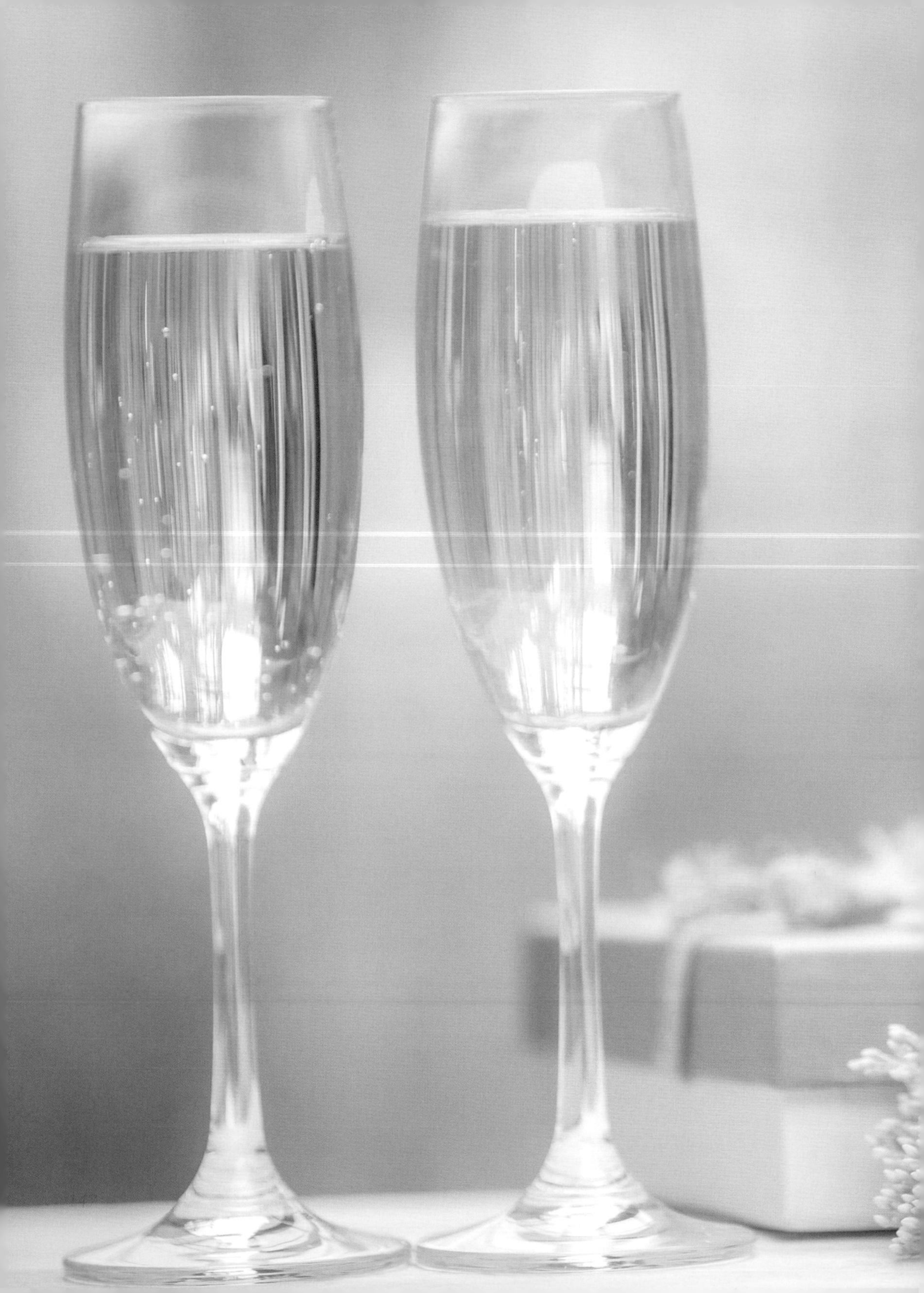

材料：

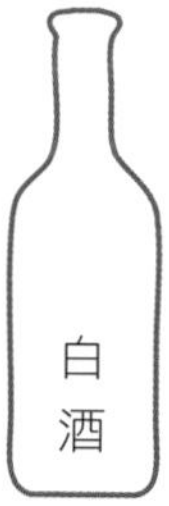

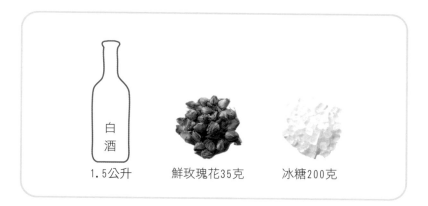

1.5公升

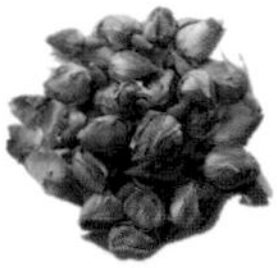
鮮玫瑰花35克

冰糖200克

製作方法：

將花浸入酒中，冰糖同時放入，浸泡 1 個月即可。

（以瓷罐或玻璃瓶儲存。）

/ **冰糖藥史** / 冰糖是近代製糖工藝下的產品，由砂糖高溫提煉，口味較一般砂糖純正、甜度適中，約一公斤的砂糖才可煉取半公斤的冰糖。由於冰糖為單糖不易發酵，糖性穩定，故食用後於口腔內，不會有食用砂糖後躁熱酸苦的感覺，用於烹飪食物上不易酸化，不會影響口感。因冰糖為近代科技下的產品，故在中醫古籍上並無記載其功效，但現代中醫認為，冰糖具有潤肺止咳、清痰去火的作用，也是炮製藥酒、燉煮補品的輔料。一般在熬煮中藥時，亦會視所需添加冰糖，讓中藥的苦澀轉為溫潤可口且容易吞服。

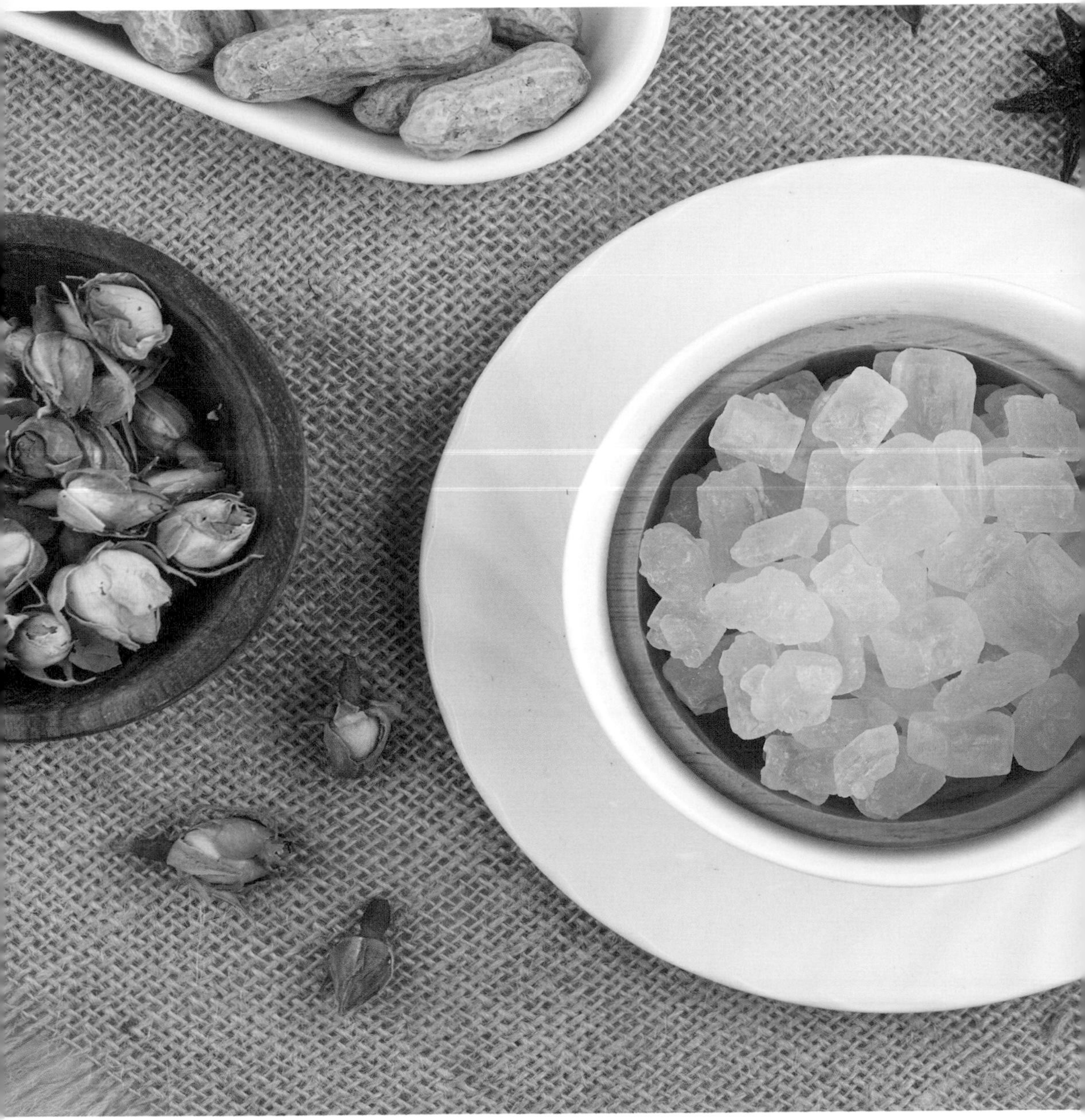

參朮酒

潤肺滋腎，生津斂汗，澀精止瀉、寧心安神

一位媽媽帶著她的寶貝兒子來看診，我問：「小弟弟，哪裡不舒服啊？」兒子尚未開口，媽媽先說話了：「他不是小弟弟，他已經十九歲了。」我很驚訝，說實話，這男孩的外表一點也不像是十九歲的大男孩。

他長得不高、面黃飢瘦，，整個人無精打采的。我問他：「哪裡不舒服？」

男孩還沒開口，媽媽又搶著說：「他每天只吃一餐，而且吃不到半碗不飯，又挑食，有時一整天都不吃東西。會不會得了什麼絕症？」

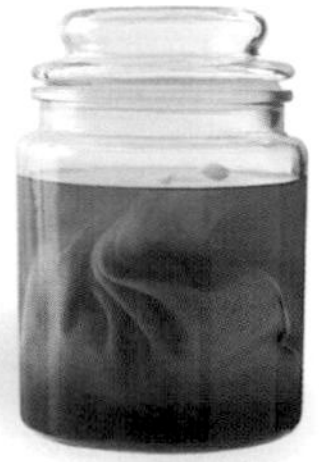

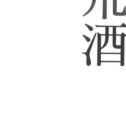

我替他把了脈，確定他沒有什麼大病，可能課業壓力太大，導致食欲欠佳。於是我建議媽媽替他炮製參朮酒，每天給他喝一小杯。她還擔心問：「會不會上癮啊？」

我笑說：「這帖藥酒可補氣，也能幫助消化、促進食欲，有喝有保健，請放心！」

功效

人參補氣固脫，安神益智，能提高體力、腦力，有明顯抗疲勞作用。

炙甘草為生甘草經過蜜（蜂蜜）加工而

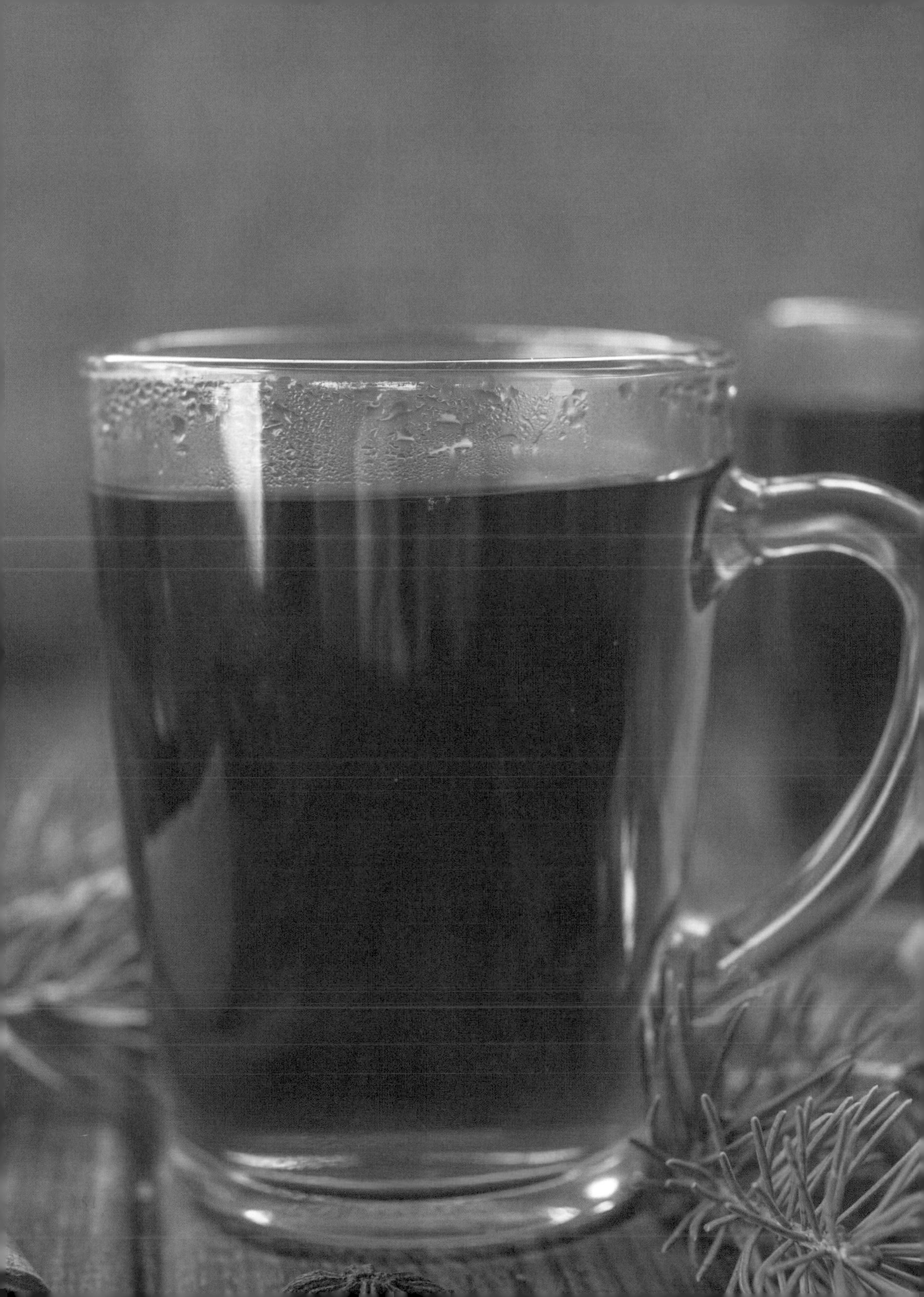

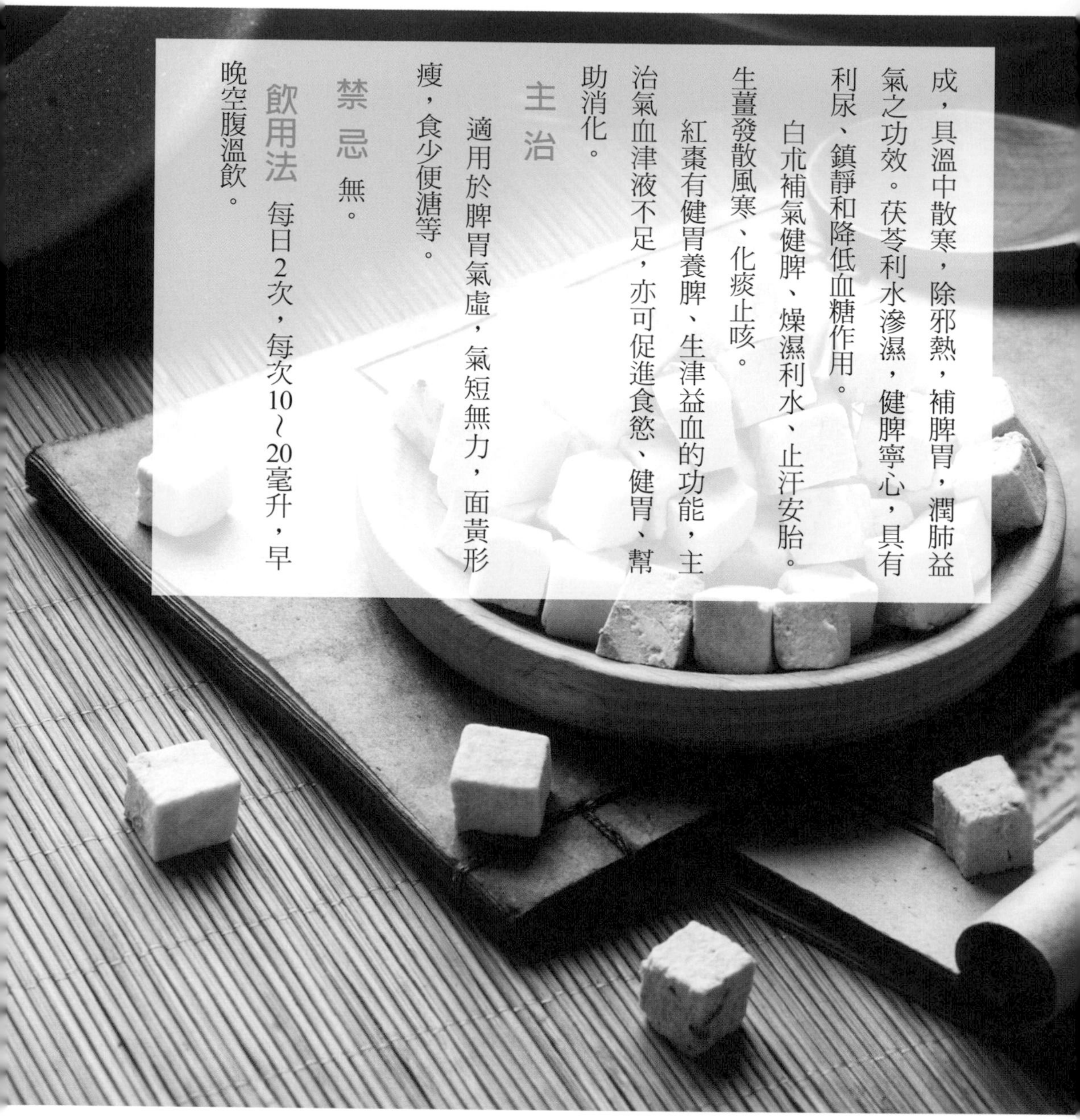

成，具溫中散寒，除邪熱，補脾胃，潤肺益氣之功效。茯苓利水滲濕，健脾寧心，具有利尿、鎮靜和降低血糖作用。

白朮補氣健脾、燥濕利水、止汗安胎。生薑發散風寒、化痰止咳。

紅棗有健胃養脾、生津益血的功能，主治氣血津液不足，亦可促進食慾、健胃、幫助消化。

主治

適用於脾胃氣虛，氣短無力，面黃形瘦，食少便溏等。

禁忌 無。

飲用法 每日2次，每次10～20毫升，早晚空腹溫飲。

材料：

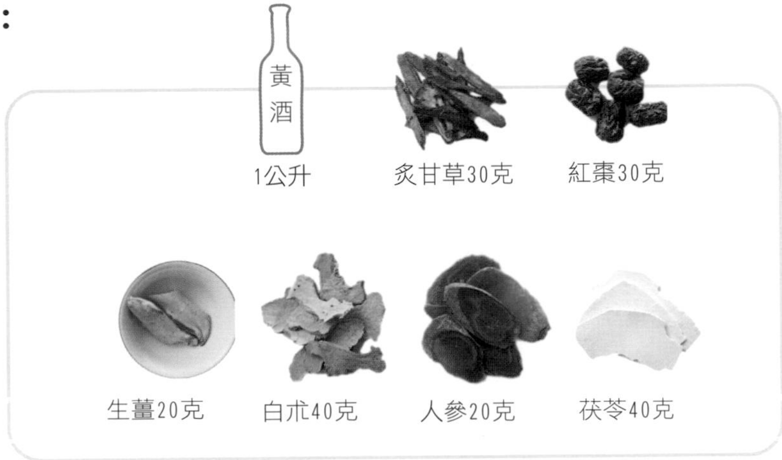
黃酒
1公升
炙甘草30克
紅棗30克
生薑20克
白朮40克
人參20克
茯苓40克

製作方法：

①將上述藥材洗淨，研磨成粗末，裝入紗布袋中。

②將紗布袋封口置入黃酒中，加蓋密封，浸泡3日。

③3日後過濾去渣，將藥酒裝瓶備用。

/ **人參藥史** / 中醫古書《神農本草經》中指人參為「無毒、久服輕身延年」的「上品藥」且「主補五臟、安精神、開心益智」。明朝李時珍的《本草綱目》中更述人參可「止消渴、通血脈、破堅積，治男女一切虛證」。

祛病藥膳13

地黃桃仁酒

活血祛瘀，涼血止血

現代人可能因為動得少，隨便一動，不是這裡扭了，就是那裡瘀了，甚至還可能出現抽筋等症狀。

人家說，「傷筋動骨一百天。」為了保護筋骨，平日可以搭配服用地黃桃仁酒，它可以活血散瘀，同時對心血管疾病也有緩解的功用呢！

功效

生地黃清熱涼血，養陰生津，可改善各種出血症、心臟衰弱、高血糖及糖尿病等慢性疾病。桃仁活血祛瘀，潤腸通便。

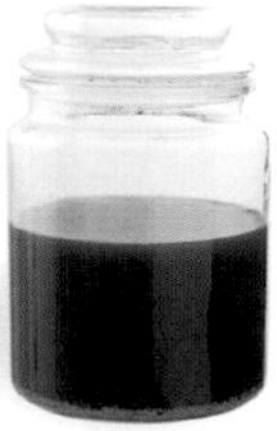

適用

倒仆踢損筋脈。

禁忌

孕婦忌服。

飲用法

每日服3次，每次餐前溫服30毫升。

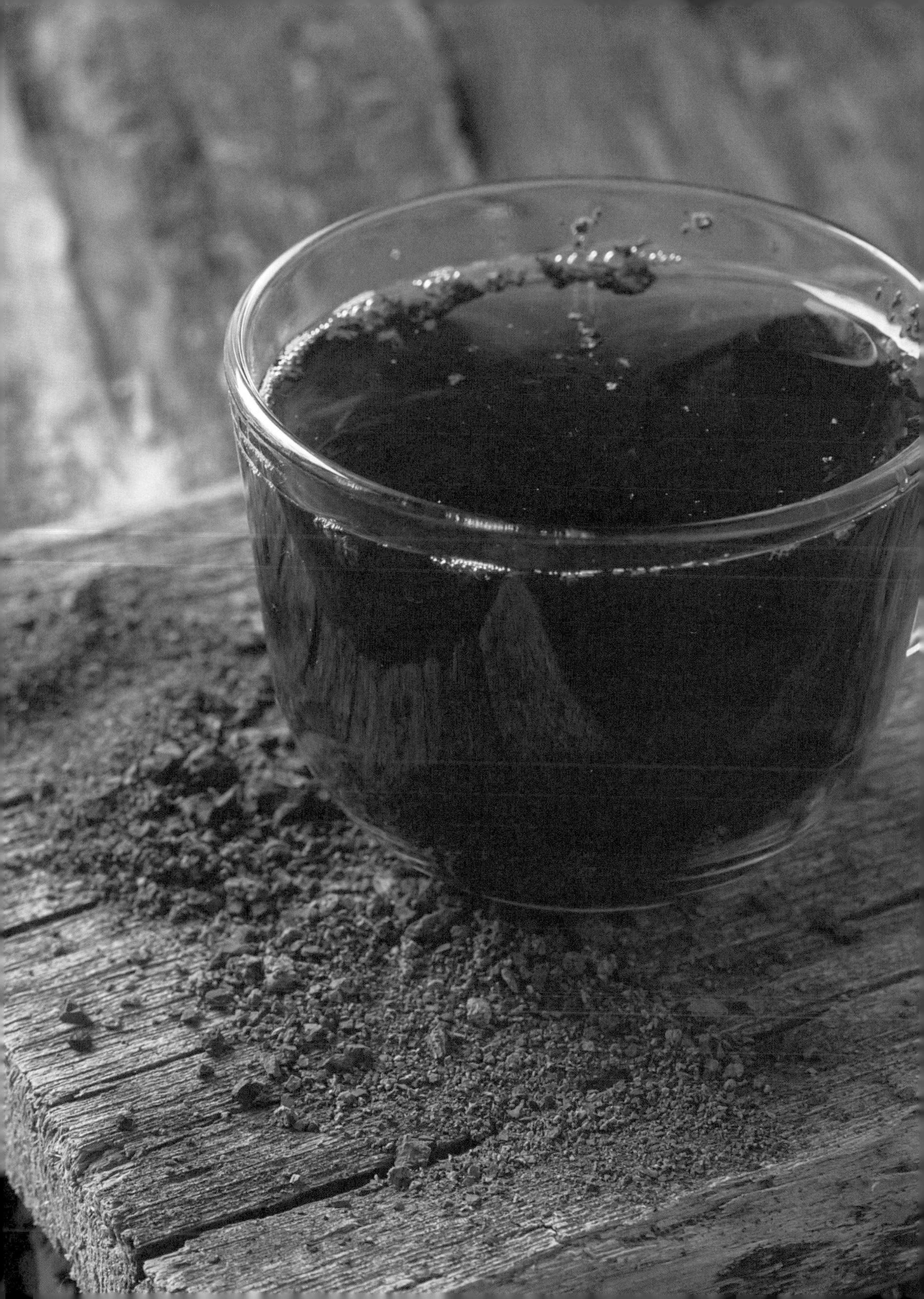

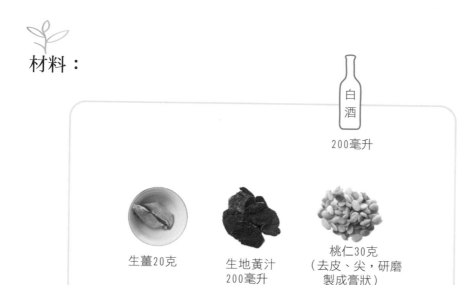

材料：

200毫升

生薑20克

生地黃汁
200毫升

桃仁30克
（去皮、尖，研磨
製成膏狀）

製作方法：

①先將地黃汁加酒煎沸。

②放入桃仁，再次煎沸即可。

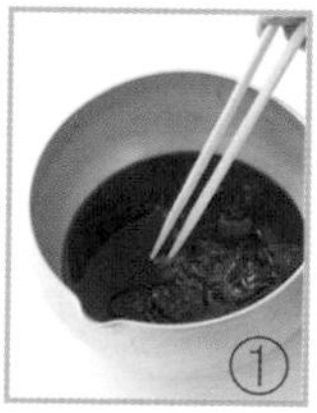

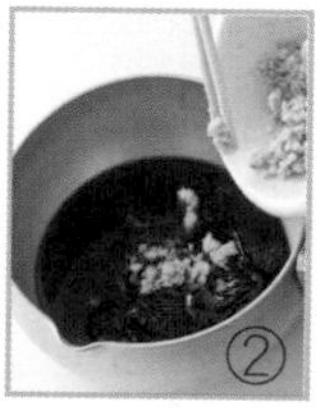

/ 生地黃藥史 / 李時珍對生地黃的評價是：「服之百日面如桃花，三年輕身不老。」生地黃又分為鮮生地與乾生地，鮮生地為生地黃的鮮品，可清火涼血，止血，改善溫病，作為解熱藥之用；乾生地則是生地黃乾燥切片生用，可補真陰，涼血熱，用作滋養強壯藥。

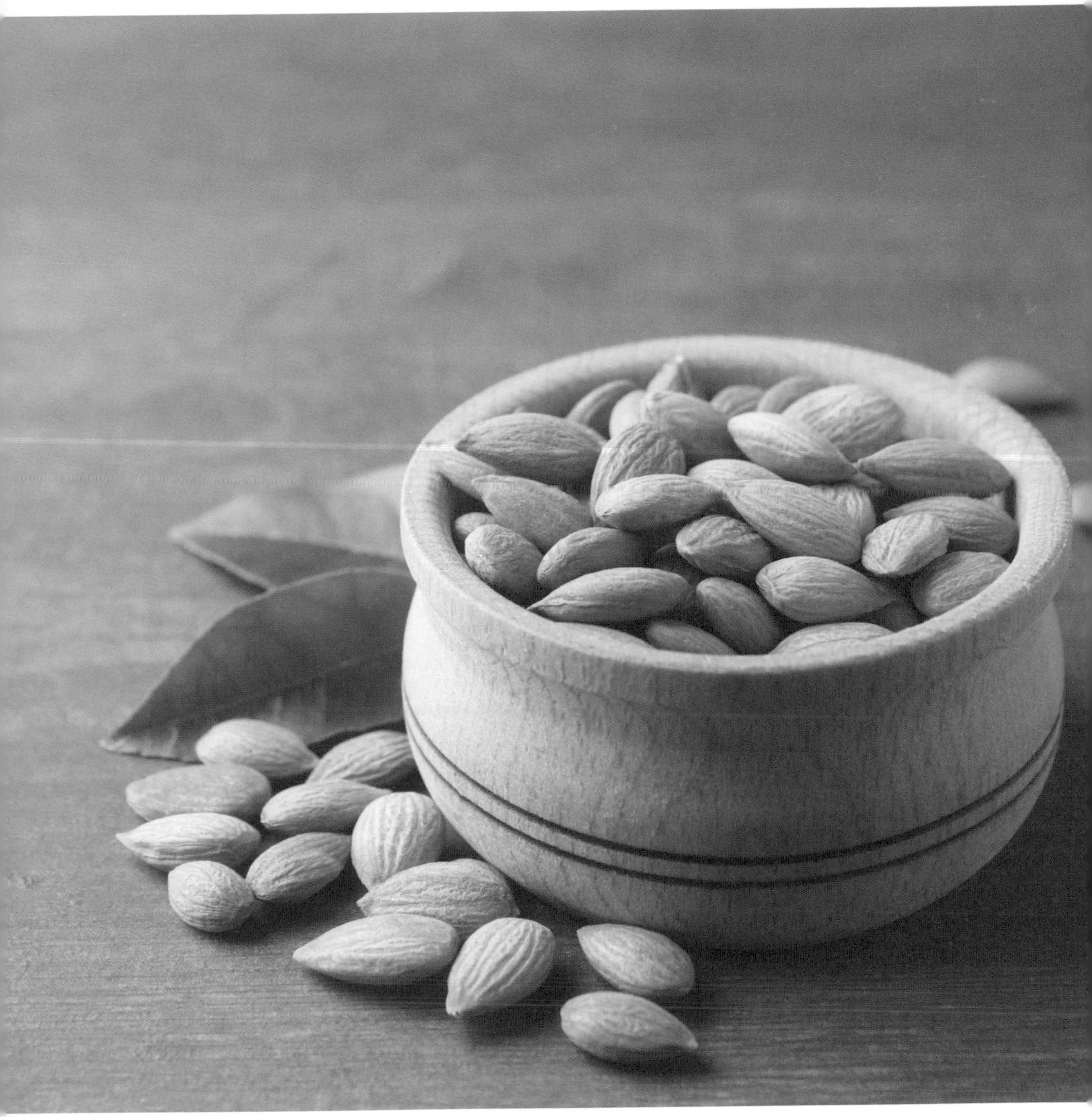

祛病藥膳 14

複方紅花藥酒

活血祛瘀，溫經通絡

相信大家都知道，懷孕婦女都不宜服用摻有紅花的東西。因為紅花活血，容易造成流產。而當歸和赤芍都是活血散瘀的大功臣，桂皮也能通血脈，因此，這道酒用來治療跌打損傷效果也非常好！而且，這帖複方紅花酒，不但可以內服還能外用，是相當不錯的配方，只要搽在患部即能止痛消腫。

功效

紅花能活血通經，祛瘀止痛。當歸有補血活血，調經止痛，潤腸通便，是治血病的重要藥材。赤芍具有散瘀活血，鎮痛調經，祛痰解熱。桂皮能暖脾胃，散風寒，通血脈。

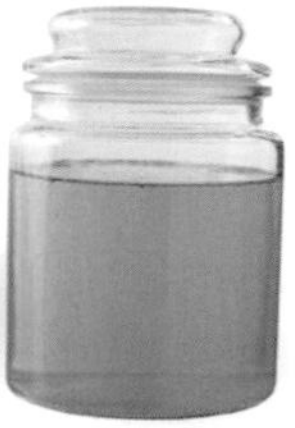

適用

跌打損傷，經閉腹痛。

禁忌

孕婦忌服。

飲用法

- 內用：每次飲10～20毫升，每日3～4次。
- 外用：主治局部紅腫無傷口，搽敷患處，反覆搓揉。

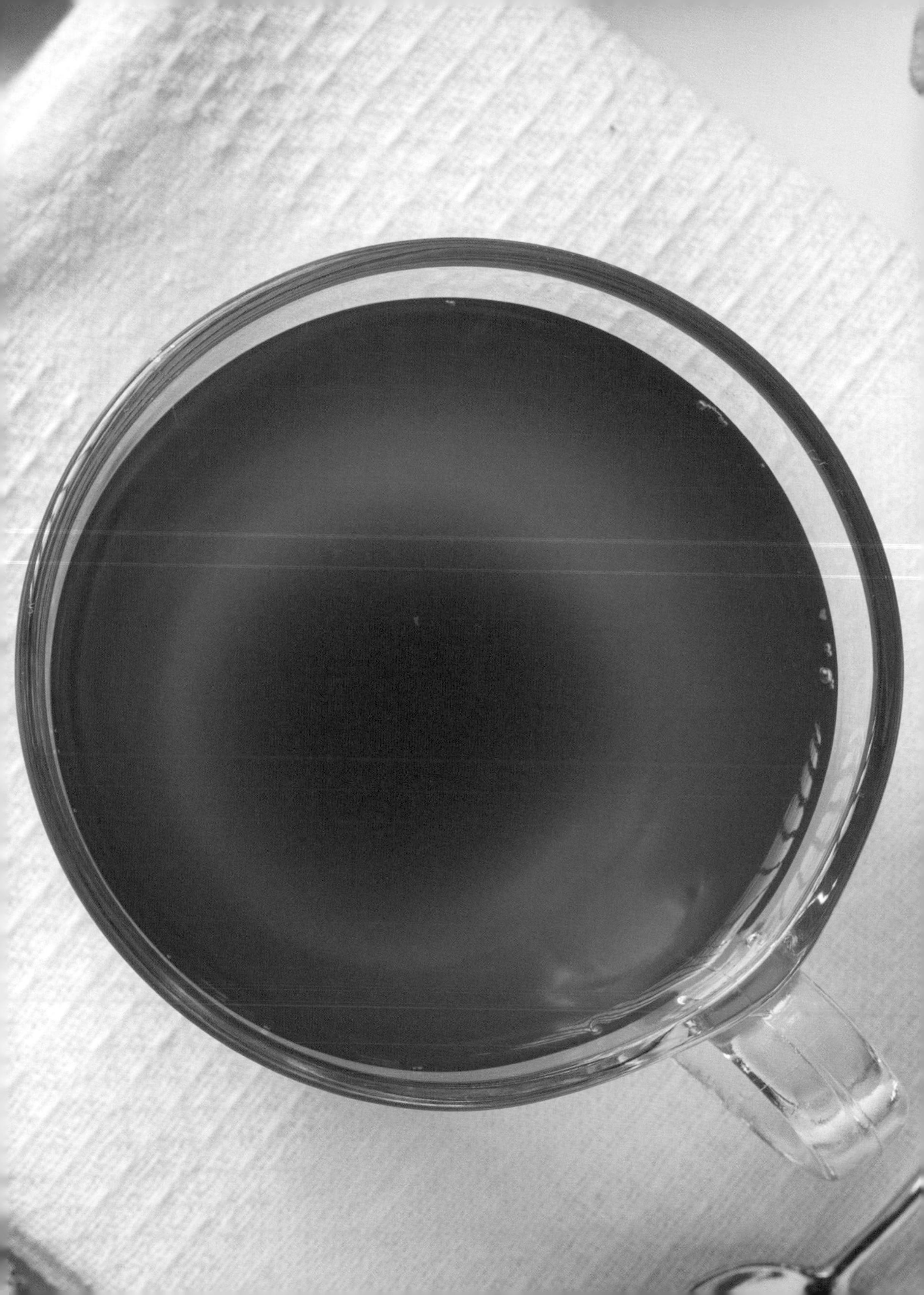

材料：

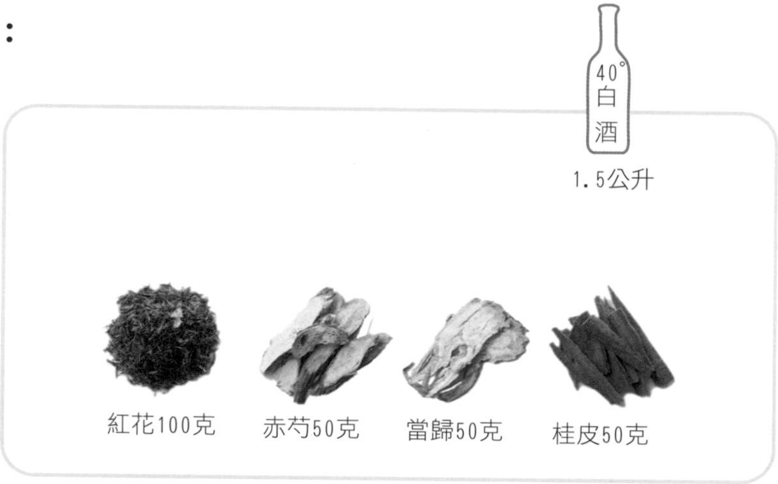

製作方法：

①將所有藥材乾燥粉碎為粗末，放入1公升的白酒，浸泡10～15天。

②過濾取得藥酒後，在藥渣內加入0.5公升白酒，浸泡3～5天。

③再次過濾。將兩次過濾取得之藥酒混合，裝瓶即可。

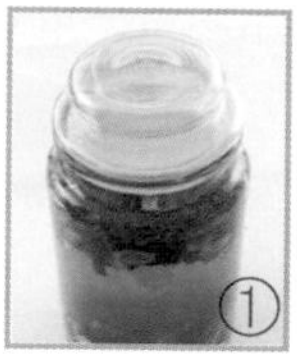

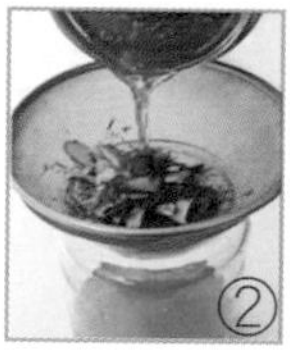

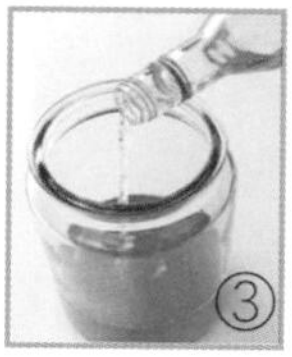

/ **桂皮藥史** /《本草拾遺》：「治腹內諸冷，血氣脹痛。」臨床上可改善脘腹冷痛、嘔吐泄瀉、腰膝酸冷、寒疝腹痛、寒濕痹痛、瘀滯痛經、跌打腫痛。

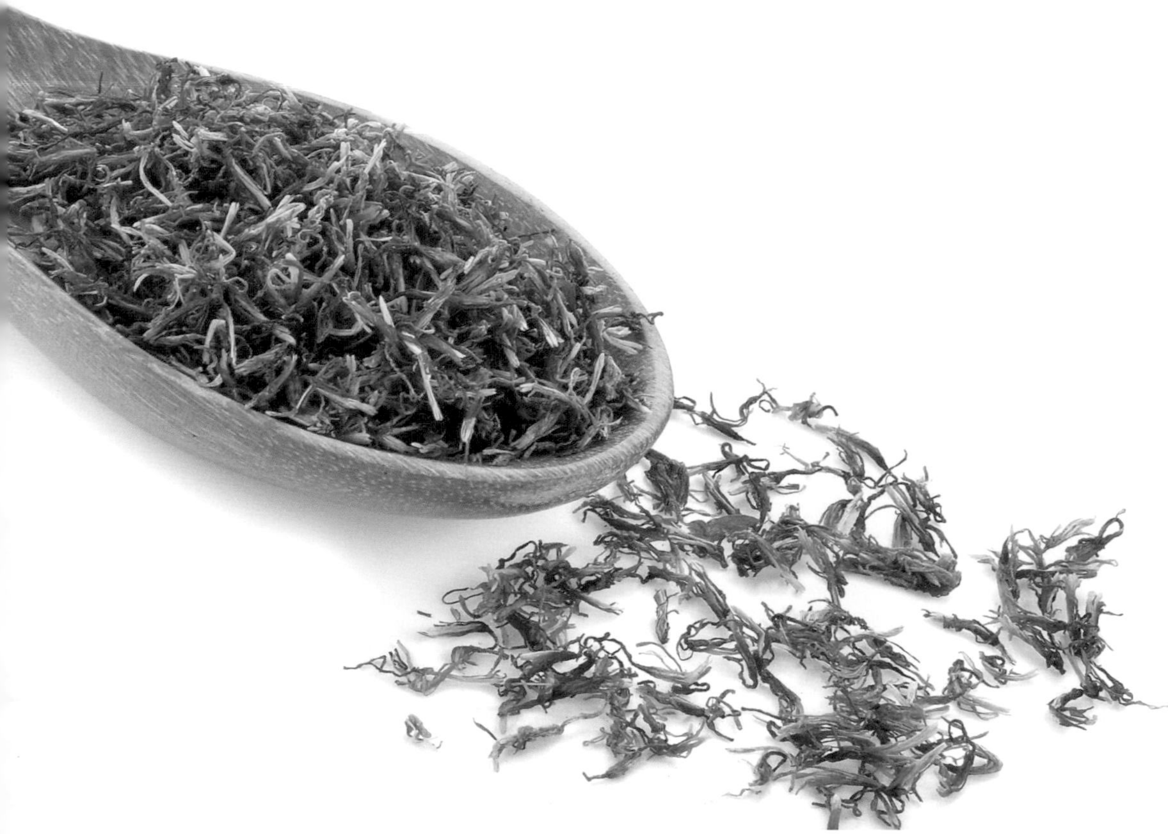

祛病藥膳 15

閃挫止痛酒

活血化瘀，和營通絡，止痛

扭傷了腰怎麼辦？挫傷了手腳怎麼辦？一看這道藥酒名就知道它專治挫傷和受傷後的疼痛，其中的幾味中藥大多具有活血、止痛的功效，最特別的是藥酒中的威靈仙，對風濕有奇效，因此，有風濕的老年人不妨每天睡前飲用，做為保健使用。

功效

當歸補血活血，調經止痛，潤腸通便，為治血病的重要之藥。川芎活血行氣、祛風止痛，是預防腦中風和心臟缺血的良好預防性補品。

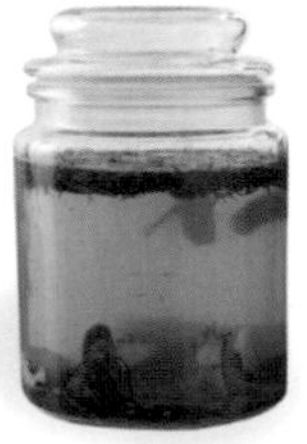

紅花活血通經，祛瘀止痛。甘草溫中散寒，除邪熱，補脾胃，潤肺益氣之功效。威靈仙祛風濕，通經絡，消骨哽。

適用

改善閃挫傷，包括皮下組織、肌肉、肌腱、筋膜、關節囊、韌帶、血管、周圍神經等組織，受傷後發生腫脹疼痛、功能活動障礙等現象。

禁忌

有明顯出血現象者不宜服用。

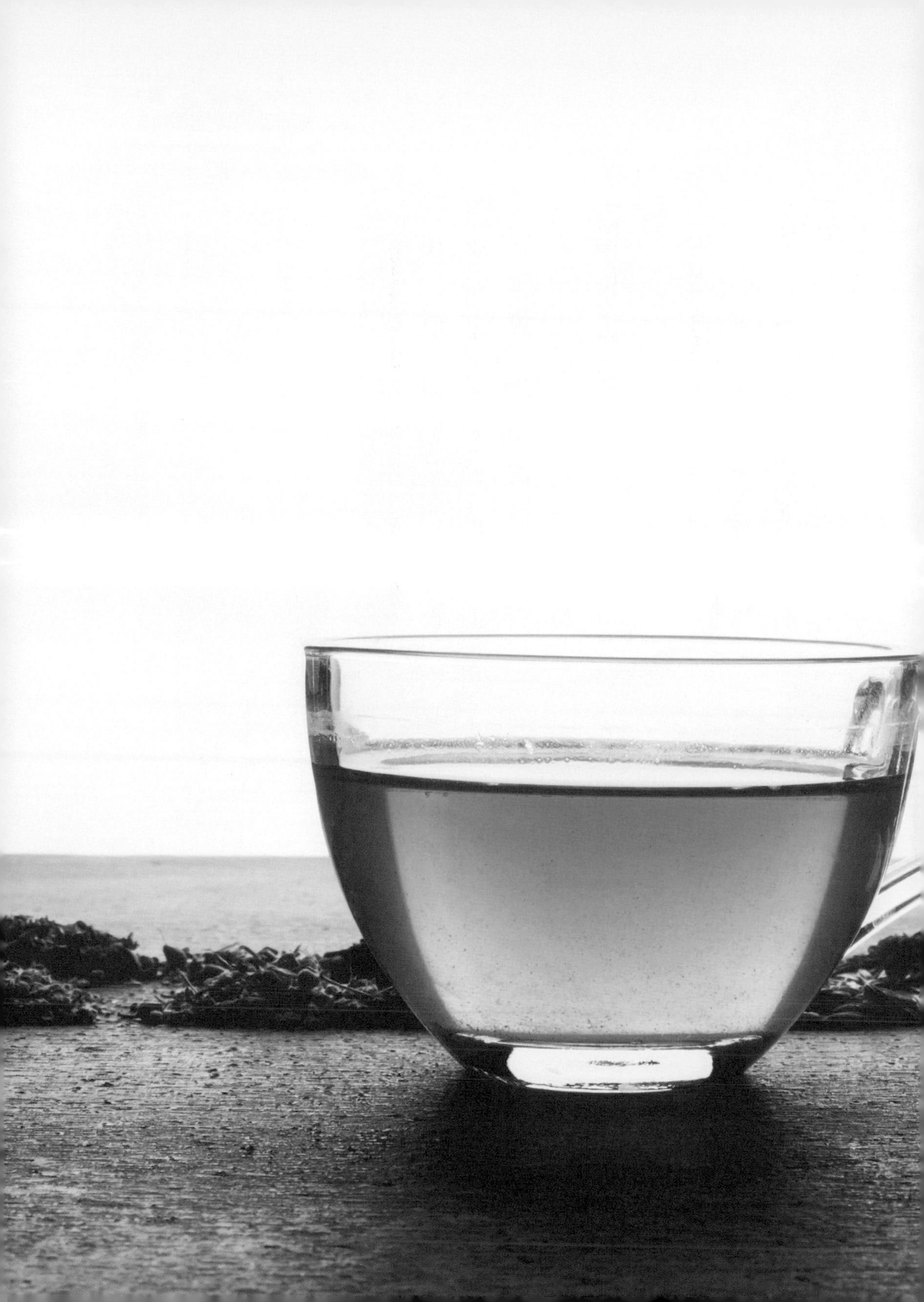

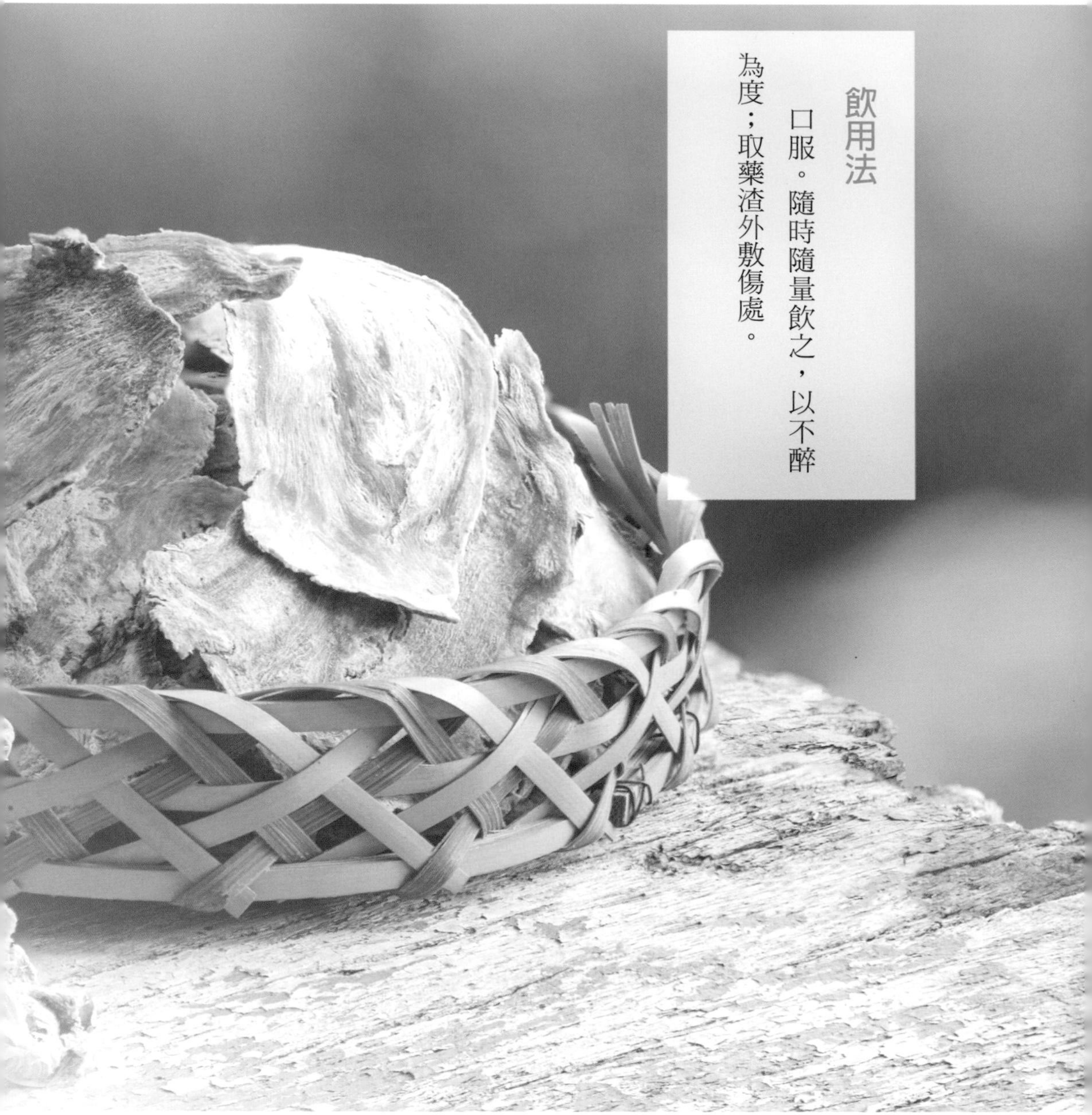

飲用法

口服。隨時隨量飲之，以不醉為度；取藥渣外敷傷處。

材料：

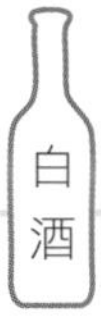

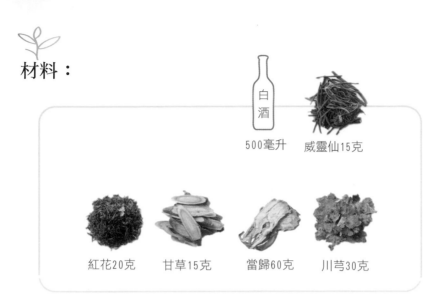

500毫升

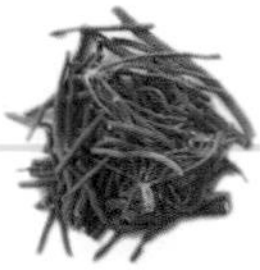
威靈仙15克

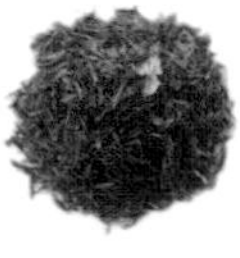
紅花20克

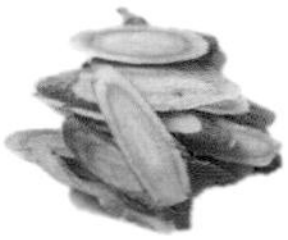
甘草15克

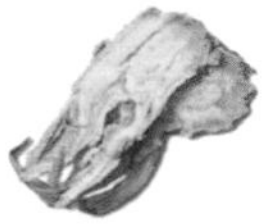
當歸60克

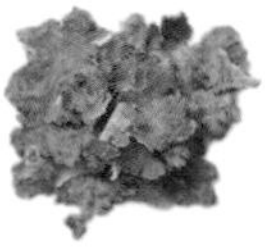
川芎30克

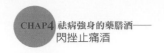

製作方法：

①將所有藥材搗碎，置於容器中，加入白酒，加蓋密封。

②浸泡7天後，過濾去渣，即成。

/ **威靈仙藥史** / 威靈仙有祛風濕、通經絡、止痛、利尿之功效，是治痛風之良藥，對去除魚刺、雞鵝鴨骨哽也很有效。《開寶本草》述其：「主諸風，宣通五臟，去腹內冷氣，心膈痰水久積，癥瘕痃氣塊，膀胱蓄膿惡水，腰膝冷痛及療折傷。」臨床多用於改善痛風、腰膝四肢疼痛、解熱、鎮痛、利尿與通經之用。

祛病藥膳 16

玉屏風酒

補氣扶正，抗風寒，防感冒

每逢天氣轉換，感冒受風寒的人便遽增，如果不想趕流行，每次感冒一流行就中獎，平日不妨飲用玉屏風酒來養身。除了補身和增強免疫力外，玉屏風酒對預防感冒也有奇效。

功效

黃耆強健補身、固表止汗、利尿消腫、托毒生肌，除能增強免疫力另有抗癌的功效，非常適合體弱氣虛，需要補元氣的忙碌現代人；防風解表祛風、去濕止痛、發汗解熱。

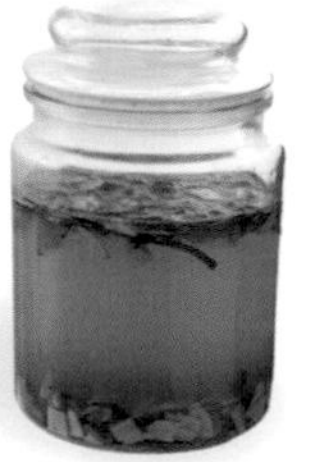

白朮補氣健脾、燥濕利水、止汗安胎；柴胡疏散風熱，舒肝升陽。

主治

體弱畏風或氣候變化時易感冒者；可改善機體免疫力。

禁忌

無。

飲用法

每日 3 次，每次20～30毫升。

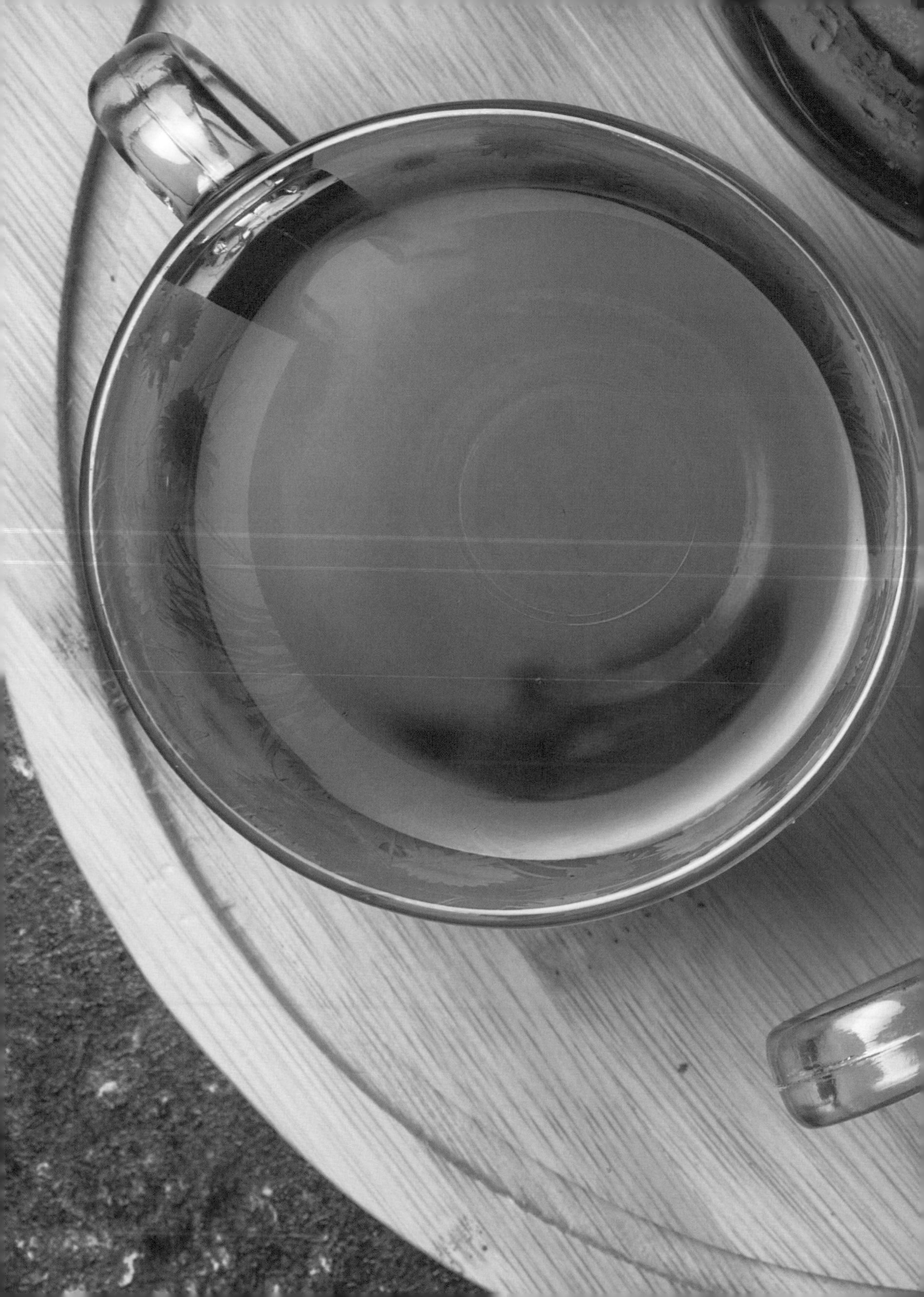

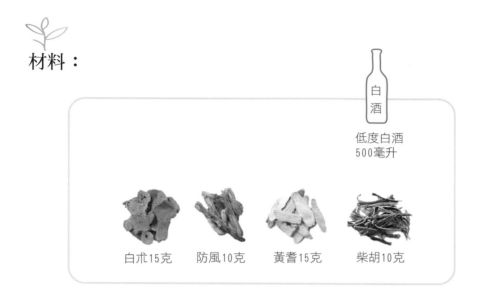

材料：

低度白酒
500毫升

白朮15克

防風10克

黃耆15克

柴胡10克

製作方法：

①將所有藥材共研成細末備用。

②將研磨好的藥材加入低度白酒，加蓋密封7日。

③7日後澄清去沉渣，即可飲用。

/ **防風藥史** /《神農本草經》記載：「主大風頭眩痛，惡風，風邪目盲無所見，風行周身，骨節疼痺。」防風為治風通用藥，氣味俱輕，能散風邪治一身之痛，具有發表散風、勝濕止痛及止痙止瀉的功效，臨床多用於改善感冒風寒，發熱惡寒，頭痛、身痛。

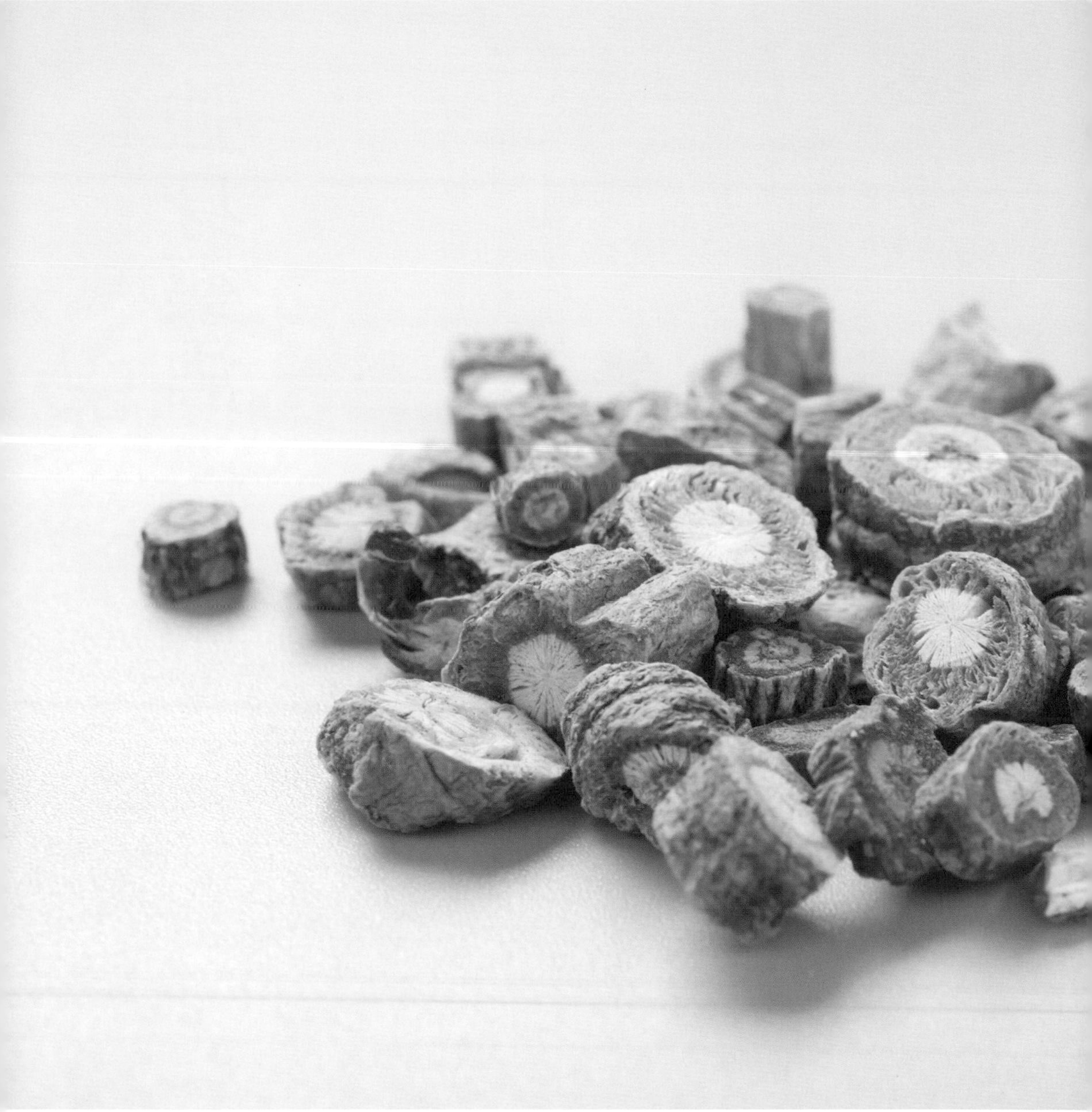

祛病藥膳 17

強身藥酒

大補氣血，保健強身

每逢流感、病毒號發季節，增強免疫力變得非常重要，強身藥酒可補氣血，強健身體，在家自己做此藥酒保健，照顧自己、照顧家人，簡單又方便。

功效

方中枸杞可補腎益精，滋肝明目；而當歸補血活血，可以調經止痛，潤腸通便，為治血病的重要之藥。赤芍可散邪行血；熟地、白芍滋陰養血；還有四君子加減（人蔘、白朮、茯苓、甘草、大棗、生薑）補氣健脾、和中滲濕，還有白朮可以補氣健脾、燥濕利水、止汗安胎。最後則是柴胡，可以疏散風熱，舒肝升陽。

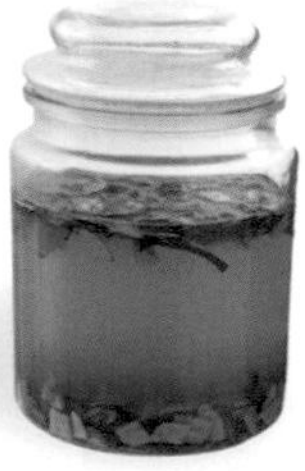

適用

凡是氣血不足引起的諸虛損證，體質氣虛血虛者最為適宜；一般民眾無明顯症狀者，亦可適量飲用，有保健強身之功效。

禁忌

兒少不宜飲用。

飲用法

飲用時，可根據自己的酒量，每次15～30毫升。每日最多2～3次。

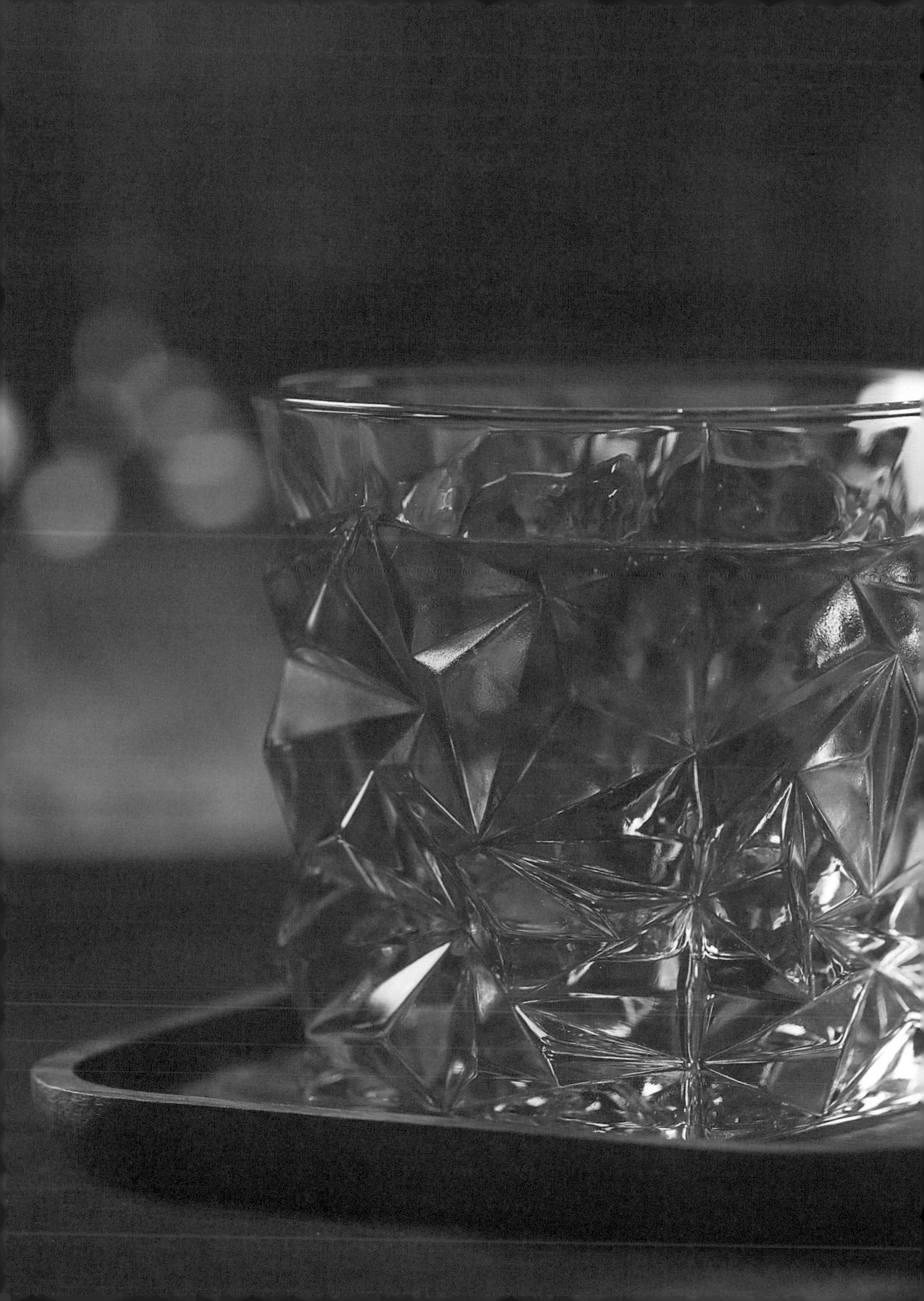

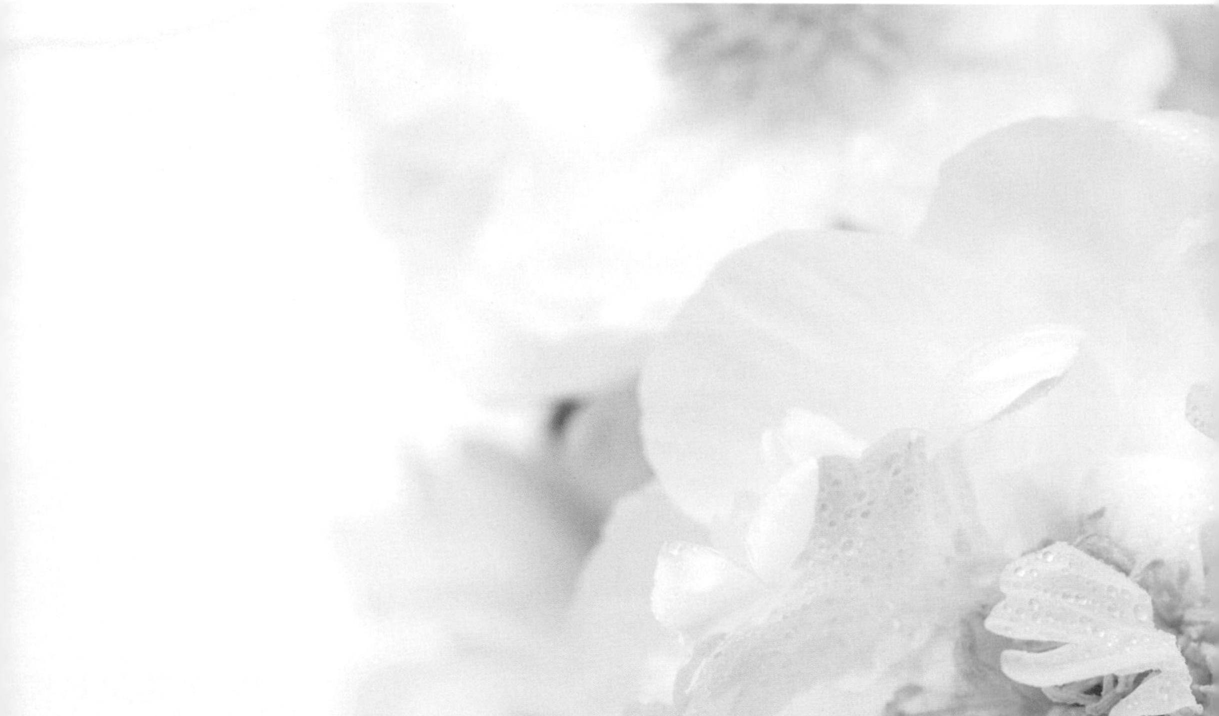

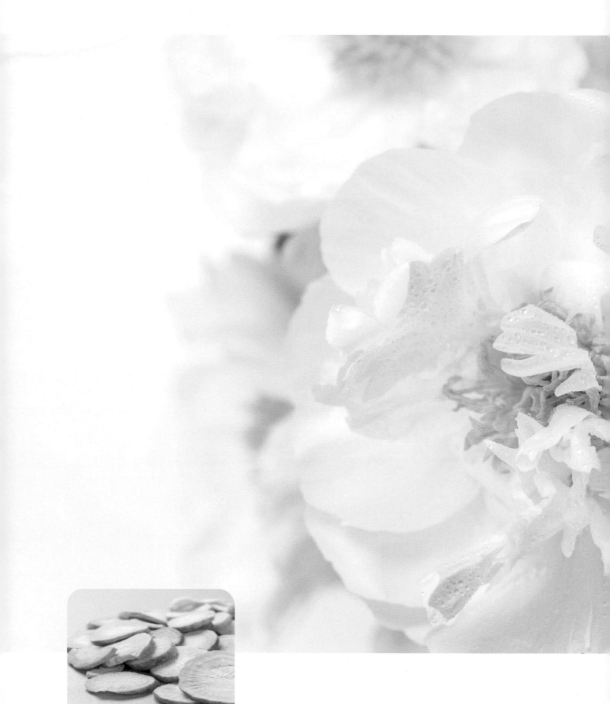

材料：

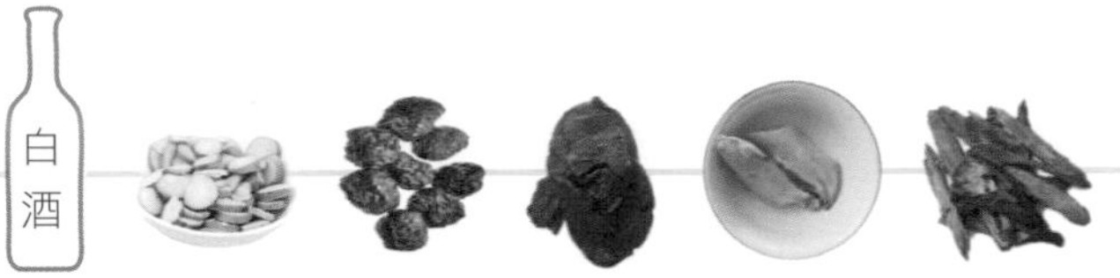

2.5公升　白芍30克　大棗10枚　熟地30克　生薑60克　炙甘草30克

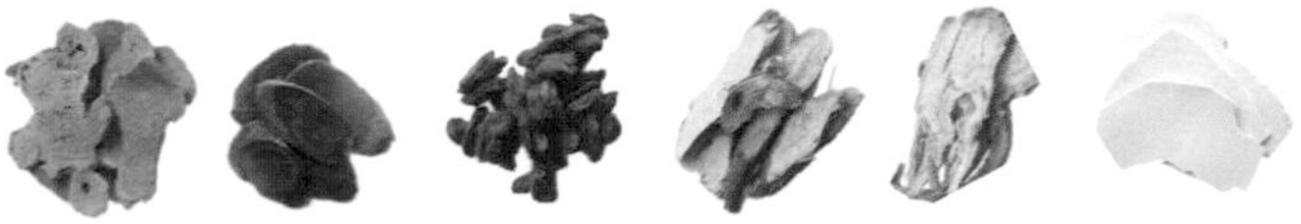

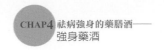

白朮30克　人參30克　枸杞24克　赤芍30克　當歸30克　茯苓30克

製作方法：

將所有材料搗碎，加入白酒，密封，浸泡14天後過濾去渣即可。

[註] 若於冬季製備，可採用熱浸法，將浸酒容器封固，隔水加熱30分鐘，

取出靜置數日後，即可飲用。

/ **白芍藥史** /《本草求真》：「赤芍藥與白芍藥主治略同。但白芍則有斂陰益營之力，赤芍則只有散邪行血之意；白則能土中瀉木，赤則能于血中活滯。」可知兩者作用並無多大差異，皆是為改善血液鬱滯，各種腫物，疼痛，及月經不調之藥。

祛病藥膳 18

三味健體酒

健脾補腎，益氣和血

如何抵禦病毒、增強免疫力是大眾最為關切之議題，肉蓯蓉所含的多糖可提高人體淋巴細胞的增殖能力；部分活性成分也有提升身體吞噬細胞活力的效果，具有加強人體免疫之功效。

功效

枸杞子自古就是滋補養人的上品，一年四季皆可服用，為扶正固本、益氣安神、強身健體之良藥；山楂助消化且增進食慾，有通行氣息、活血散瘀之功效。肉蓯蓉素有「沙漠人蔘」之稱，補腎益精，養血潤燥，

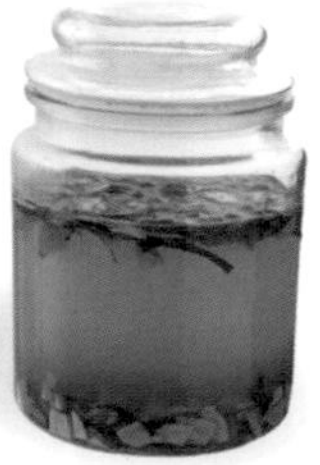

長期適量使用肉蓯蓉，可緩解疲勞，增強身體素質及免疫功能。

適用

養陰填精，健脾補腎，益氣和血，抗衰強身，對中老年體虛者，可增強機體免疫力。

禁忌

無。

飲用法

可依據自己的酒量，每次30毫升，每日1次；可長期飲用強身，但每次飲用不可過量，徐徐進補為宜。

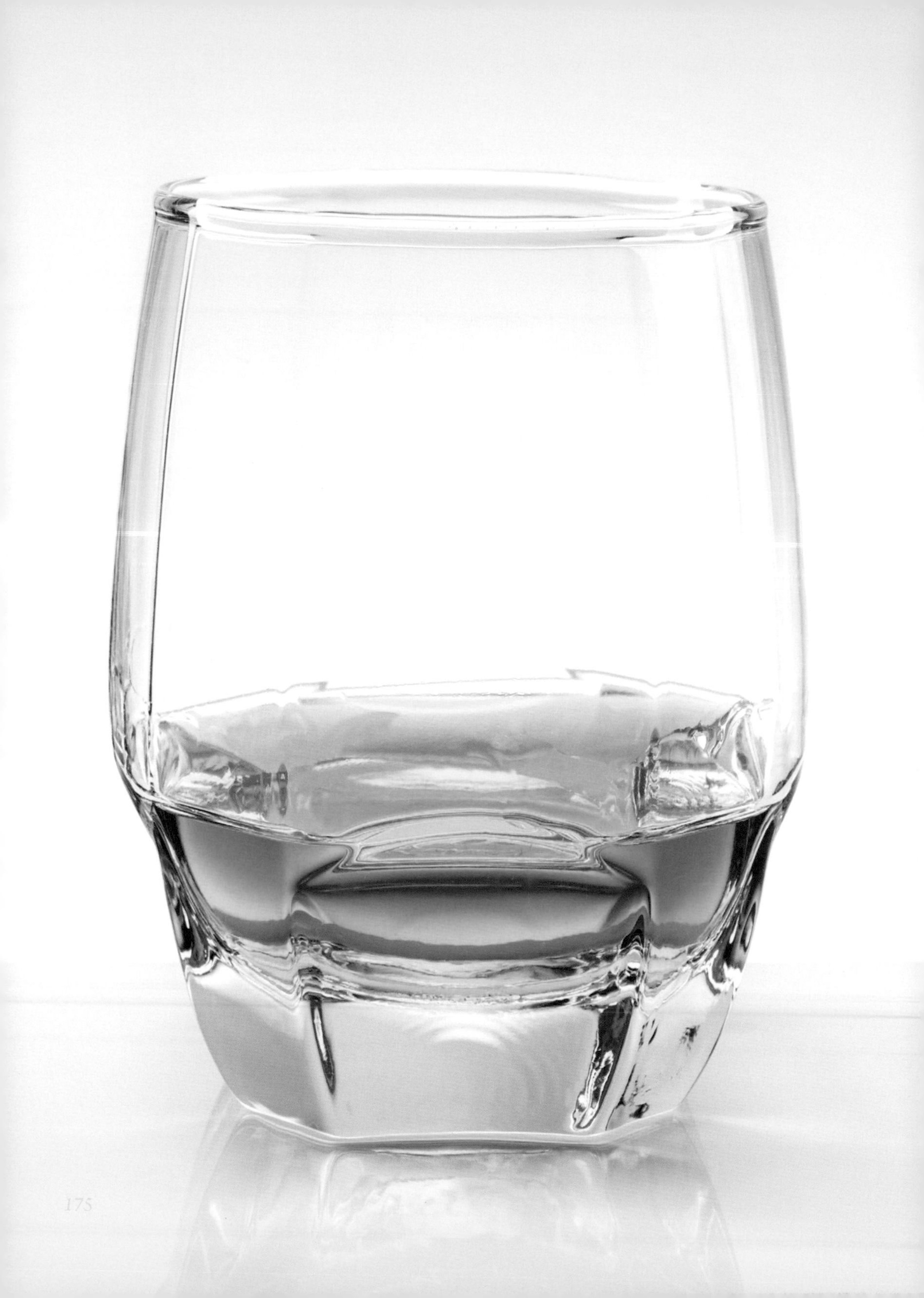

材料：

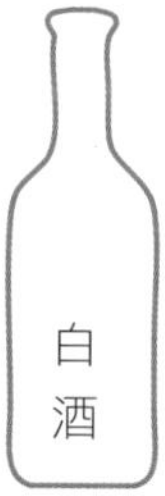

7.5公升

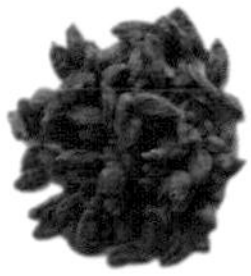

枸杞700克

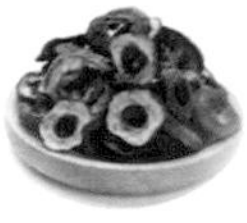

山楂300克

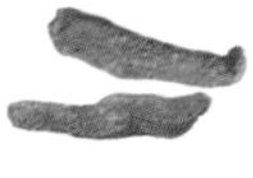

肉蓯蓉500克

製作方法：

①將所有材料以糧食白酒浸泡，置放1個月後過濾取酒液。

②建議分裝密封，置於陰涼處備用。

/ **肉蓯蓉藥史** /《本草匯言》：「養命門，滋腎氣，補精血之藥也。男子丹元虛冷而陽道久沉，婦人衝任失調而陰氣不治，此乃平補之劑，溫而不熱，補而不峻，暖而不燥，滑而不泄，故有從容之名。」其中苯乙醇總苷是肉蓯蓉中主要活性成分，具有提高男性性功能、治療女人宮寒不孕、抗氧化衰老、增強免疫力及記憶力之功效。

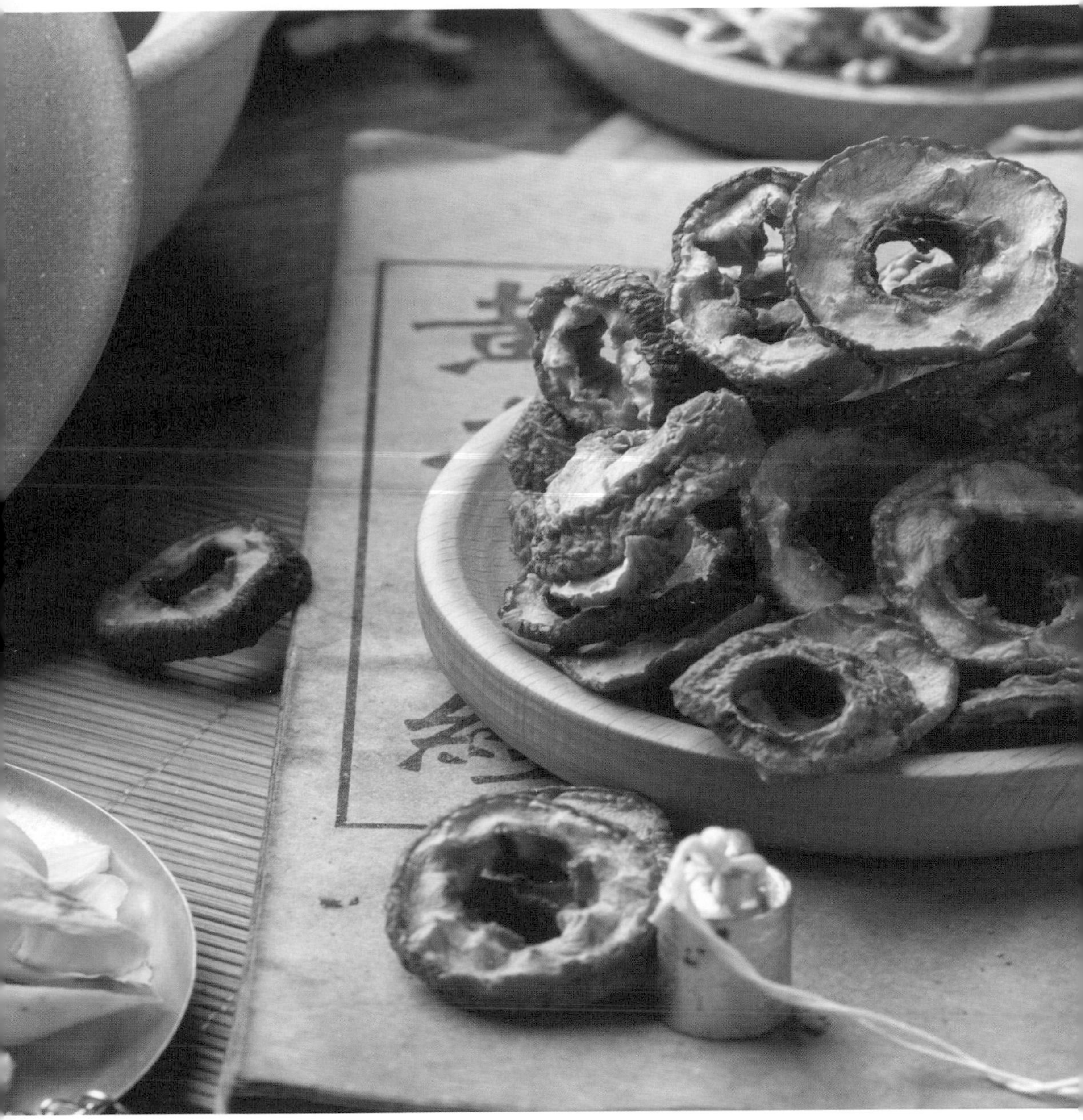

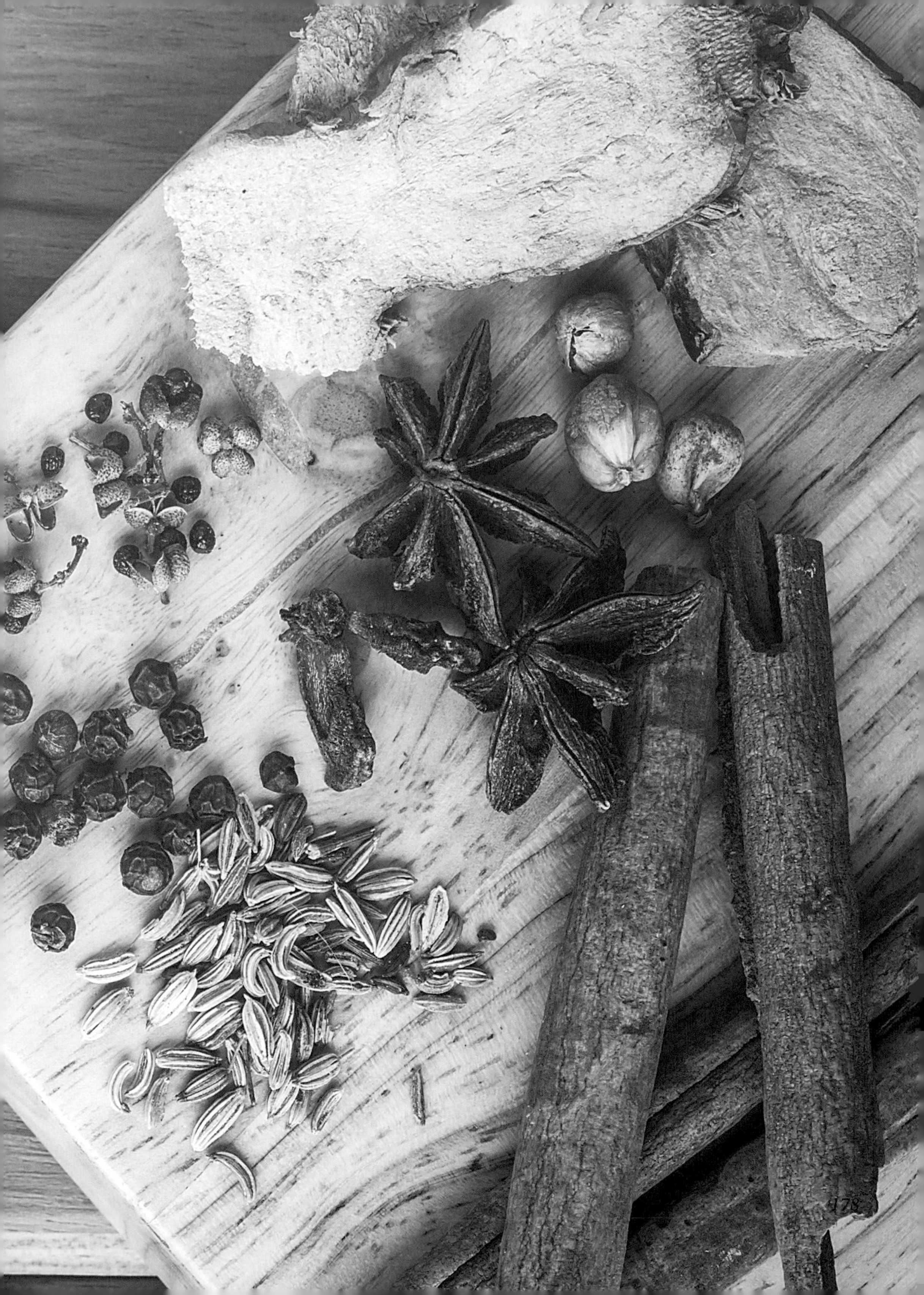

CHAP.
5

保健養生的藥膳酒

強筋壯骨——仙靈脾酒

溫益精血——健陽酒

補腎壯陽——巴戟熟地酒

調經止痛——歸耆酒

振奮腎陽——種子藥酒

健脾，溫中——芍藥酒

補元氣，益精神——八珍酒

補虛延年——延壽酒

補腎、強心——康寶補酒

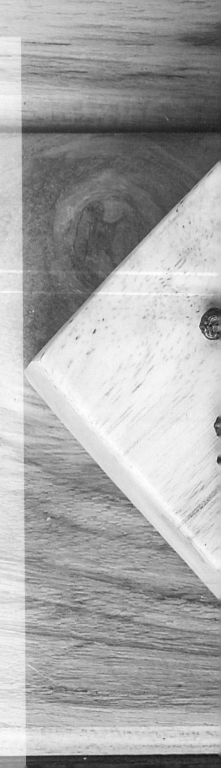

保健藥膳 1

仙靈脾酒

補腎壯陽，強筋壯骨，散風除濕

來中醫求診的男性人數，與女性人數相較之下，男性真的算是少數，其中尤其是壯年男性為數更是少之又少。這不代表壯年男性就沒有病，而是大多數諱疾忌醫。這裡推薦這道仙靈脾酒，它對陽痿、腎虛尤其有好處。一般壯年男人，最不願為此方面的病症求診。若不想為此就診，不如善用這道藥酒，平日在家做好保健，每天喝三次吧！

功效

淫羊藿補腎壯陽，強筋健骨，祛風除濕。

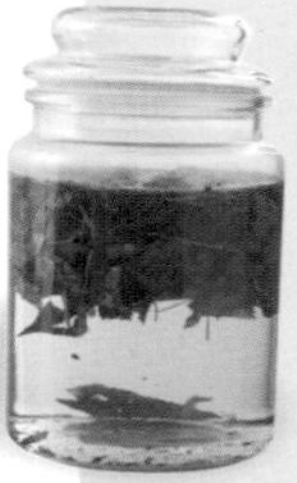

適用

治療腎陽虛衰，腰膝無力，陽萎不舉，小便不禁，婦女不孕及風寒濕痹等症。

禁忌

孕婦、兒童禁用。

飲用法

每次服5～10毫升左右，每日服3次。

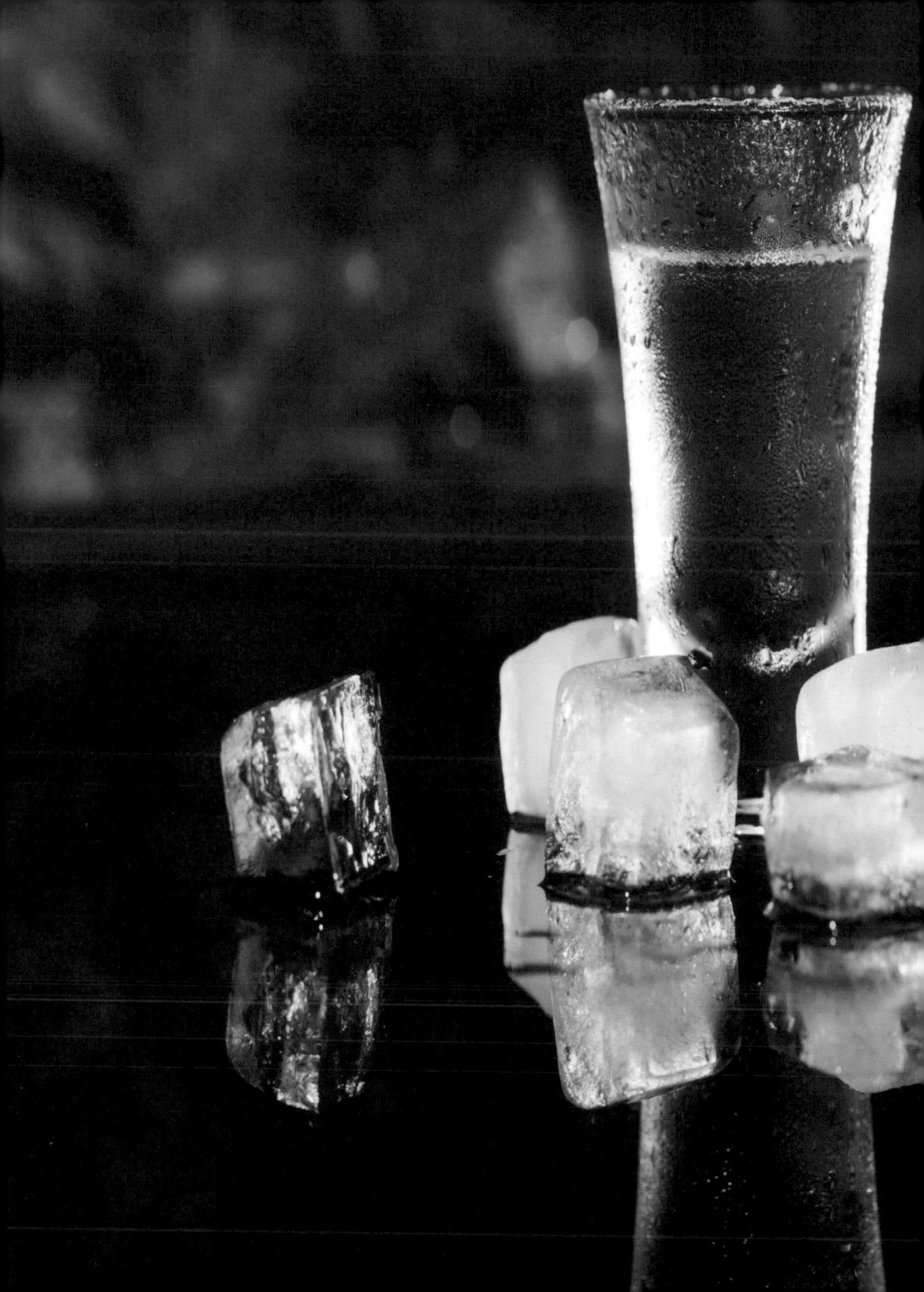

材料：

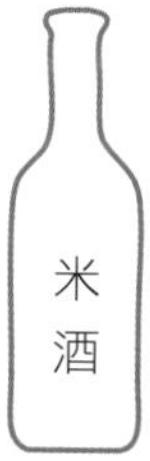

2.5公升

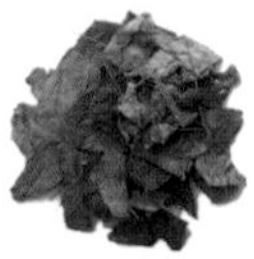
淫羊藿250克

製作方法：

①將淫羊藿研為粗末，浸泡入米酒內，加蓋密封。

①15天後過濾取汁，即可飲用。

／淫羊藿藥史／ 別名仙靈脾、三枝九葉草、羊合葉，性溫，味甘、辛，歸肝、腎經。淫羊藿能增強性荷爾蒙分泌，提高男女性慾，有壯陽增進性功能的效果，素有中醫的威而鋼之稱。除此之外，對於補肝腎、強筋骨、祛風寒濕、降血壓、抗病毒都有其功效。

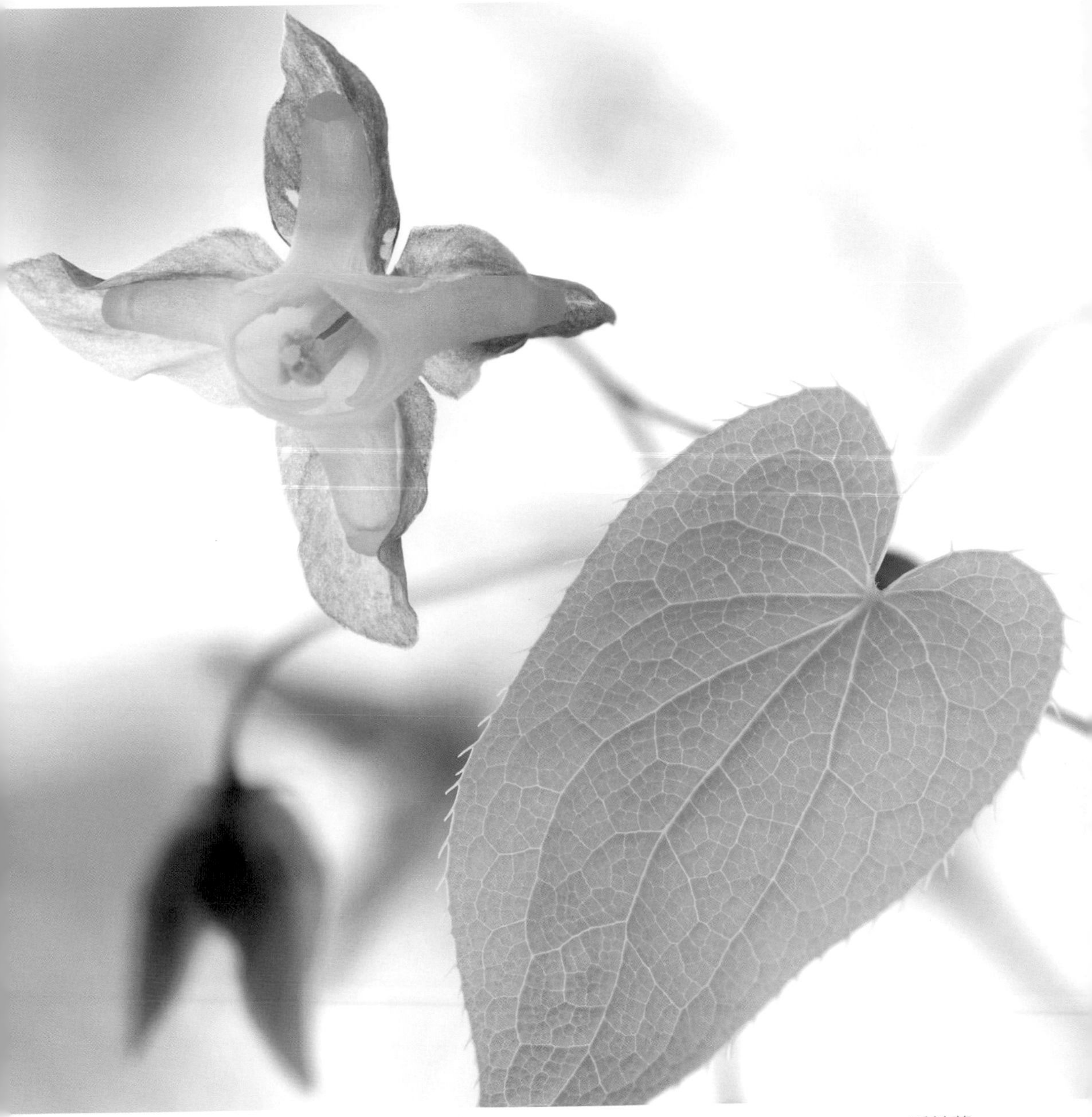

淫羊藿

保健藥膳 2

健陽酒

補腎助陽，溫益精血

如果經常感到腎虛或精血不足，往往容易造成遺精、腰痛甚至視力下降的問題，建議你不妨飲用這帖健陽酒，不但可以活血補血，還能補肝腎、助陽，這可說是男性的至寶喔！

功效

當歸可以補血活血；枸杞子可補肝腎、益精明目；還有補骨脂能補腎助陽，溫中止瀉，納氣平喘。

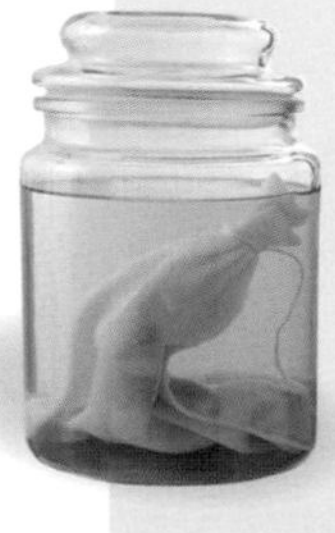

適用

適用於腎陽虛及精血不足，腰痛、遺精、頭暈、視力下降等症。

禁忌

無。

飲用法

口服。

每次10毫升，早、晚各1次。

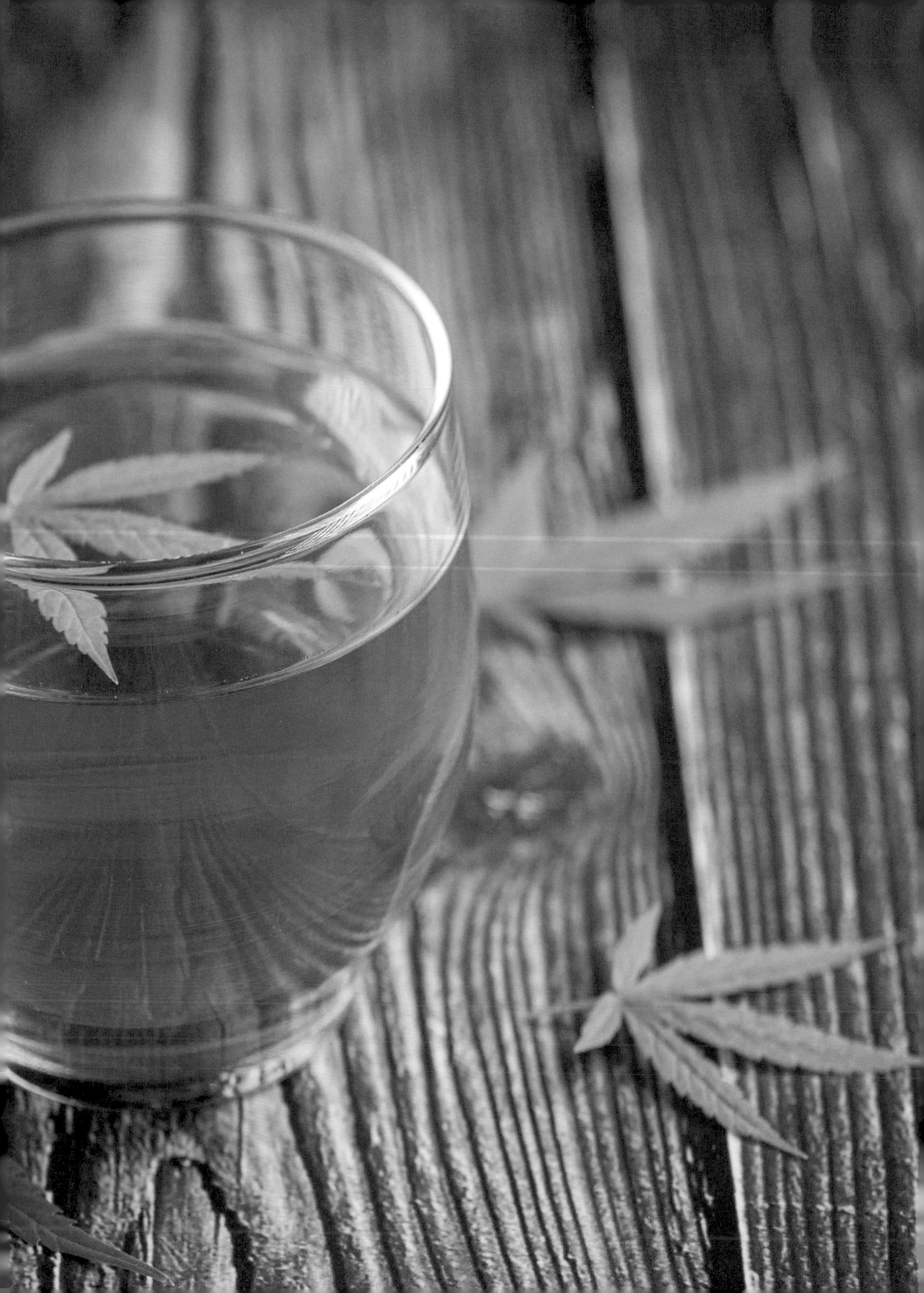

材料：

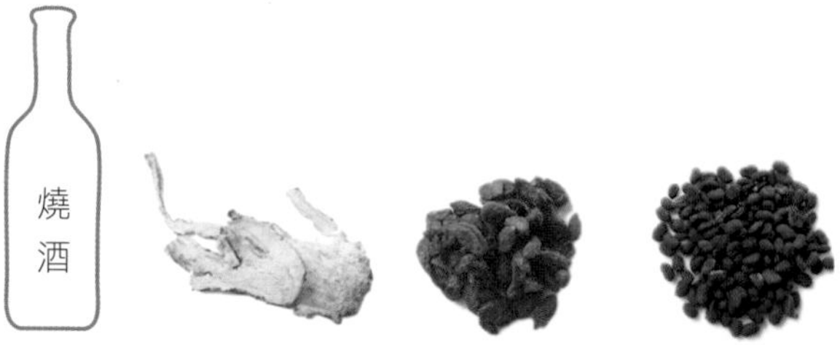

1公升　當歸9克　枸杞9克　補骨脂9克

製作方法：

①將所有藥材用乾淨紗布袋裝好。

②浸泡於燒酒中，加蓋密封，隔水加熱半小時。

③取出容器靜置24小時，次日即可飲用。

／補骨脂藥史／ 補骨脂為補腎扶火、補腎助陽之要藥，男女皆可使用，與胡桃共服，效果更好。《藥性論》述其：「主男子腰疼，膝冷，囊濕，逐諸冷痹頑，止小便利，腹中冷。」《開寶本草》：「治五勞七傷，風虛冷，骨髓傷敗，腎冷精流，及婦人血氣墮胎。」臨床多用於治療男子腰膝冷痛，陽痿，遺精，尿頻；女子月經不調，子宮冷感等症狀。

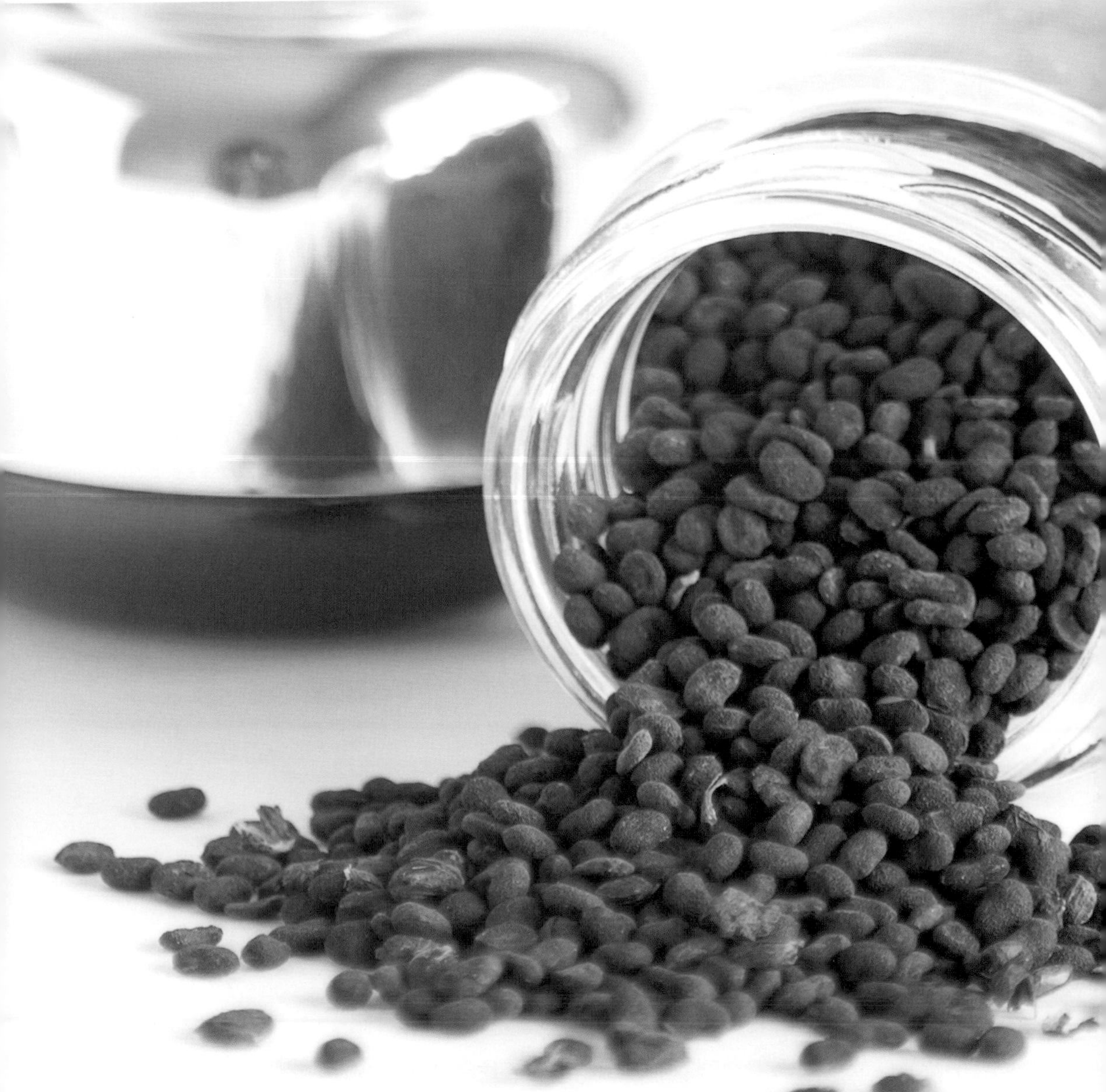

保健藥膳 3

巴戟熟地酒

補腎壯陽，長肌肉，悅容顏

如果想要滋養肝腎、補助元陽，巴戟熟地酒絕對是你可以考慮的不二選擇。此帖酒浸泡方式很簡單，而且只需七天就能飲用。早晚各服一次，就能滋精補血，溫腎壯陽。

功效

巴戟天味甘性溫，補助元陽，而兼散邪，強筋骨，安五臟，為腎經血分之藥。熟地黃填骨髓，長肌肉，生精血，補五臟內傷不足，通血脈，利耳目，黑鬚髮，為滋精補血之要藥。枸杞子味甘性平，味重而純，補陰補氣。

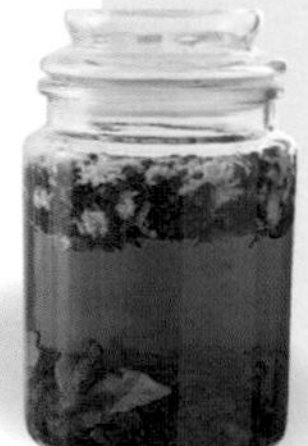

枸杞子滋陰而不致陰衰，助陽而能使陽旺。甘菊花滋養肝腎，兼利血氣。蜀椒、制附子則輔助巴戟天溫腎壯陽。

適用

治療腰膝痠軟，腎陽久虛，陽痿等症。

禁忌

虛火旺、濕熱內盛者忌用。

飲用法

每次10～20毫升，每日早晚2次，將酒溫熱空腹服用。

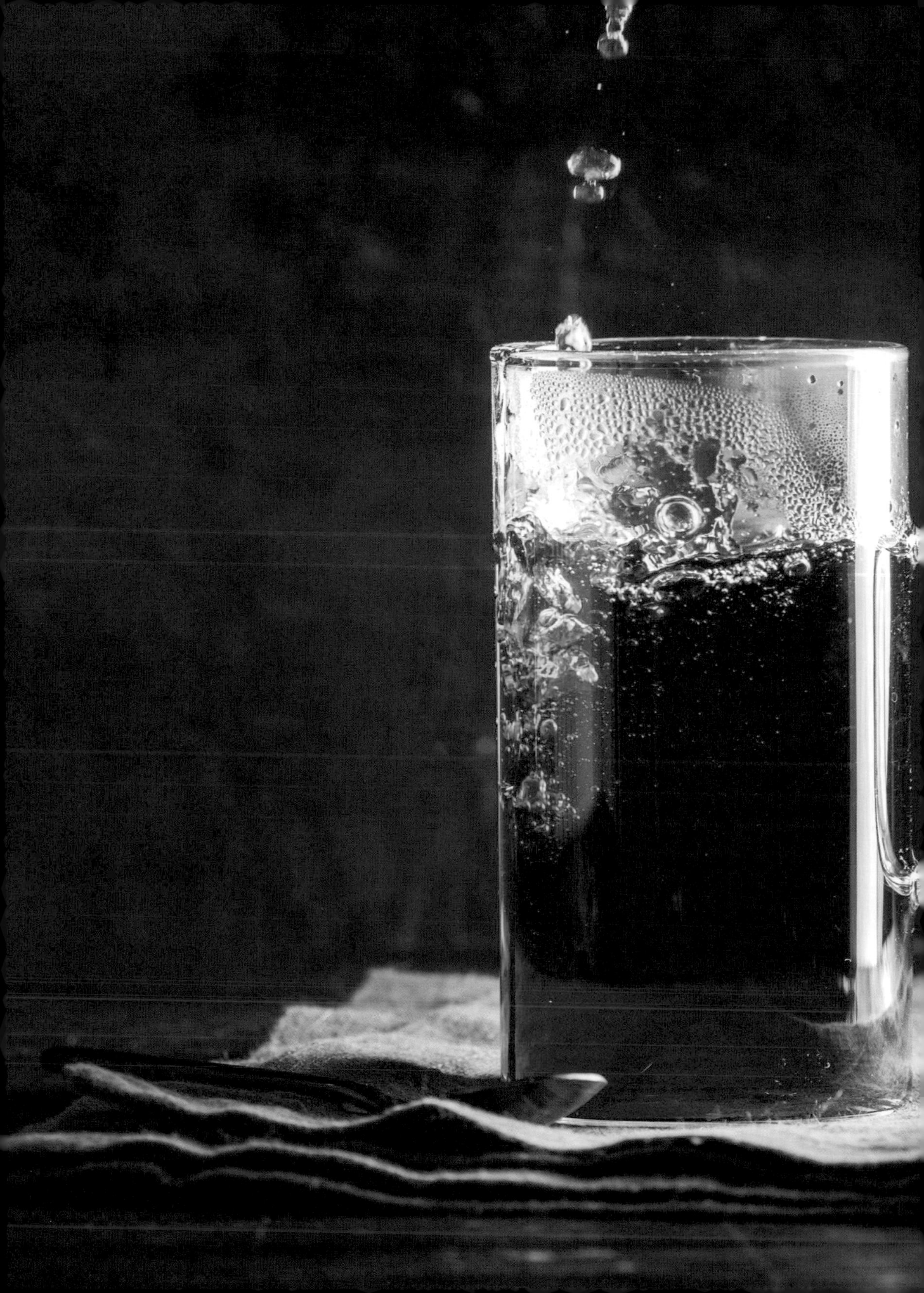

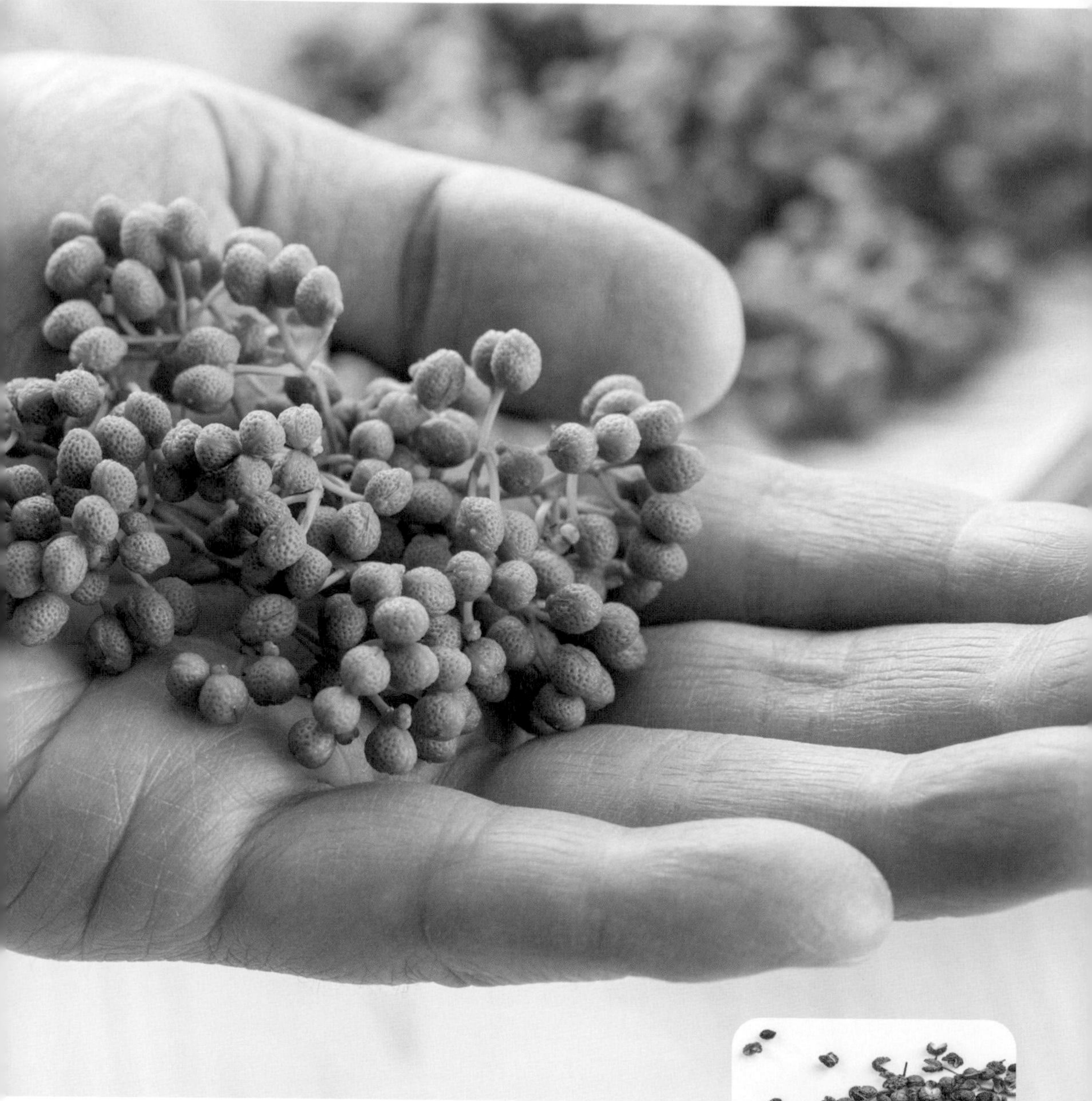

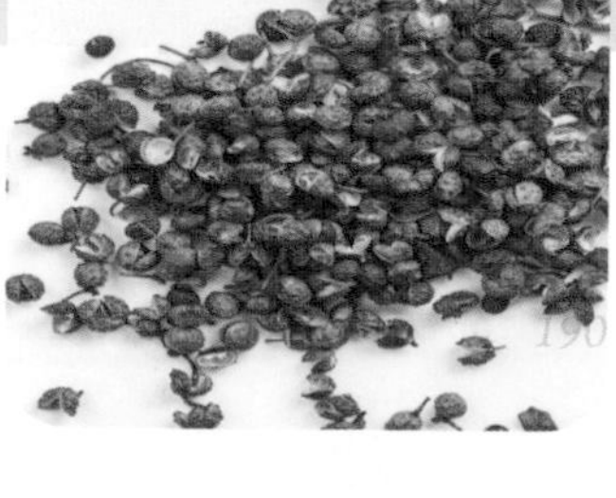

材料：

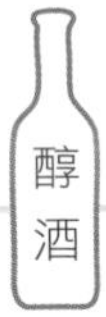

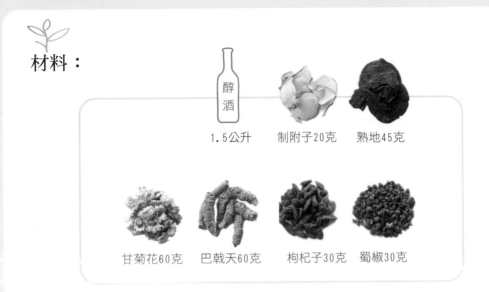

1.5公升

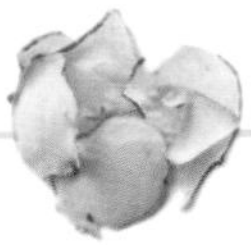
制附子20克

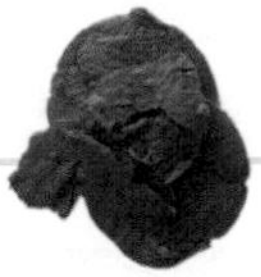
熟地45克

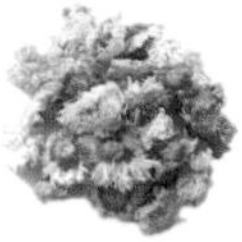
甘菊花60克

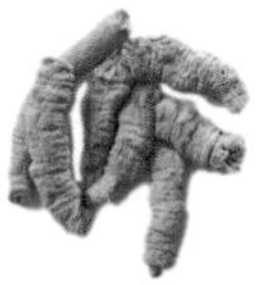
巴戟天60克

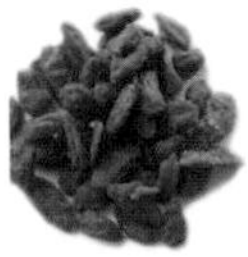
枸杞子30克

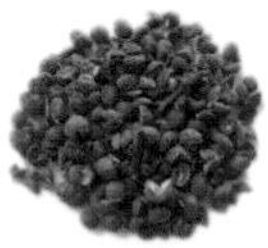
蜀椒30克

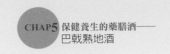

製作方法：

①將上述全部藥材一起搗為粗末，放入乾淨的容器中。

②倒入醇酒浸泡，加蓋密封。5～7日後開封，過濾去渣備用。

/ 巴戟天藥史 / 巴戟天能補腎陽，強筋骨，祛風溼。《神農本草經》述其：「主大風邪氣，陽痿不起，強筋骨，安五臟，補中增志益氣。」臨床多用於治療男性腎陽虛陽痿、女性宮冷不孕、老人小便頻繁等症狀。

保健藥膳 4

歸耆酒

補中益氣、補血活血、調經止痛

一般飽受經痛的女性，普遍會對四物、人參等中藥材感到不陌生。我自己倒是很推薦這道歸耆酒，因為它不只可以止經痛，亦能調整月經，增加食欲、幫助消化，還能增強免疫力，對女性來說，真的不可或缺啊！

功效

當歸補血活血，可調經止痛，潤腸通便，是治血病的重要藥材之一。而黃耆強健補身、固表止汗、利尿消腫、托毒生肌，除可增強免疫力外，還有抗癌的功效，非常適合體弱、氣虛，需要補元氣的忙碌現代人。紅棗則可以達到健胃養脾、生津益血的功效，主治氣血津液不足，還可以促進食慾、健胃、幫助消化。

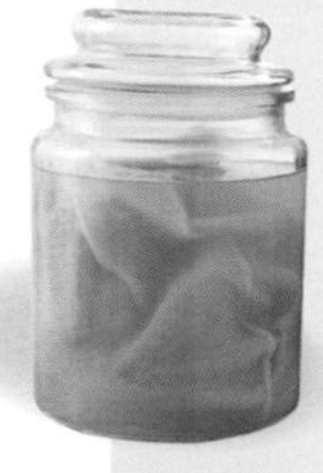

適用

適用於痛經、月經不調。

禁忌

無。

飲用法

每次服10毫升，每日服 3 次，7 天為一療程，行經前 5 天開始服用。

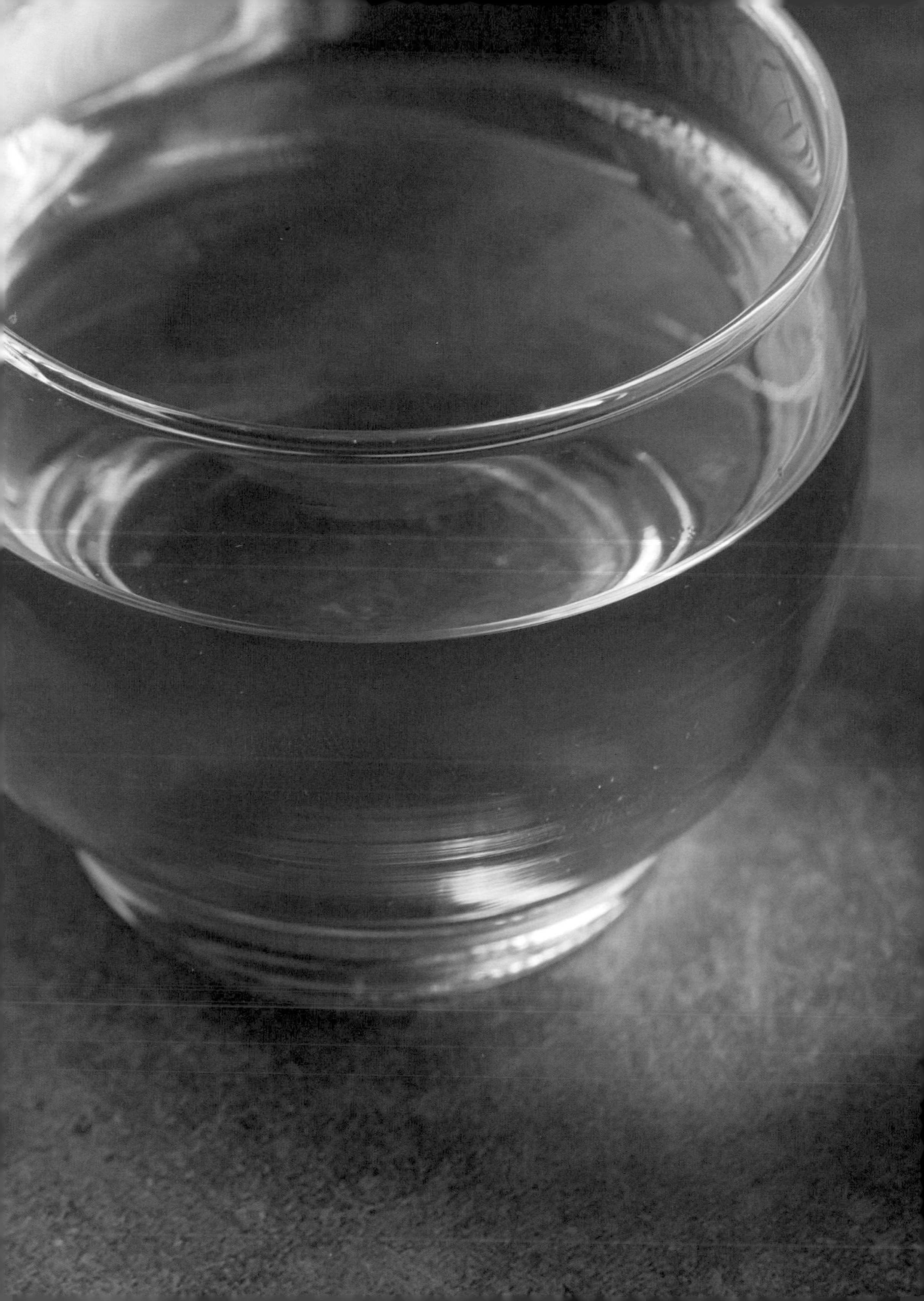

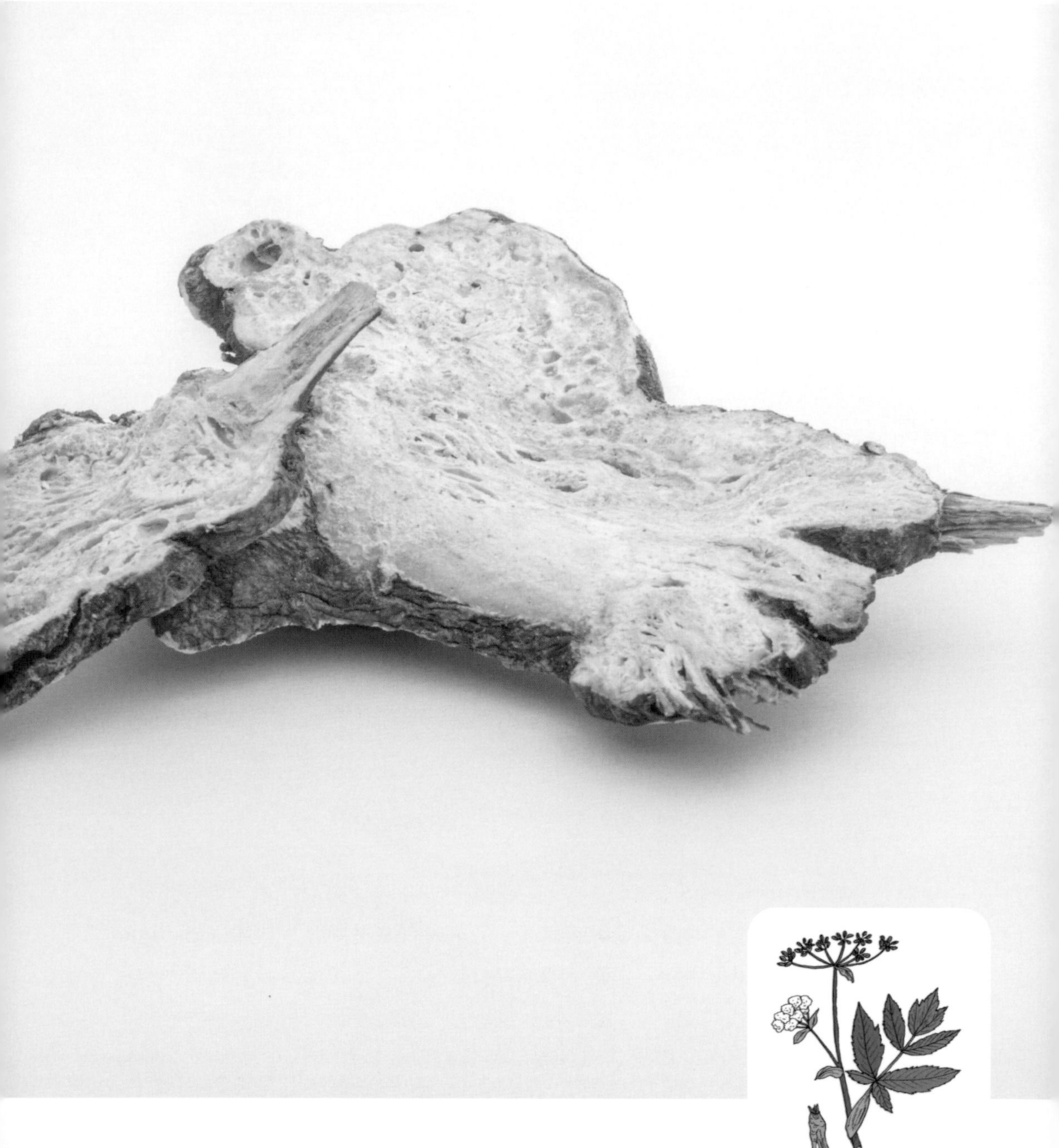

材料：

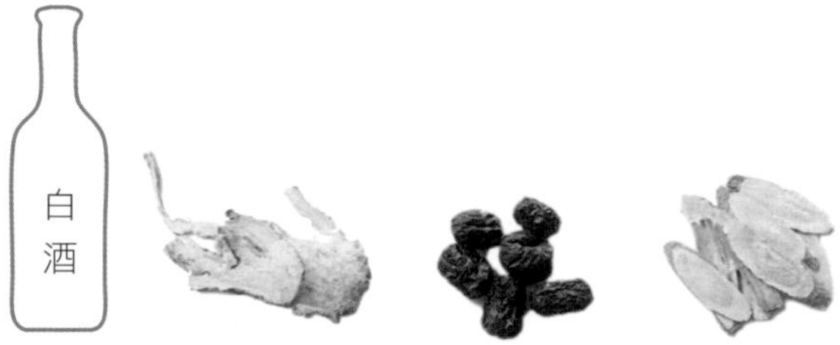

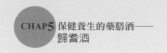

500毫升　當歸150克　紅棗100克　黃耆150克

製作方法：

①將當歸、黃耆洗乾淨，切片備用。

②將所有藥材放入紗袋中束口，投入酒中，加蓋密封 3 週，即可飲用。

/ 紅棗藥史 / 《本草綱目》記載：「能補中益氣、養血生津，用於改善脾虛弱、食少便溏、氣血虧虛等疾病。」紅棗還有健胃養脾，生津益血，鎮靜利尿，調和諸藥的功能。中醫常用紅棗養胃健脾。如在處方中遇有藥力較猛或有刺激性藥物時，常配用紅棗以保護脾胃。紅棗適合各年齡層的人服用，有益氣補血之功效，但須注意的是，紅棗雖是保健佳果，但由於其含醣較高，對於有便祕、內熱症狀的人，反而不宜食用。

保健藥膳 5

種子藥酒

振奮腎陽，補益精血

從醫以來，接觸許多因為不孕而來求診的婦女，她們為了想孕育下一代所承受的心理和生理壓力，實在令人心疼。我都會建議沒有生理上特殊疾病的患者，不妨試著自己在家炮製種子藥酒，這道藥酒能補男性的腎精，對因腎精不足、腎陽虛衰所造成的不孕，有很大的幫助。

功效

淫羊藿補腎壯陽，強筋健骨，祛風除濕。生地清熱涼血，養陰生津，可治療各種出血症、心臟衰弱、高血糖、糖尿病等慢

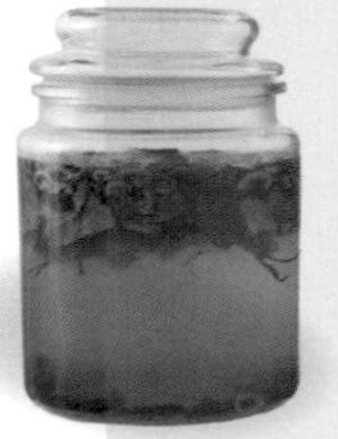

性疾病。枸杞子補腎益精，滋肝明目。核桃具有補腎養陽、清肺止咳、潤腸通便、養血安神的功效，能強身壯體，益壽延年。五加皮祛風濕、壯筋骨、活血去瘀。

適用

腎陽虛衰、腎精不足所致的不孕症。

禁忌

陰虛火旺者不宜飲用。

飲用法

每日2次，每次飲服10～15毫升。

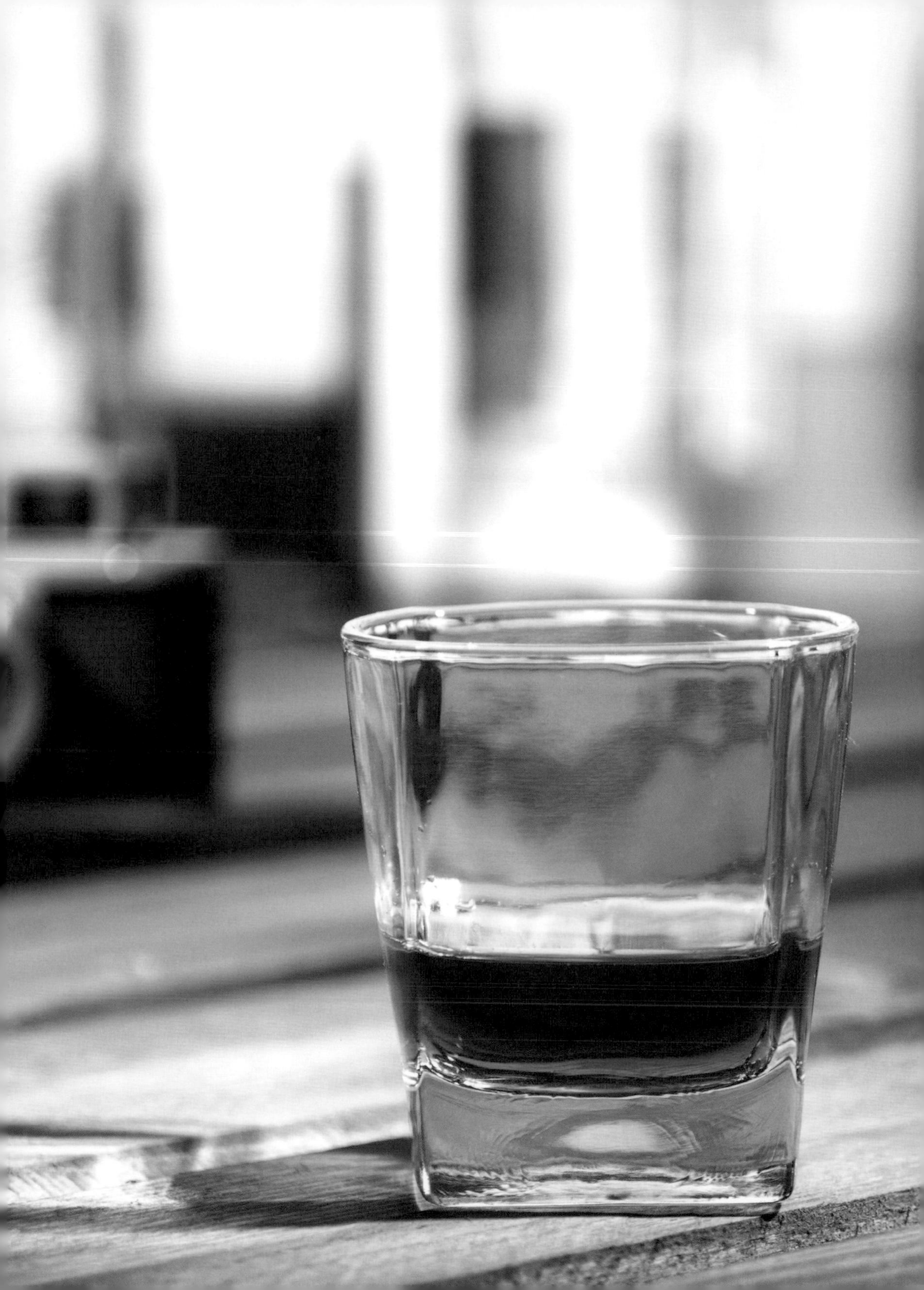

材料：

1公升

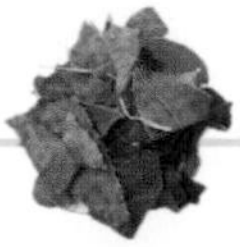
淫羊藿250克

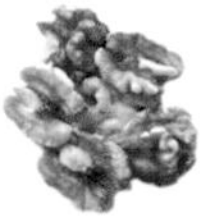
核桃肉120克

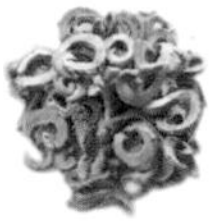
五加皮60克

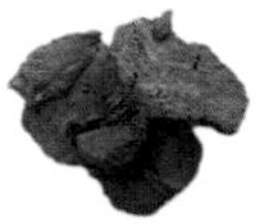
生地120克

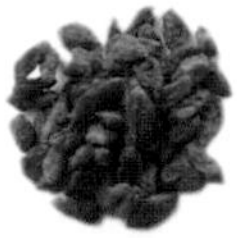
枸杞子60克

製作方法：

①將所有藥材加工搗碎，倒入容器中，再注入白酒，以淹沒藥物為宜，加蓋密封。

②隔水加熱至藥材蒸透，取出放涼，再浸泡7日，即可飲用。

／五加皮藥史／ 五加皮具有祛風濕、強筋骨、利尿、活血去瘀之功效，《本草綱目》述其：「治風濕痿痹，壯筋骨。」《藥性論》亦講：「能破逐惡風血，四肢不遂，賊風傷人，軟腳，暨腰，主多年瘀血在皮肌，治痹濕內不足，主虛羸，小兒三歲不能行。」臨床上多用於治療風濕痹痛、筋骨拘攣、腰膝痠痛等症，對肝腎不足有風濕者最為適用，是治療風濕之要藥。

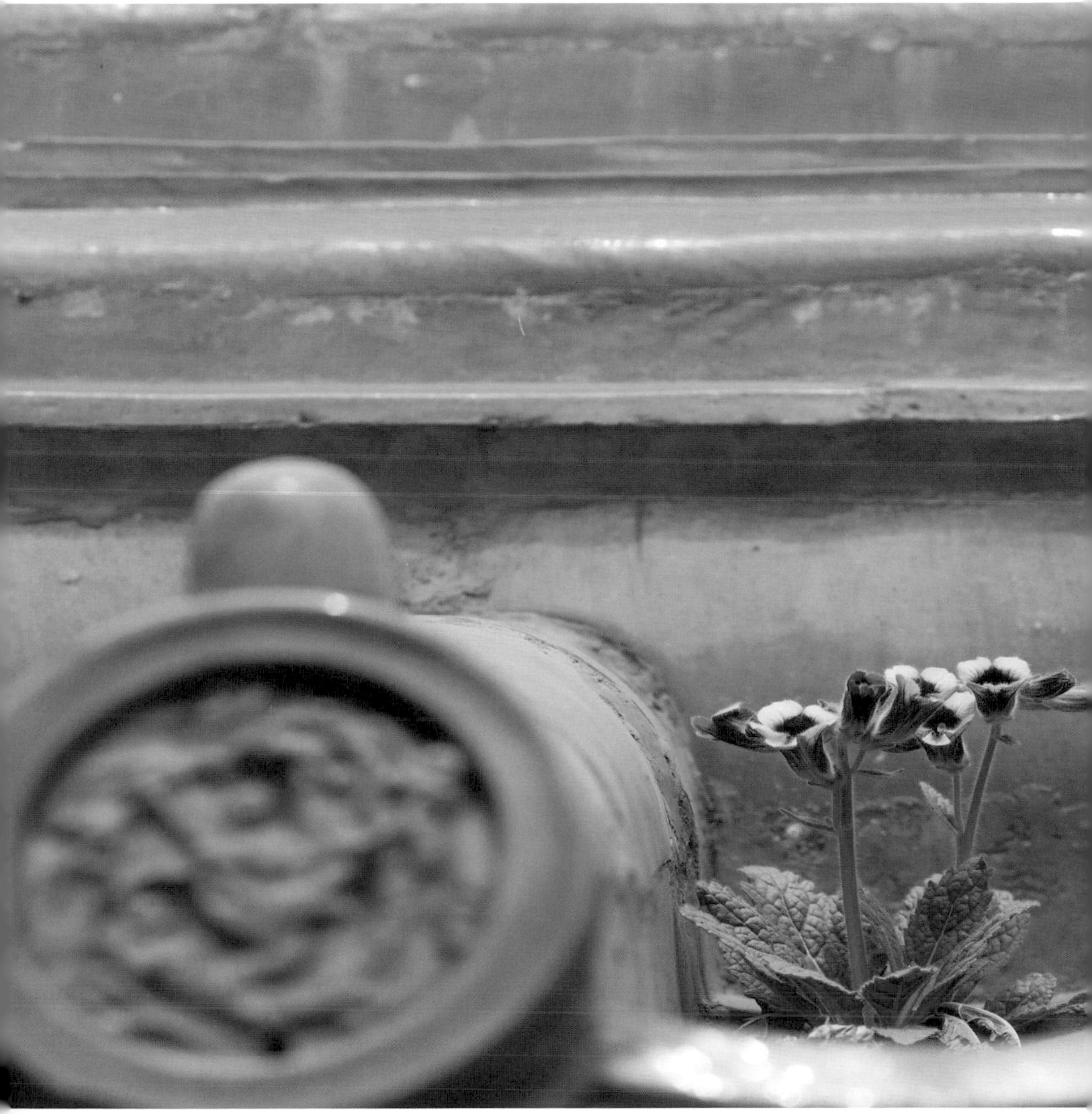

生地

保健藥膳 6

芍藥酒

滋陰，柔肝，健脾，溫中除濕

這帖藥酒適合什麼人、什麼時候喝呢？我通常會告訴患者，如果你有白帶過多，或白帶的顏色過深，甚至生理期間，經血量過大時，這帖藥酒就對你有幫助了。製作芍藥酒不難，只需要一夜就能飲用了，對於怕麻煩的人來說，是個非常方便的選擇。

功效

芍藥散瘀活血，可以鎮痛調經，祛痰解熱。黃耆則能強健補身、固表止汗、利尿消腫、托毒生肌，除可增強免疫力外，還有抗癌的功效，非常適合體弱、氣虛，需要補元氣的忙碌現代人。而生地黃清熱涼血，養陰生津，可治療各種出血症、心臟衰弱、高血糖、糖尿病等慢性疾病。艾葉則有散寒止痛、溫經止血之效。

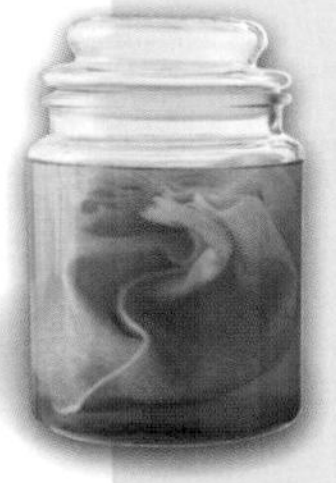

適用

治婦人血傷及脾腎兩虛所致之赤白帶下。

禁忌

無。

飲用法

飯前隨量溫飲之。

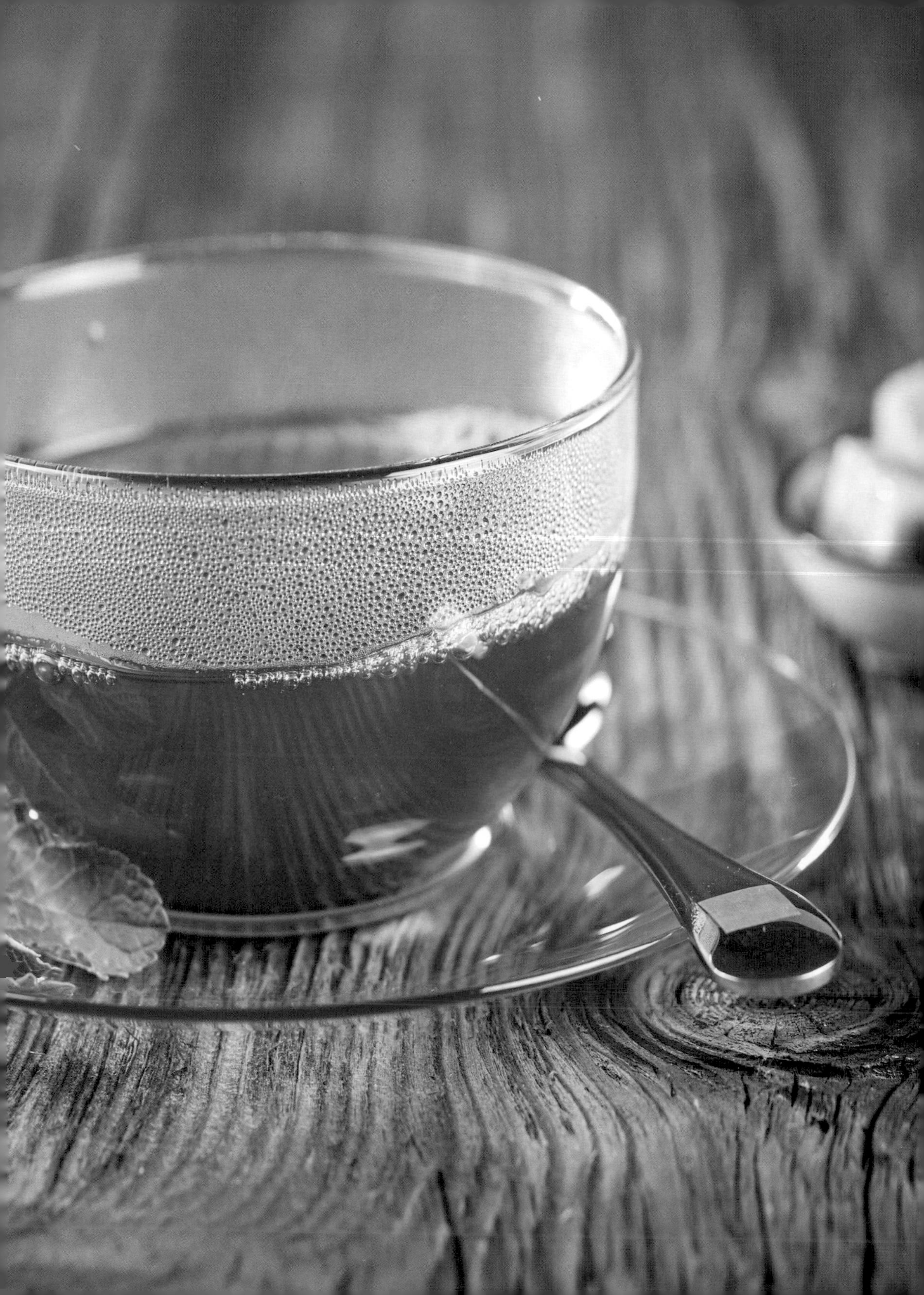

材料：

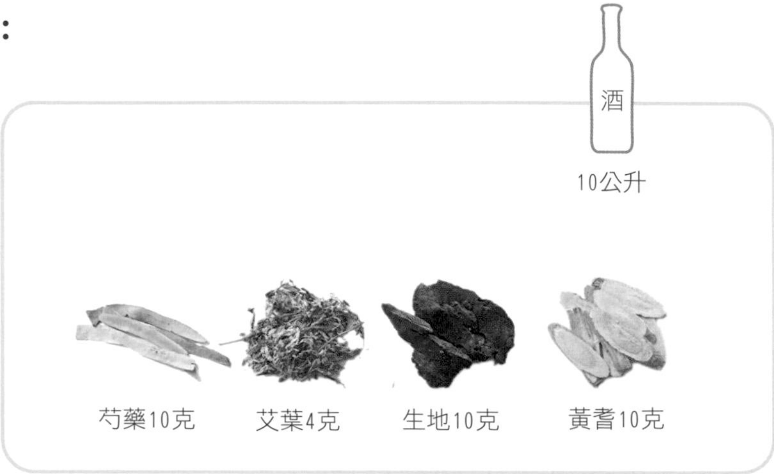
酒
10公升
芍藥10克
艾葉4克
生地10克
黃耆10克

製作方法：

①將所有藥材切細，放入紗布袋中，束緊袋口。

②將紗布袋投入酒中，浸泡一夜即可飲用。

/艾葉藥史/ 艾葉具有散寒止痛，行氣開鬱，祛痰止咳作用，並有止血之功，《本草別錄》記載：「主灸百病。可作煎，止下痢，吐血，下部䘌瘡，婦人漏血。利陰氣，生肌肉，辟風寒，使人有子。」臨床上多用於治療少腹冷痛，經寒不調，宮冷不孕，吐血，崩漏經多，妊娠下血等症狀。艾葉更是中醫灸法臨床所用的主要原材料。

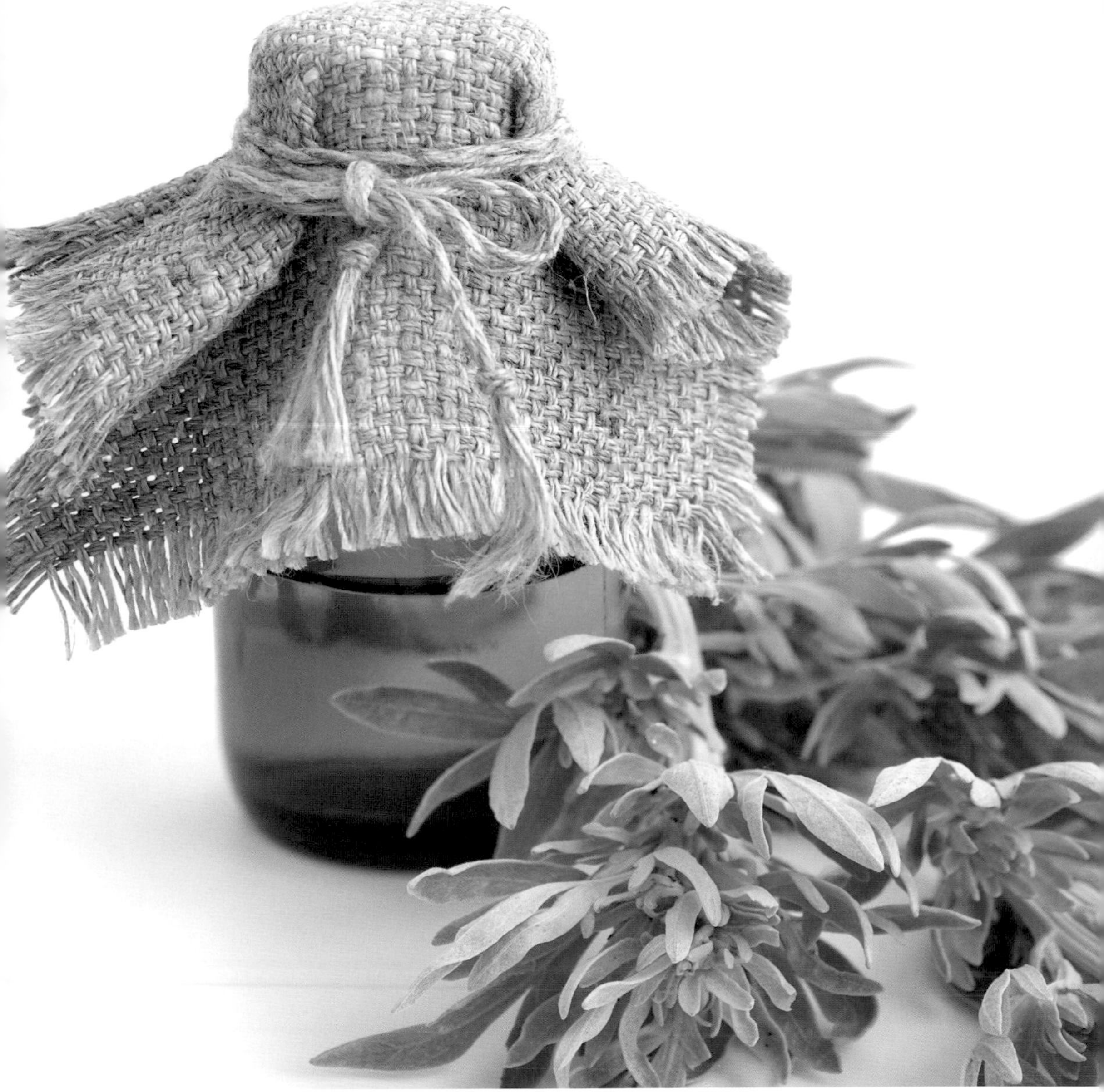

保健藥膳
7

八珍酒

補元氣，益精神

一般人一旦年紀進入老年，身體所有的器官都會逐漸退化，體力和智力都大不如前。雖然人無法青春永駐，但是透過藥補，讓人老當益壯卻是有可能的。每天早晚一小杯八珍酒，不但能夠補體力，還能補氣力，更大的功效是能夠抗疲勞，保護我們的肝臟。即使我們不能永遠不老，也可以老得有精神，老得很健康。

功效

人參補氣固脫，安神益智，能提高體力、腦力，有明顯抗疲勞作用；荔枝肉能補脾益肝、生津止呃，可消除腫痛、鎮咳養心。

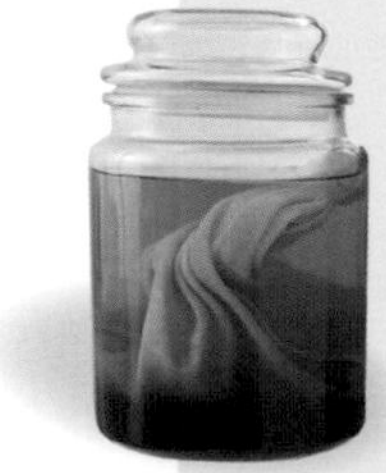

主治

適合體質虛弱、精神不振者，尤其是老年人可服用。

禁忌

此酒性質偏溫，有虛火者不宜使用。

飲用法

每日早晚各飲10～20毫升。

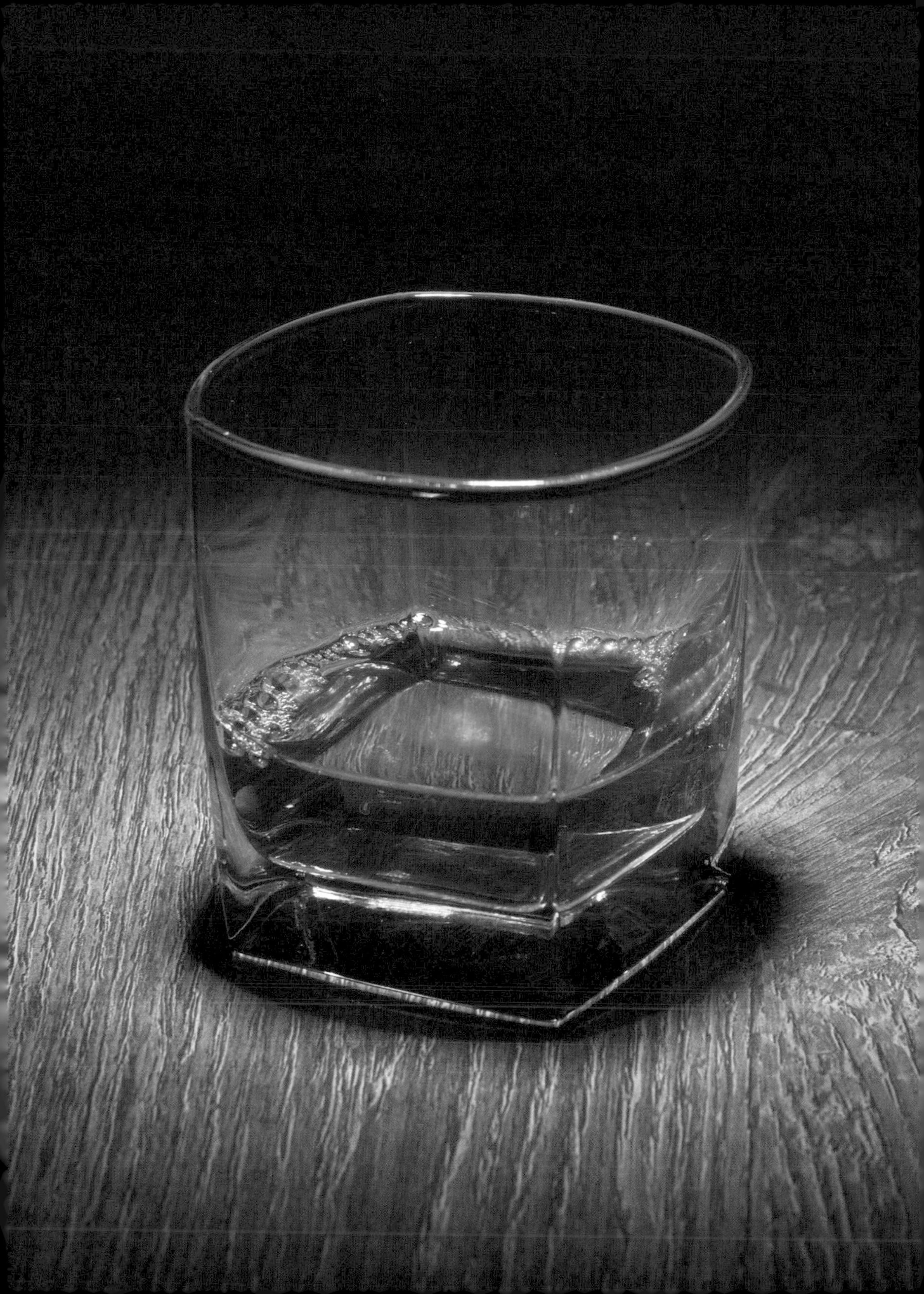

材料：

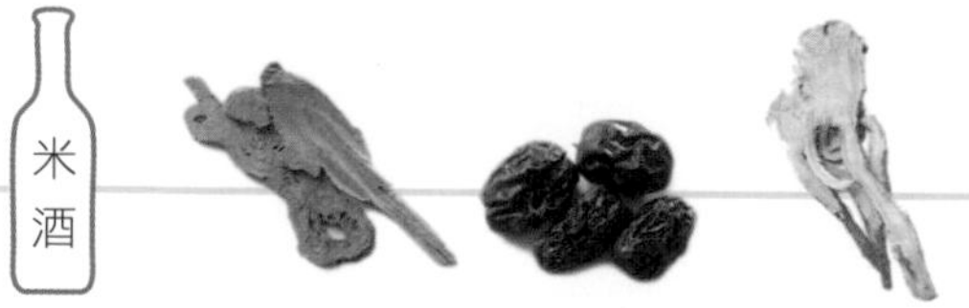

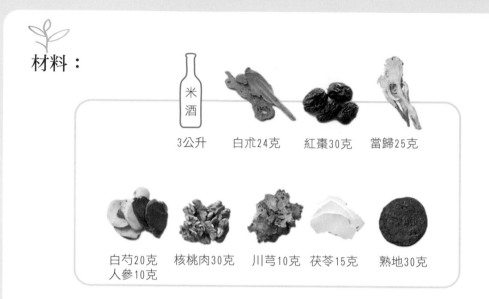

3公升　白朮24克　紅棗30克　當歸25克

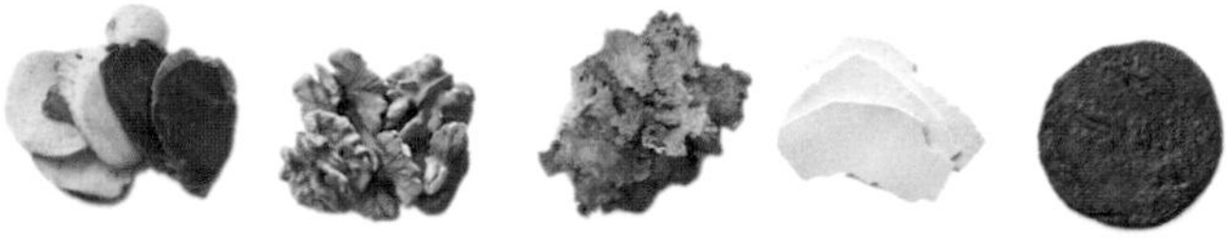

白芍20克　人參10克　核桃肉30克　川芎10克　茯苓15克　熟地30克

製作方法：

①將所有藥材搗成粗末、紅棗去核，放入紗布袋內，將袋口綁緊。

②將紗布袋置於容器中，倒入米酒，加蓋密封。

③靜置3週，過濾去渣，貯瓶備用。

/白朮藥史/《本草匯言》記載：「白朮，乃扶植脾胃，散濕除痹，消食除痞之要藥。脾虛不健，朮能補之；胃虛不納，朮能助之。」臨床上用於脾虛食少、腹脹泄瀉、痰飲眩悸、水腫、自汗、胎動不安等症。

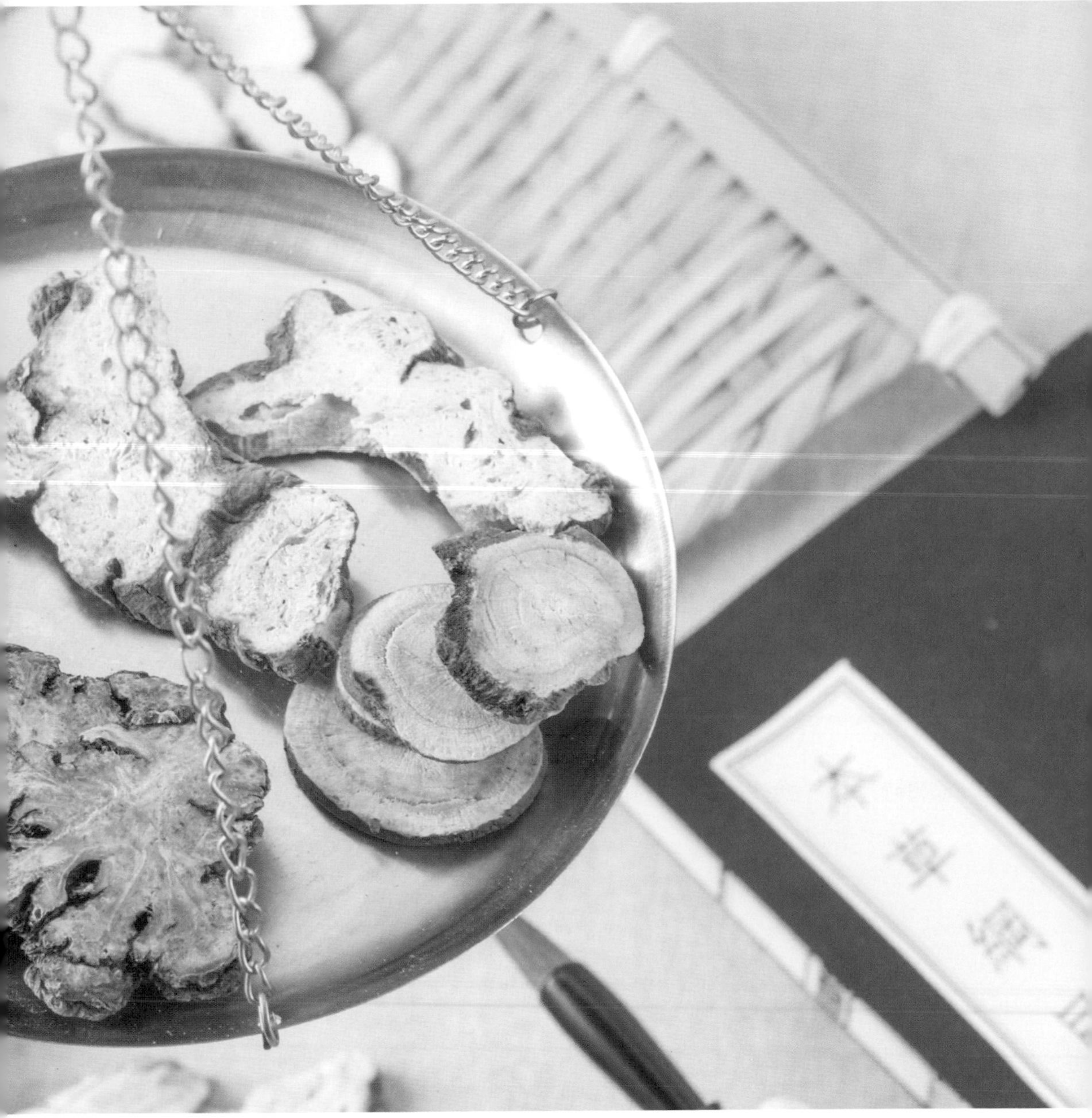

保健藥膳 8

補虛延年

延壽酒

如果你也想延年益壽，不妨喝喝看這帖延壽酒，它對體力退化、腰膝痠軟的中老年人有特別的幫助，此外，還可以讓食欲不振的中老年人開胃，使其增強體力，防止快速衰老。

功效

黃精補氣養陰，能健脾潤肺，益腎填精。蒼朮則可燥濕健脾、祛風散寒。至於天門能冬滋陰潤燥、清肺生津。還有威靈仙能祛風燥濕、延年益壽。枸杞則有補腎益精、滋肝明目的功效。

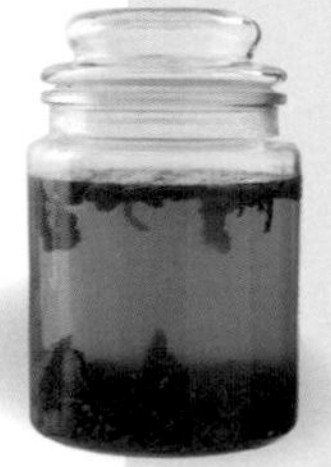

適用

適合體倦乏力，飲食減少，頭暈目眩，腰膝不利之中、老年人飲用。

禁忌

無。

飲用法

每日早、晚空腹溫飲1～2杯。

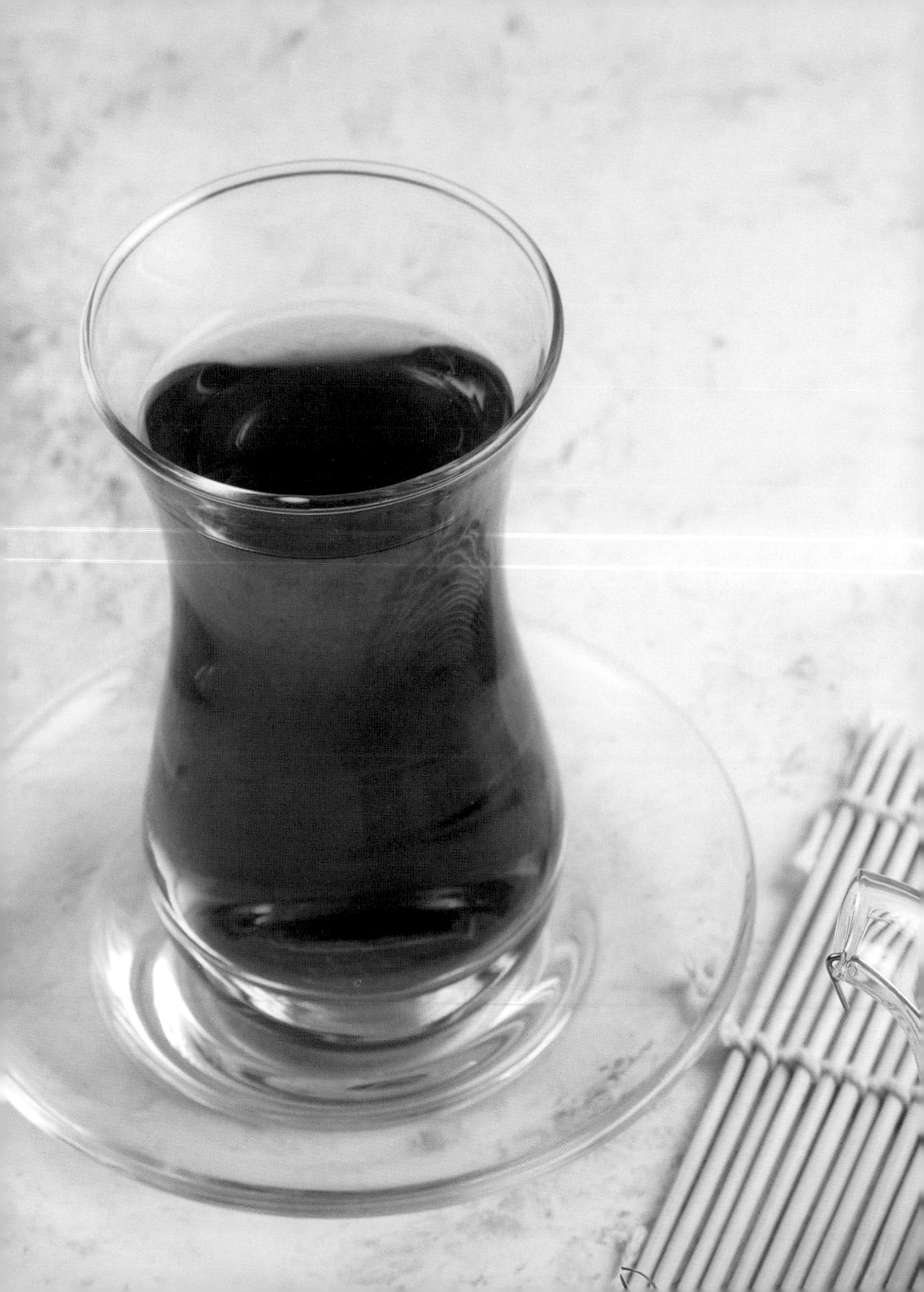

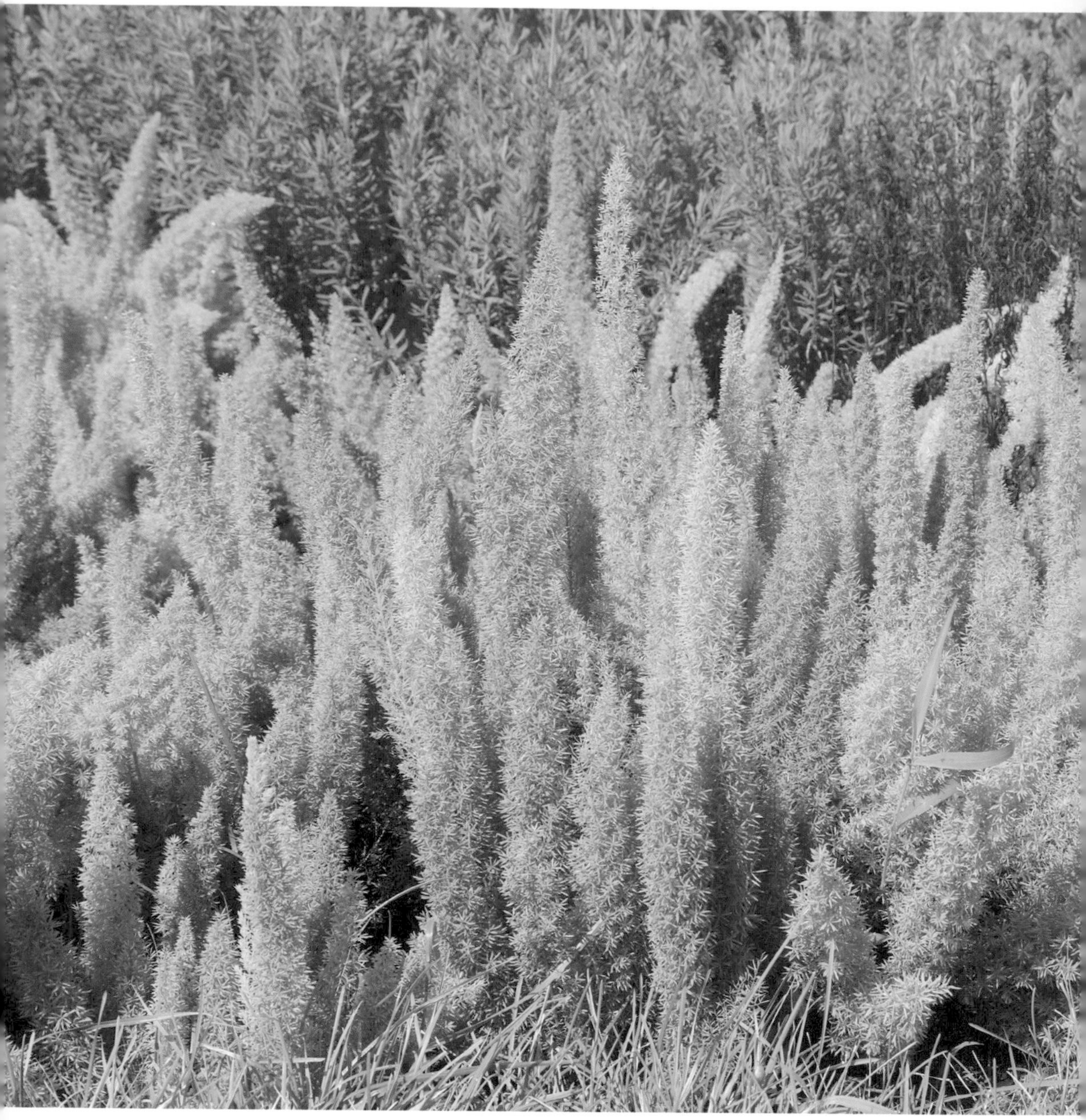

天門冬

材料：

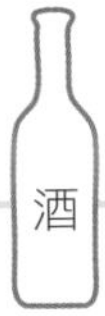

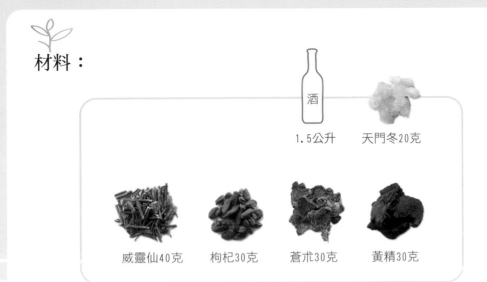

1.5公升

天門冬20克

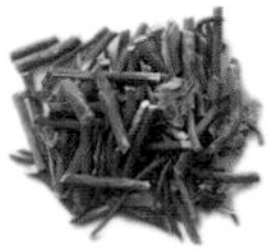
威靈仙40克

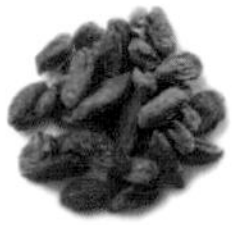
枸杞30克

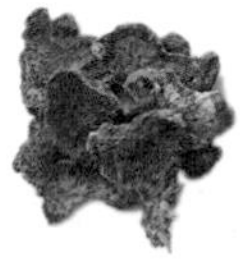
蒼朮30克

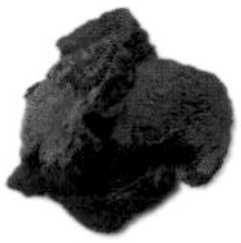
黃精30克

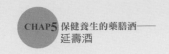

製作方法：

①將所有藥材搗碎，投入酒中，加蓋密封。

②7天後開取，過濾去渣備用即可。

/ 天門冬藥史 /《藥性論》記載：「主肺氣咳逆，喘息促急，除熱，通腎氣，療肺痿生　吐膿，治濕疥，止消渴，去熱中風，宜久服。」因其含天門冬素、粘液質、β-甾醇及5-甲氧基甲基糠醛及多種氨基酸等，有鎮咳袪痰作用；對急性淋巴細胞型白血病、慢性粒細胞型白血病及急性單核細胞型白血病患者的脫氫酶有一定的作用，具抗腫瘤活性；對多種細菌有抑制作用。

保健藥膳 9

康寶補酒

補腎壯腰，強心健脾，寧神益智，補氣益精，聰耳明目

電視的聲音越開越大、越來越聽不到一般語調的聲音、越來越走不遠、越來越睡得淺少、越來越吃不下……。如果你有以上這些症狀，小心，身體可能開始老化了喔！

年輕人有年輕人的補法，年紀大的人有年紀大的人的補法，不可少的何首烏，能夠幫助頭髮不要太早變白；刺五加能夠補腎健脾，枸杞明目眾所皆知，而其他幾味中藥對強健補身都有好處。如果想年過六十仍耳聰目明，不妨飲用康寶補酒來調理。

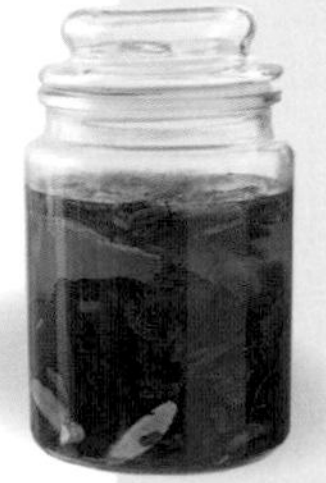

功效

何首烏可補益精血，固腎烏鬚，有補血寧神的功效。而刺五加益氣健脾，補腎安神。至於淫羊藿補腎壯陽，可強筋健骨，祛風除濕。

還有黃精能補氣養陰，健脾潤肺，益腎填精。枸杞補腎益精，滋肝明目。黃耆強健補身、固表止汗、利尿消腫、托毒生肌，除可增強免疫力外，還有抗癌的功效，非常適合體弱、氣虛，需要補元氣的忙碌現代人。山楂則有消食化積、行氣散瘀的效果。

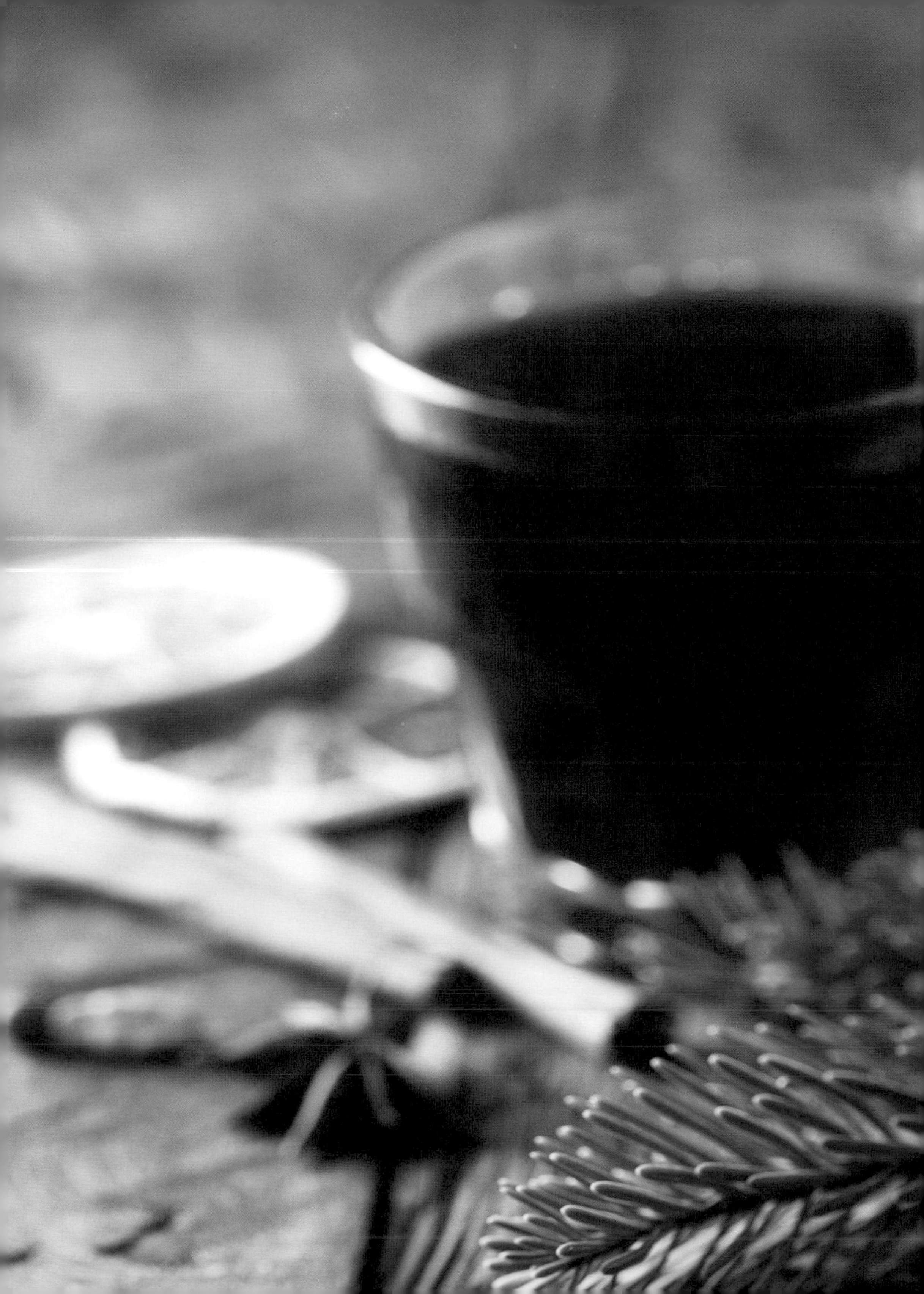

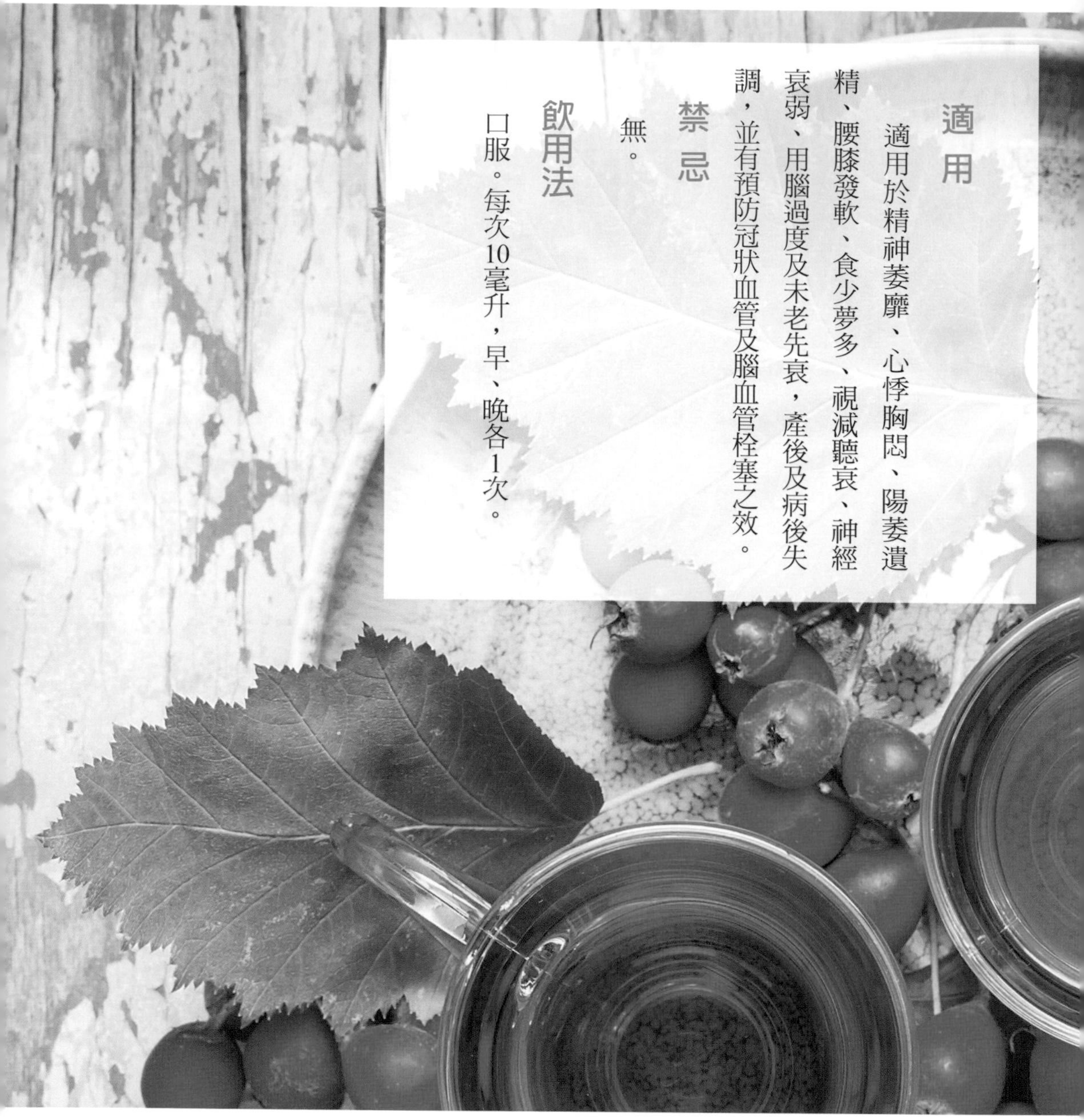

適用

適用於精神萎靡、心悸胸悶、陽萎遺精、腰膝發軟、食少夢多、視減聽衰、神經衰弱、用腦過度及未老先衰，產後及病後失調，並有預防冠狀血管及腦血管栓塞之效。

禁忌

無。

飲用法

口服。每次10毫升，早、晚各1次。

材料：

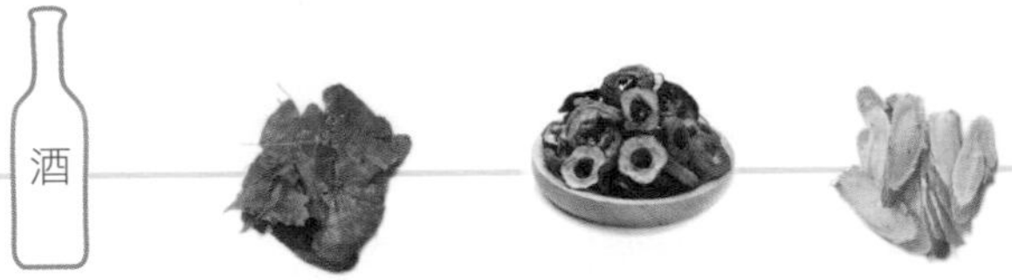

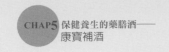

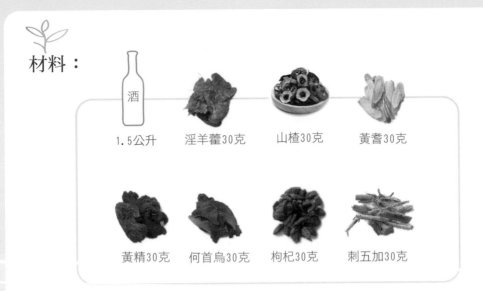

1.5公升　淫羊藿30克　山楂30克　黃耆30克

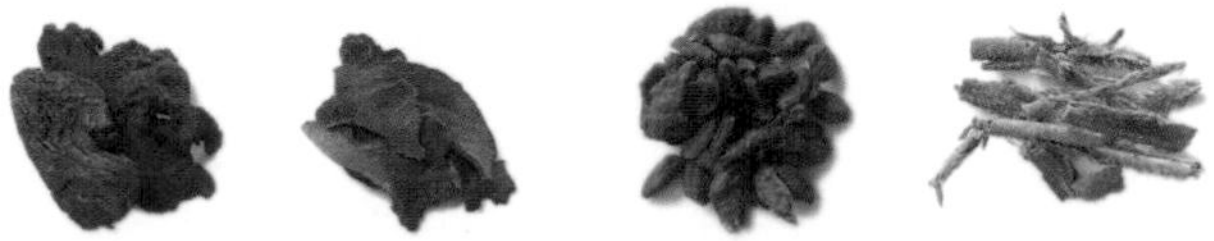

黃精30克　何首烏30克　枸杞30克　刺五加30克

製作方法：

①將所有藥材洗淨，投入酒內，加蓋密封3週。

②3週後開封，過濾去渣取汁即成。

/ 刺五加藥史 / 刺五加益氣健脾，補腎安神，自古以來便是我國一種常用的藥材，歷代本草醫藥均有記載，《名醫別錄》認為刺五加有「補中，益精，堅筋骨，強意志」等功效，臨床上對於治療脾臟虛弱，體虛乏力，食慾不振，腰膝痠痛，失眠多夢尤其有效。

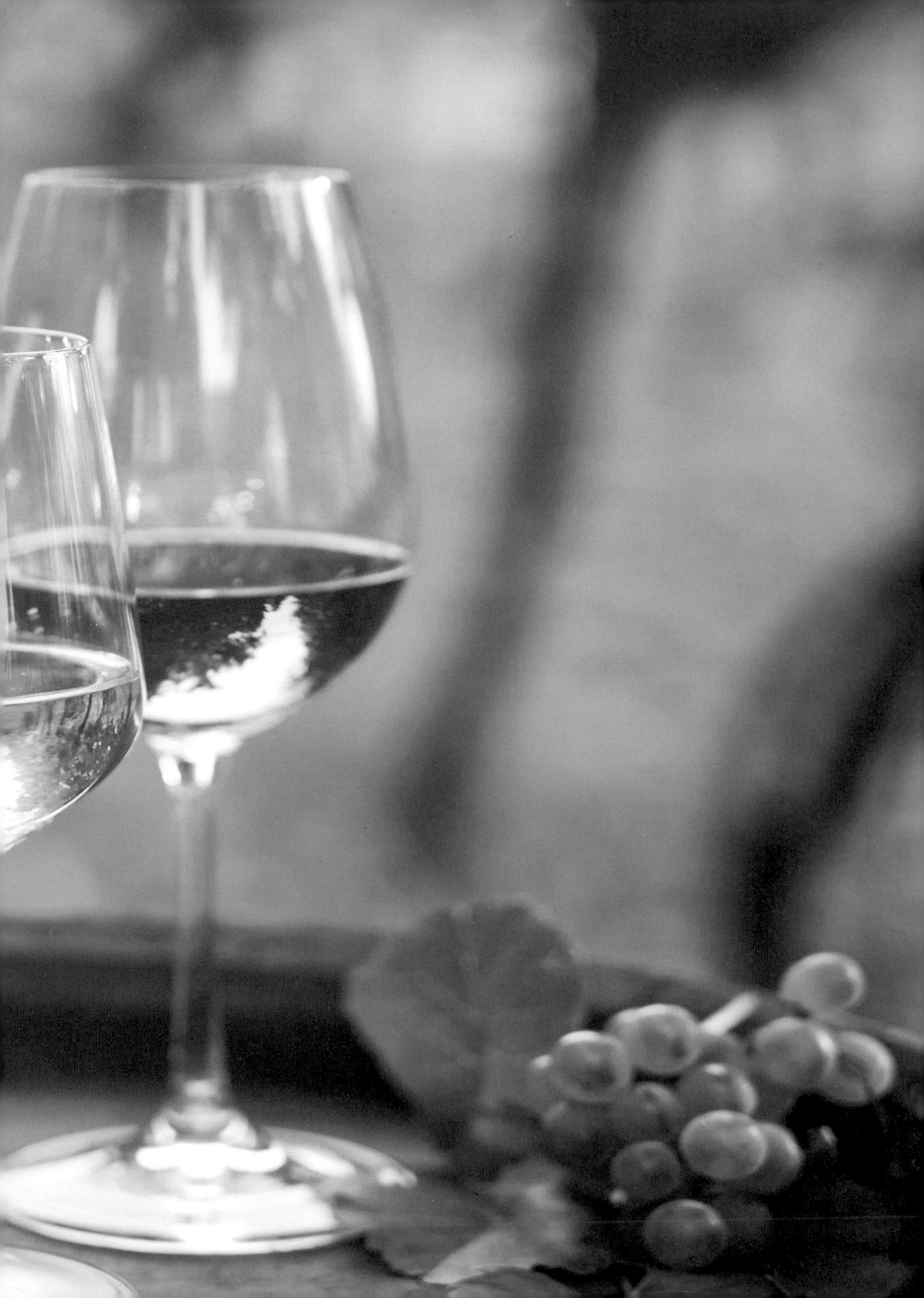

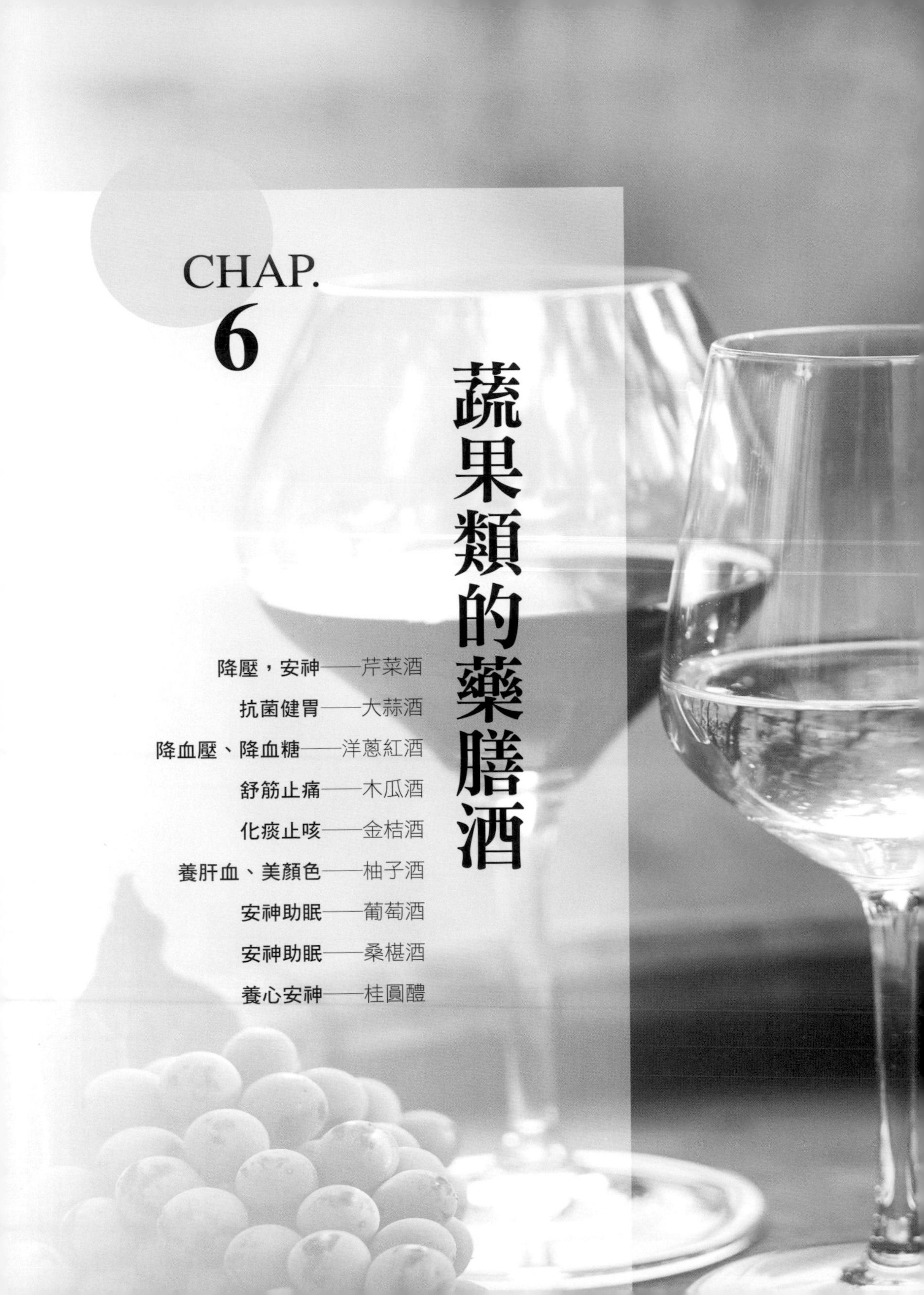

CHAP.
6

蔬果類的藥膳酒

降壓，安神——芹菜酒

抗菌健胃——大蒜酒

降血壓、降血糖——洋蔥紅酒

舒筋止痛——木瓜酒

化痰止咳——金桔酒

養肝血、美顏色——柚子酒

安神助眠——葡萄酒

安神助眠——桑椹酒

養心安神——桂圓醴

芹菜酒

健胃、降壓、安神

蔬菜、水果可以用來製作蔬果汁，當然也能用來製成藥酒。以芹菜入酒，不但能降血壓，還能助消化並消除疲勞。

即使怕芹菜味道的人，也能輕鬆喝這道藥酒，因為酒香能中和芹菜的氣味道，便其喝來順口。

功效

芹菜性味甘涼，有降血壓，鎮靜，健胃，利尿以及止血等作用，是一味常用的藥食合一的蔬菜。

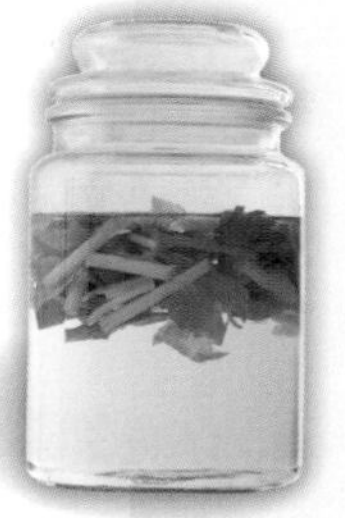

適用

有消除疲勞，鎮靜安神，增進食慾的作用。

禁忌

無。

飲用法

每日 2 次，每次10～20毫升。

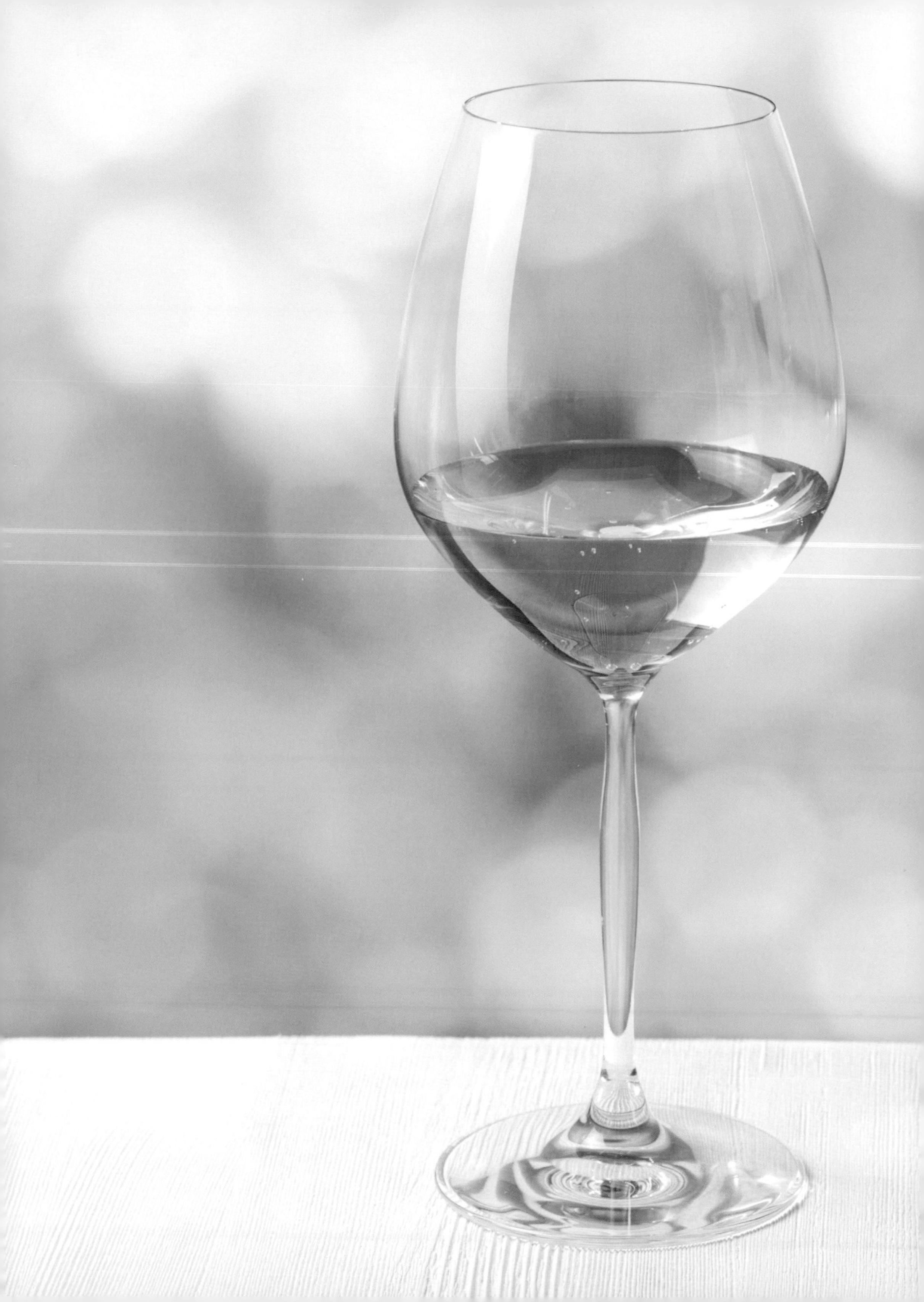

材料：

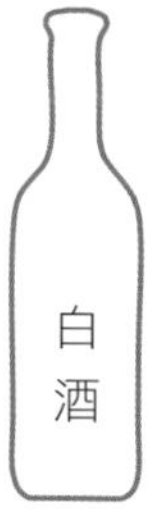

2公升

芹菜200克

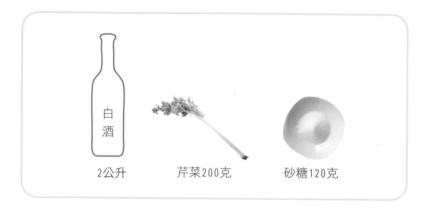

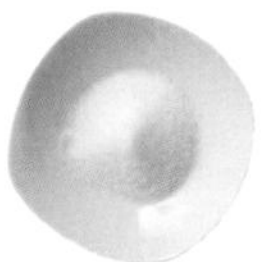
砂糖120克

製作方法：

①將新鮮芹菜連莖帶葉洗淨，晾乾表面水分，切2～3公分段。

②將芹菜放入容器中，加入白酒和砂糖，加蓋密封浸泡 2 個月。

③2個月後，過濾去渣即成。

/**芹菜藥史**/歷代醫學文獻都有論述，認為芹菜有「甘涼清胃，滌熱祛風，利口齒、咽喉，明目和養精益氣、補血健脾、止咳利尿、降壓鎮靜。」中醫臨床亦顯示，芹菜是治療高血壓和因高血壓引起之疾病的有效藥物，對防治糖尿病、貧血、小兒佝僂症、血管硬化和月經不調和白帶過多等婦科病，也有一定的輔助療效。

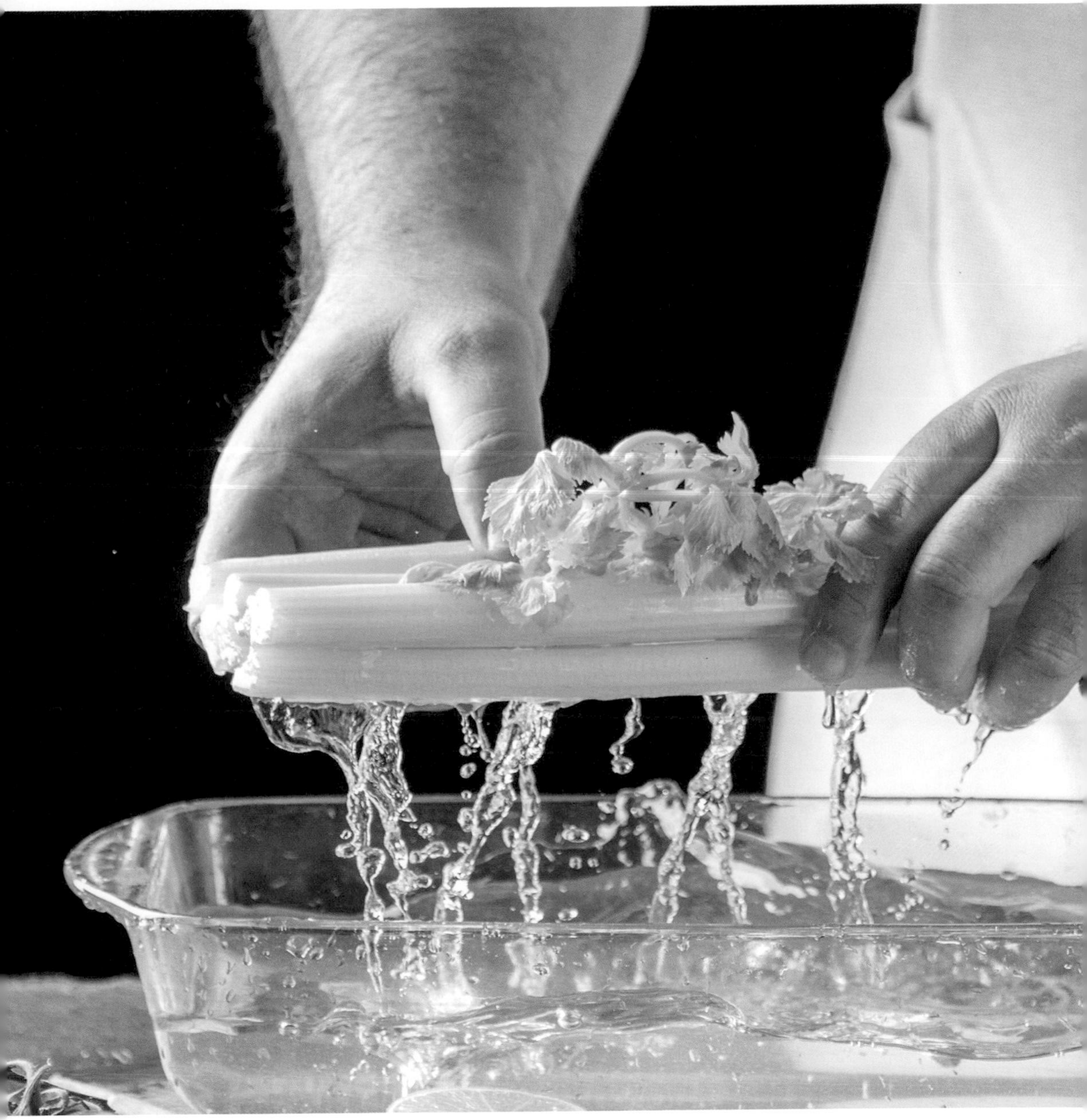

蔬果藥膳 2

大蒜酒

防病健體，抗菌健胃

大蒜的好處不勝枚舉，最大的功效就是解毒，唯一的禁忌就是不要空腹吃過量，以免傷胃。大蒜可以預防感冒，也能夠抵抗病菌。

此外，對失眠的人也有用，每天至少喝一次大蒜酒，對身體健康真的有助益。

功效

大蒜能產生下氣消谷、除風破冷、解毒散癰的效果。

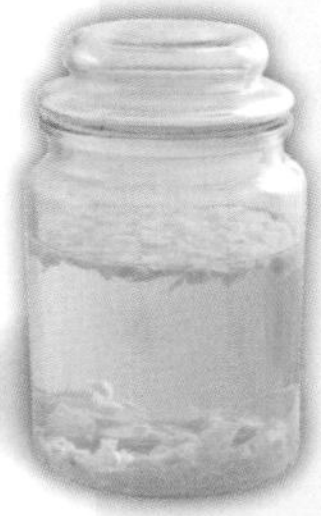

適用

消除疲勞，預防感冒腹瀉，抗菌，軟化血管，治療失眠，炎夏精神不振等。

禁忌

無。

飲用法

每日1～2次，每次10～20毫升。

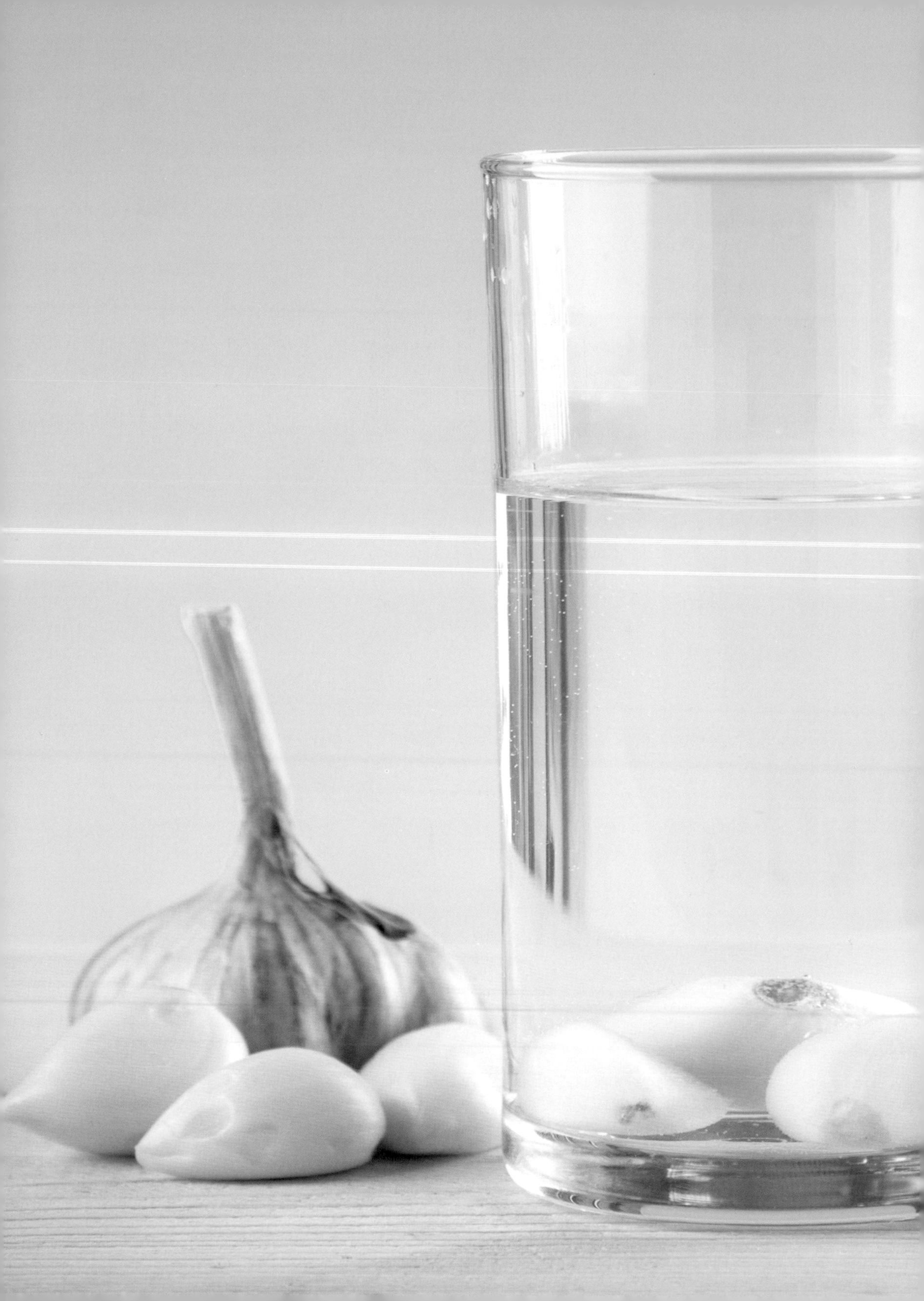

材料：

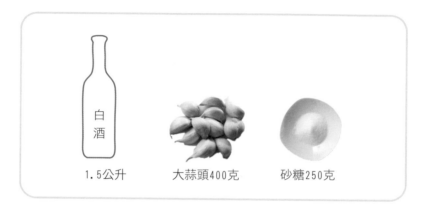

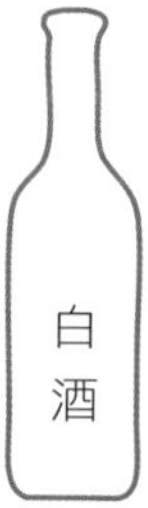

1.5公升

大蒜頭400克

砂糖250克

製作方法：

①將大蒜剝去外皮和薄膜，洗淨，瀝乾水分，拍裂，顆粒大者可切2～3片。

②將剝去皮的大蒜裝入容器中，倒進白酒和白糖，加蓋密封，放置於陰涼處。

③經過2～3月即成，飲用時取上清酒液服用。

／大蒜藥史／ 以大蒜為藥物的歷史也有三千年之久。三國時代，名醫華陀就曾用大蒜驅蟲，傳統醫學亦取之消癰腫、解毒、殺蟲。《本草綱目》中也有大蒜治腹瀉、暴痢、吐血水腫等疾病的記載。

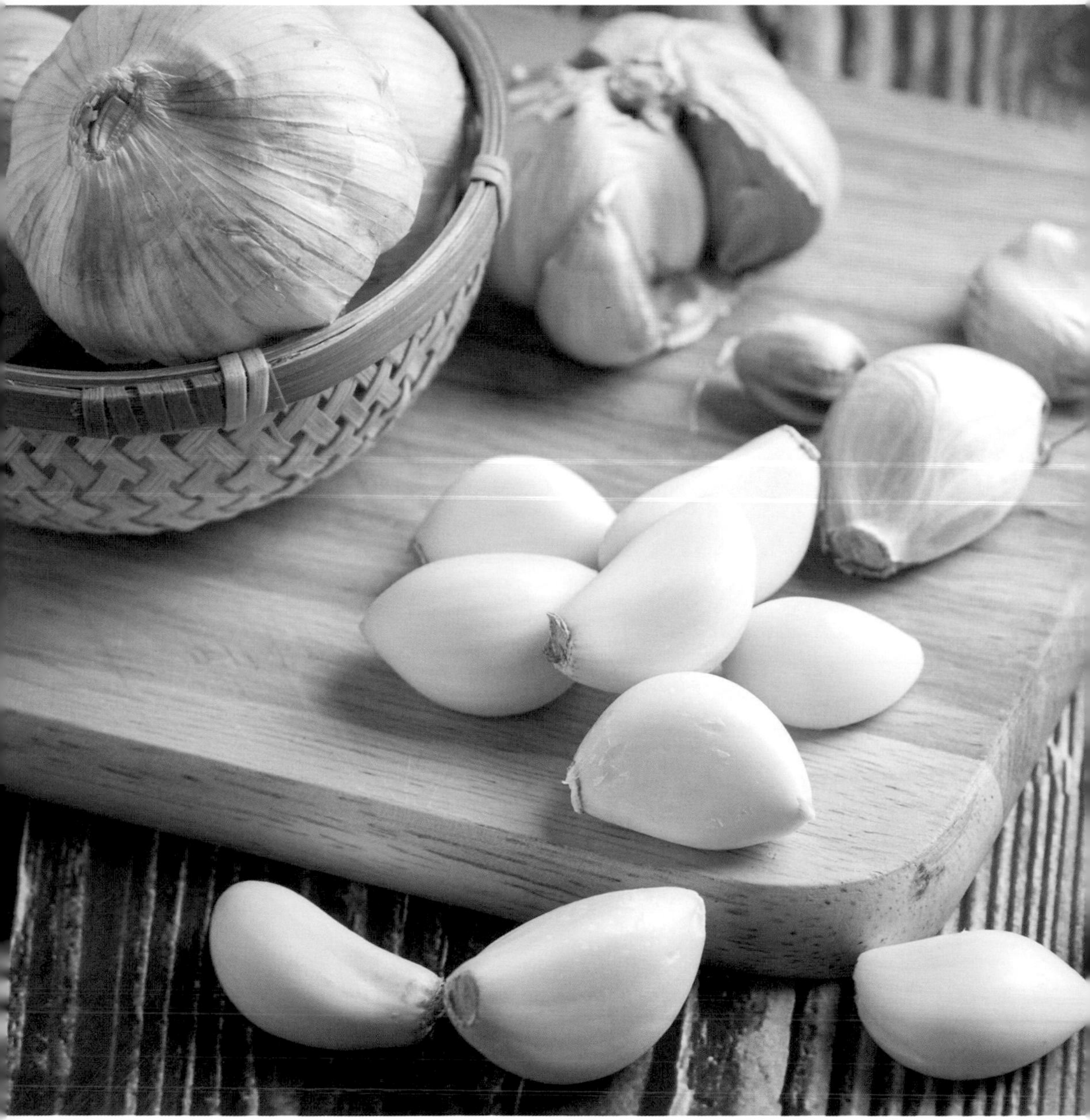

蔬果藥膳 3

洋蔥紅酒

降血壓、降血糖，增強免疫

隨著西式飲食的普遍，高血壓、高血脂的人口越來越多，此外，癌症人口的比例也日益攀升，躍居十大死因的前幾名了。葡萄酒本身就具有軟化血管、降低血脂的功用，即使是高血壓的患者，也能夠小酌一杯，不但不會損害身體，反而能一定程度強身保健、提升免疫力。

功效

洋蔥屬於保健蔬菜，有提高免疫，抗腫瘤，降血脂等功效。葡萄酒能降血脂，軟化血管，防止冠心病的發生。

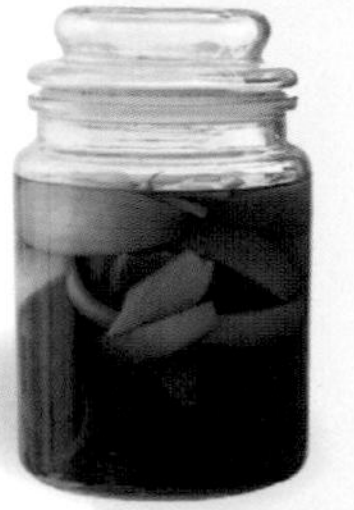

適用

用於高血壓、糖尿病、動脈硬化等患者的康復保健，也可安神助眠，預防老花眼，抗衰老，對老年便祕和夜尿頻數也有一定作用。

禁忌

無。

飲用法

每次飲30～50毫升，每天1～2次。浸過酒的洋蔥一起食用，效果更佳。

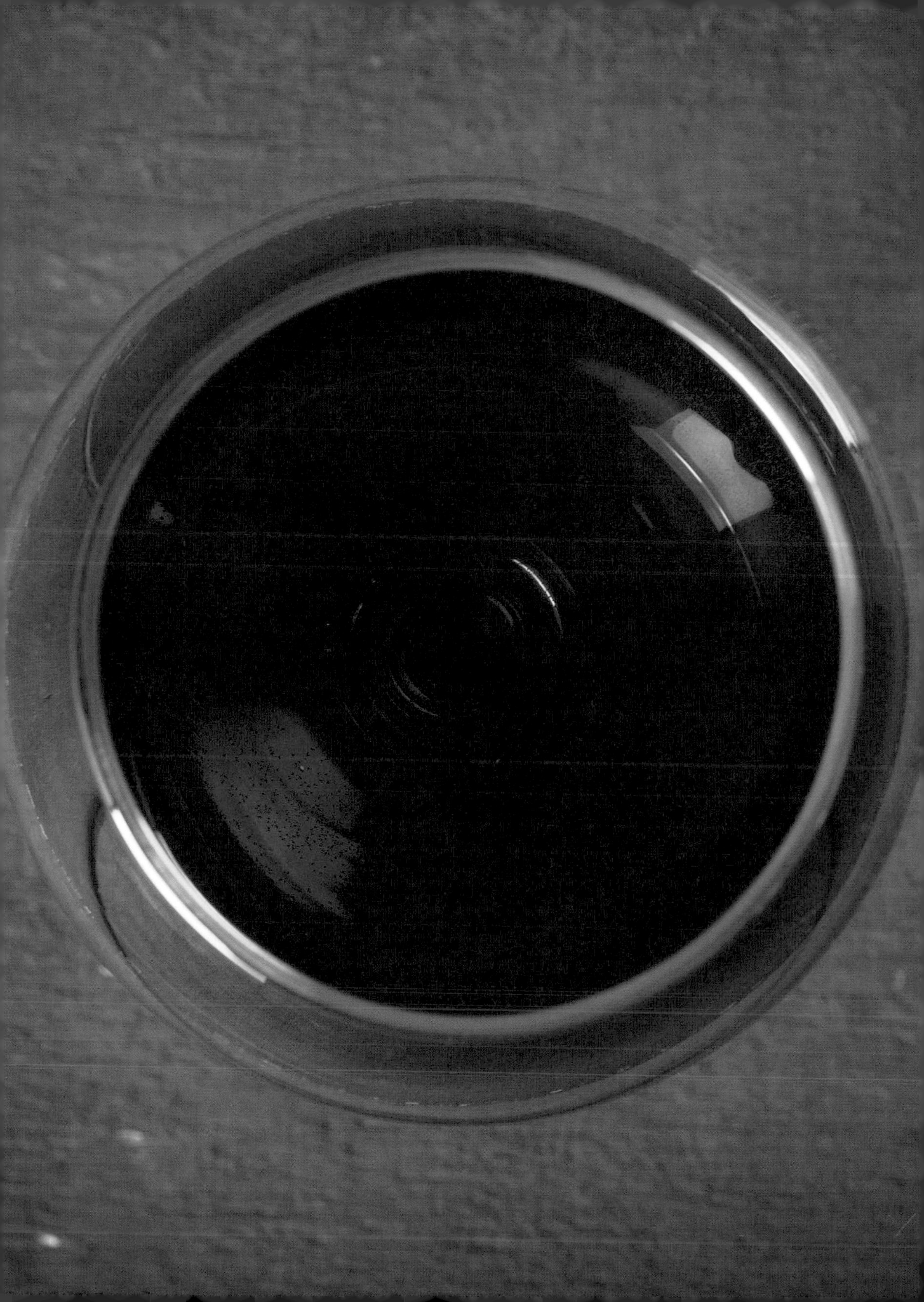

材料：

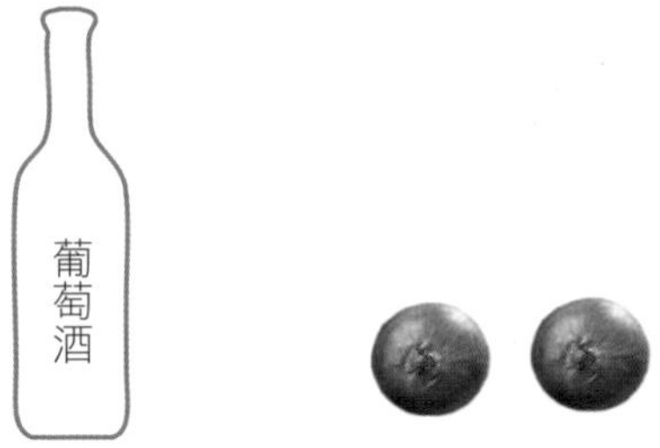

500毫升　　新鮮洋蔥1～2顆

製作方法：

①將洋蔥洗淨，剝去老皮，切成8等分半圓形。

②將洋蔥裝入盛紅葡萄酒的瓶中，加蓋密封，置陰涼處放置5～7天，即可飲用。

/洋蔥藥史/ 洋蔥有清熱解毒、化痰止渴、利尿消腫、殺蟲等功效。其中所含硫化物質，去有驅蟲妙用，還可增強體能、消除疲勞，並能降低酒精在體內的作用。平時容易感冒咳嗽、腹瀉、消化不良的人，都適合多吃洋蔥。

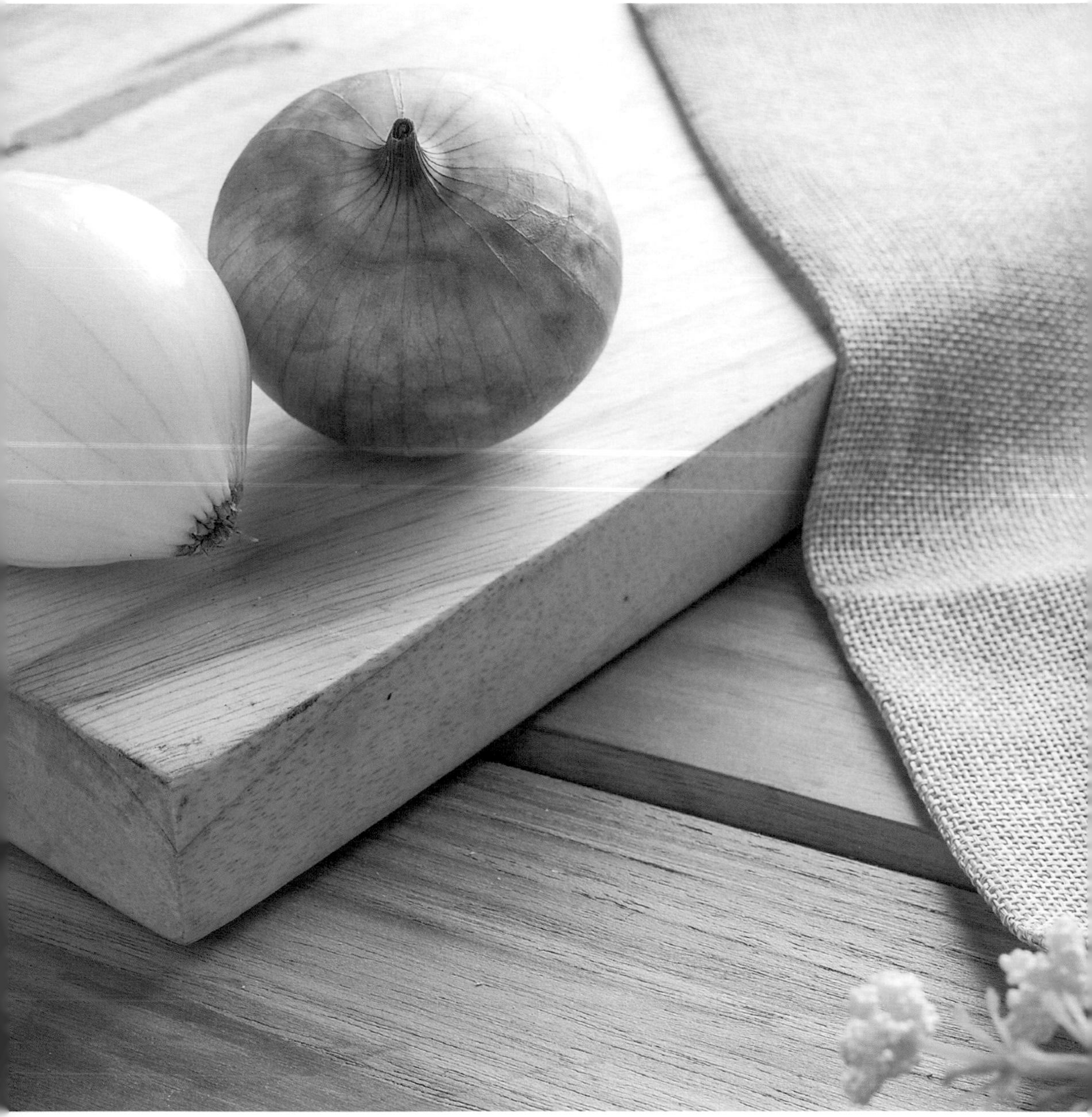

蔬果藥膳 4

木瓜酒

利濕解痙，舒筋止痛

很多人一聽到木瓜酒，就會問我：「可以豐胸嗎？」答案是肯定的。木瓜酒、木瓜汁或木瓜牛奶，均具豐胸之效。

木瓜酒更有緩解風濕痛、跌打損傷的作用，是一道好喝又有多種功效的藥酒。

功效

健胃消食，滋補催乳，舒筋通絡。

適用

風濕痹，筋骨痠痛，跌打扭挫傷，以及肺病咳嗽痰多等。

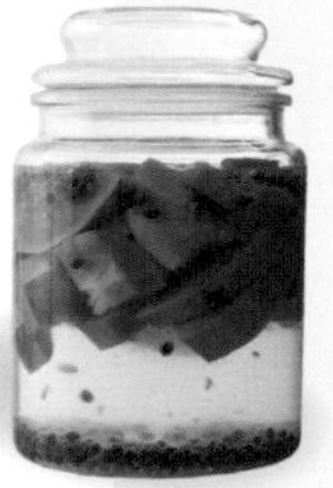

木瓜酒有消除疲勞，止腹瀉、腹痛等功能。

禁忌

無。

飲用法

每日 2 次，每次15～20毫升。

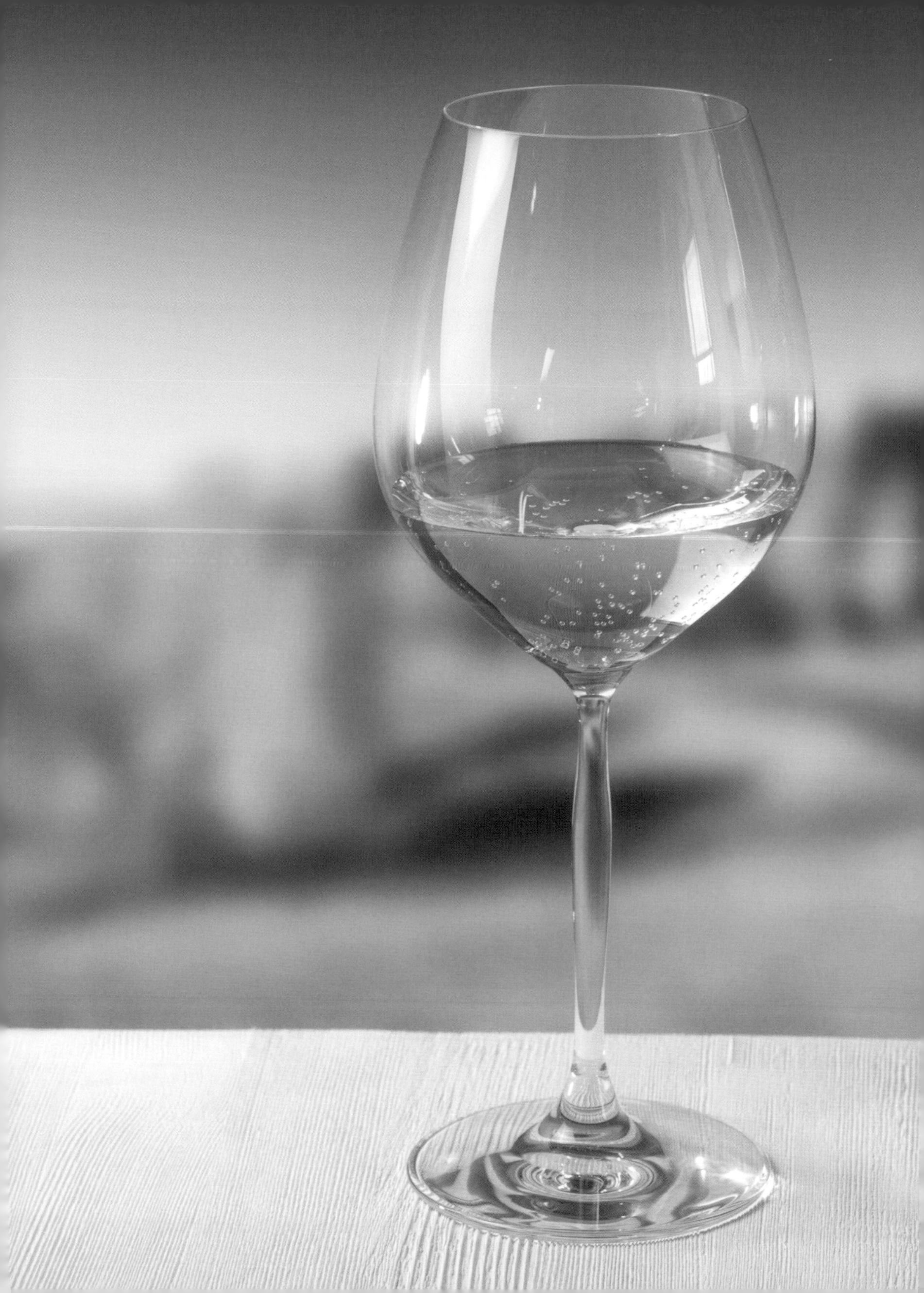

材料：

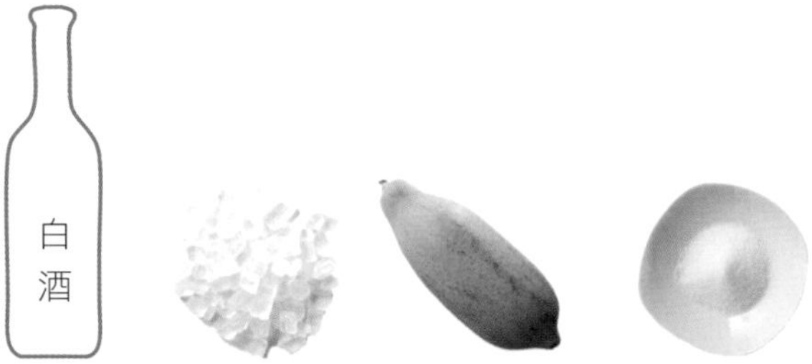

1.5公升　冰糖400克　新鮮木瓜300克　白砂糖80克

製作方法：

①將木瓜洗淨，擦乾表面水分，連皮切成片放入容器中，種子亦可應用，不必丟棄。

②再加入酒和砂糖，攪拌後，加蓋密封，放置陰涼處，浸泡半年。

③半年後開封，取上清酒液服用。

/ **木瓜藥史** / 木瓜適合大部分的人食用，但體質虛弱經常腹瀉的人，最好少吃且不要吃冰鎮過的。吃木瓜豐胸美乳也是有其根據的，木瓜中的酵素對乳腺發育很有助益，能調整發育中少女的內分泌，具增進骨骼發育成長及豐胸的作用。青木瓜效果尤其最好，對哺乳婦女有催奶的效果，也能預防骨質疏鬆症，並減緩更年期症候群。

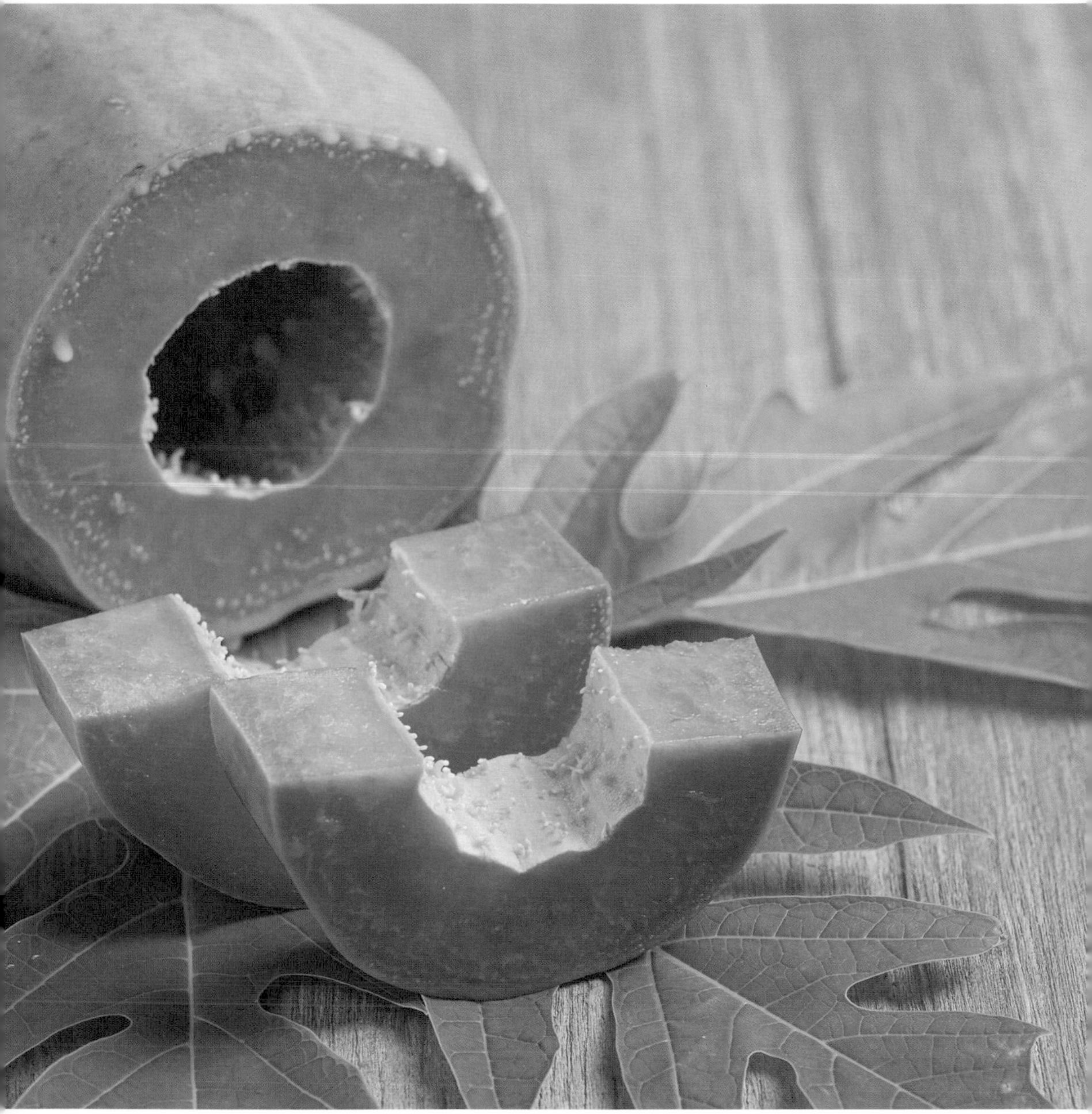

蔬果藥膳 5

金桔酒

化痰止咳，開胃健脾

喉嚨咳嗽不停，可以食用金桔，有止咳之效，相信很多人早已知道，但金桔的皮能夠軟化血管，有助降低心血管疾病，或許就少人知曉了。

此外，金桔也對於神經性的胃痛，能達到舒緩的功效。

功效

金桔皮含有大量的桔皮苷，能夠軟化微血管，預防腦溢血。

蜂蜜清熱解毒、益氣補中，久服輕身延年。

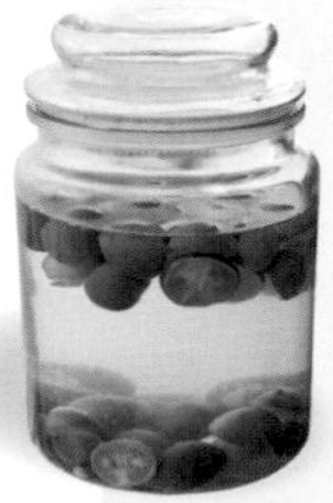

適用

適用於神經性胃痛，感冒咳嗽痰多，以及防止腦溢血。

禁忌

無。

飲用法

每日3次，每次20~30毫升。

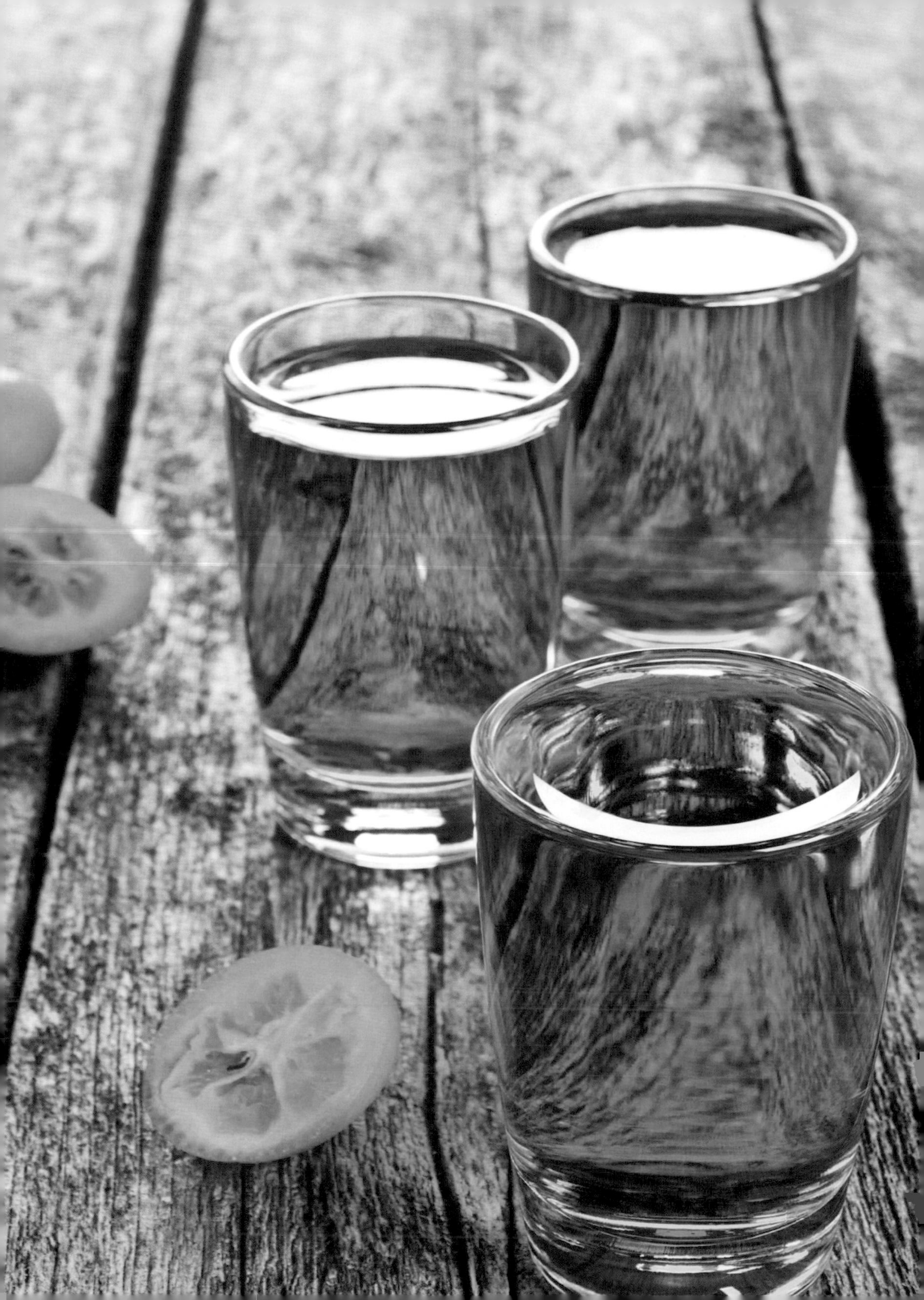

材料：

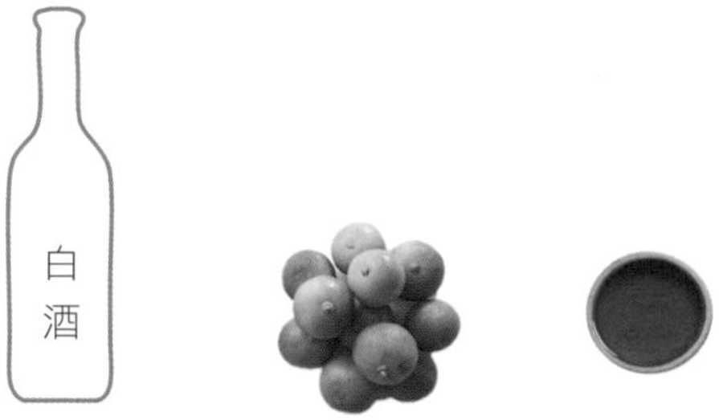

1公升　金桔400克　蜂蜜75克

製作方法：

①將金桔分瓣，與蜂蜜一同放進酒中浸泡，加蓋密封。

②1個月後開封，過濾去渣，即可飲用。

/ **金桔藥史** / 《本草綱目》記載：「下氣快膈、止渴解酒，辟穢，皮尤佳。」載明金桔的功效，並指出以皮的效果最佳。金桔中另有揮發性精油，有助輕微的發汗，初患感冒或輕度傷風，都可取之沖泡熱茶以祛寒出汗，止咳潤喉。

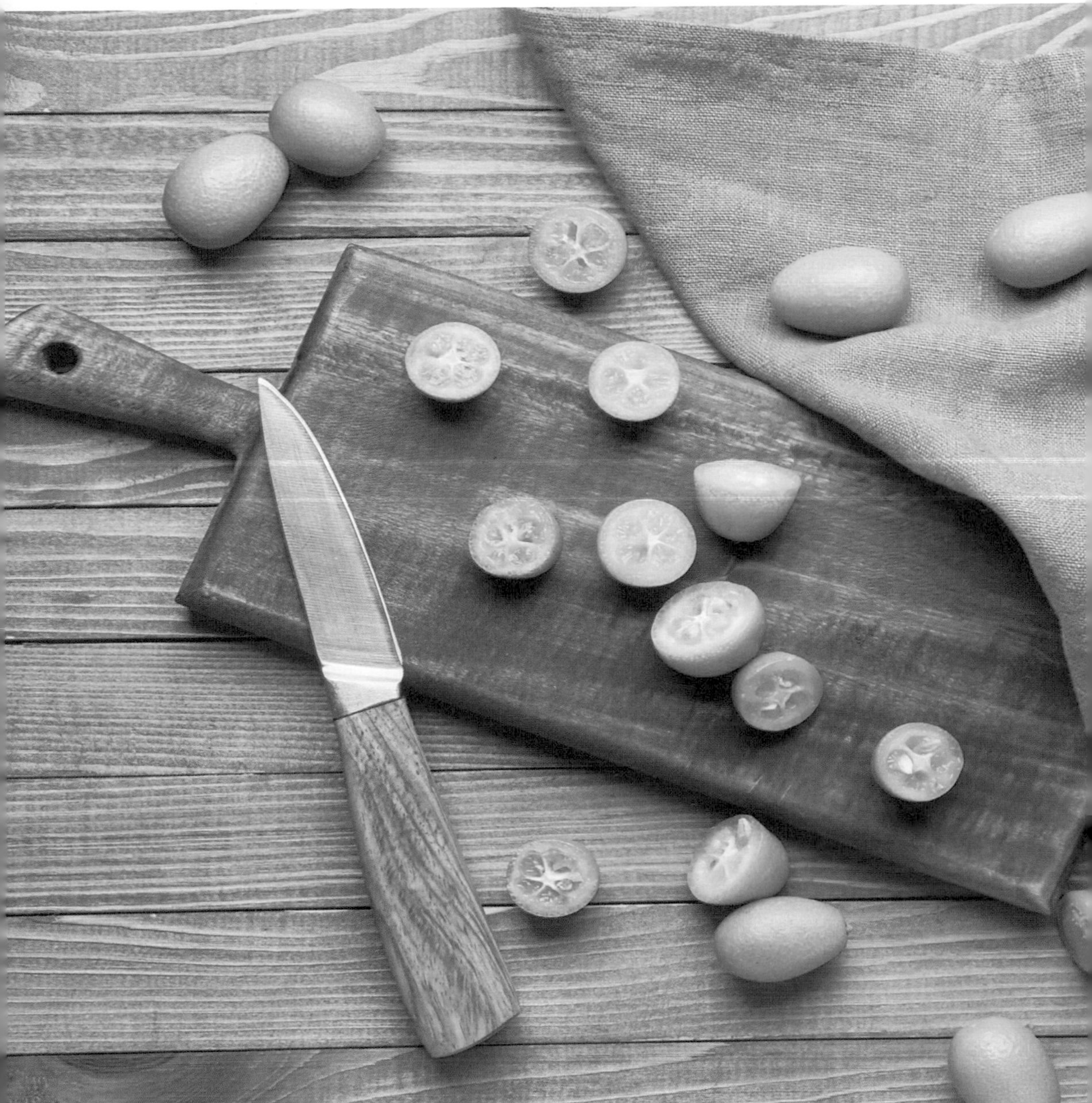

蔬果藥膳 6

柚子酒

益心脾，養肝血，填精髓，美顏色

葡萄柚除了可以拿來直接吃，或製作成果汁，還很適合做成藥酒。柚子藥酒氣味香醇、味道清爽，不但可以直接飲用，也可以加水調合，對不太敢喝酒或怕酒氣的人來說，可謂是一大福音。此外，沒用到的柚皮還可以入菜，平淡清湯裡若加入柚子皮薄片，即可變成美味的湯品。

功效

柚子果肉健脾止咳，果皮化痰理氣、止痛。

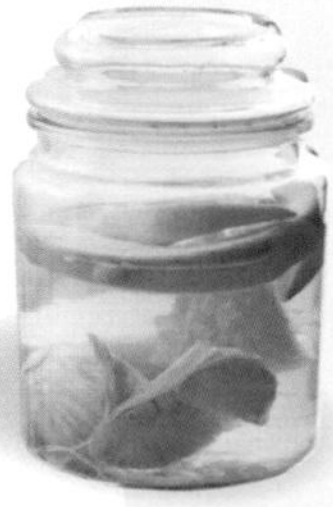

適用

適用脾虛久瀉，貧血，淋巴結核，疝氣疼及病後滋補健身用。

禁忌

過熱體質或是胃腸不好的人不能常喝。

飲用法

每日2次，每次15～20毫升。

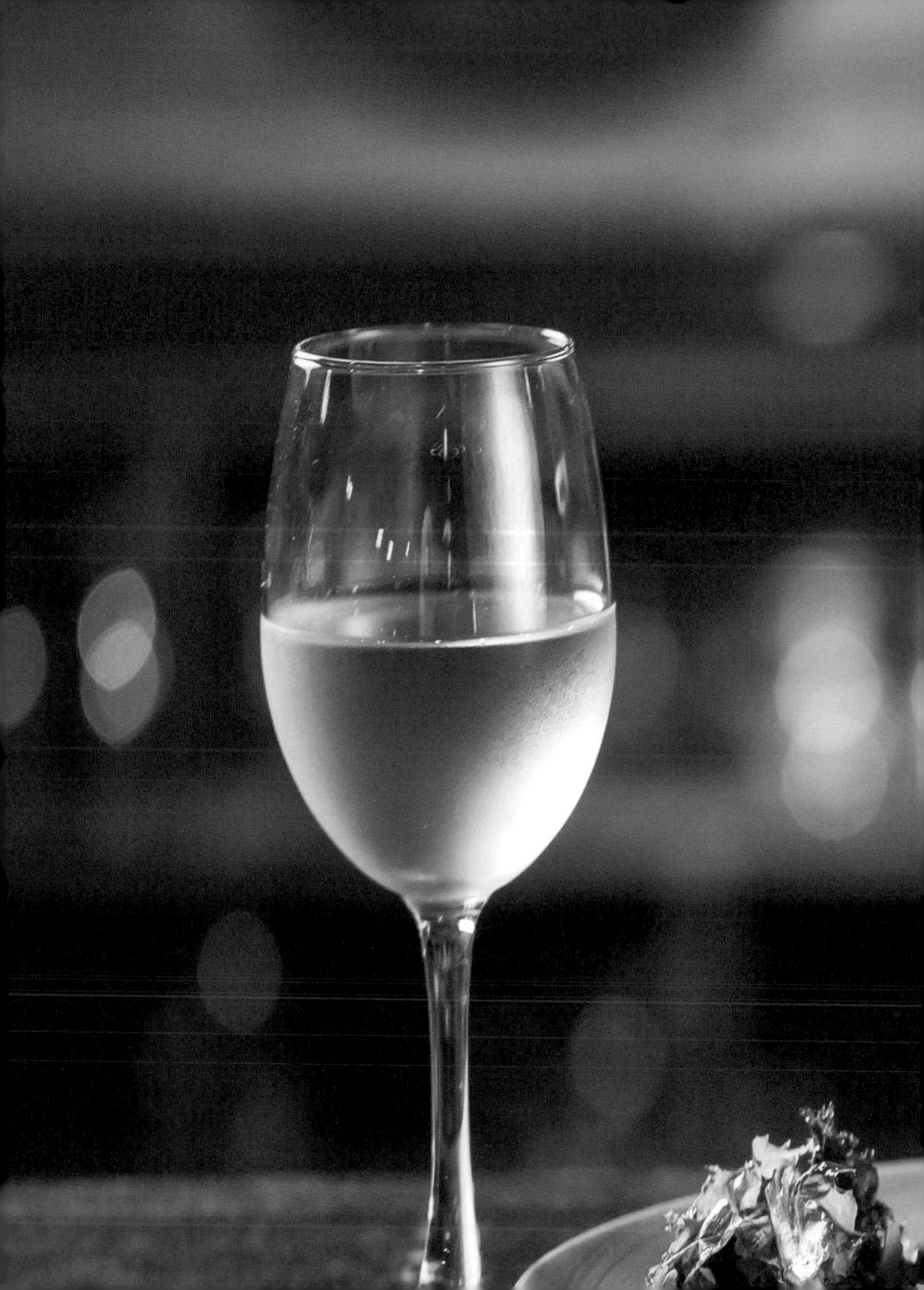

材料：

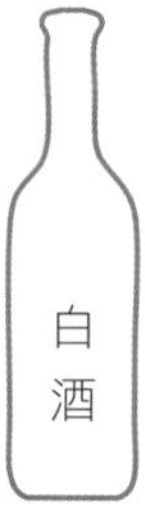

1公升

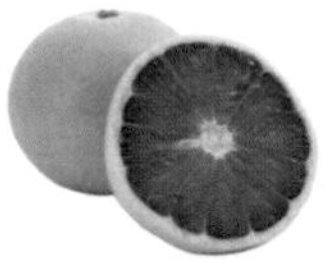

柚子果肉600克、柚子皮100克

製作方法：

①將柚子清洗乾淨，擦乾水份後去皮。

②量取600公克的柚子果肉及100公克的柚子皮備用。

③將柚子果肉及柚子皮放入容器，倒入白酒，加蓋密封。1個星期後可飲用。

/ 柚子藥史 / 柚子為寒性，有止咳化痰、潤肺清腸等功效。臨床上常用來改善咳喘、氣鬱胸悶、腹部冷痛、食滯、疝氣等。

柚肉中含有非常豐富的維生素C以及類胰島素等成分，故有降血糖、降血脂、減肥、美膚養容等功效。經常食用，對糖尿病、血管硬化等疾病具有輔助改善的作用，對肥胖者亦有健體養顏的功能。

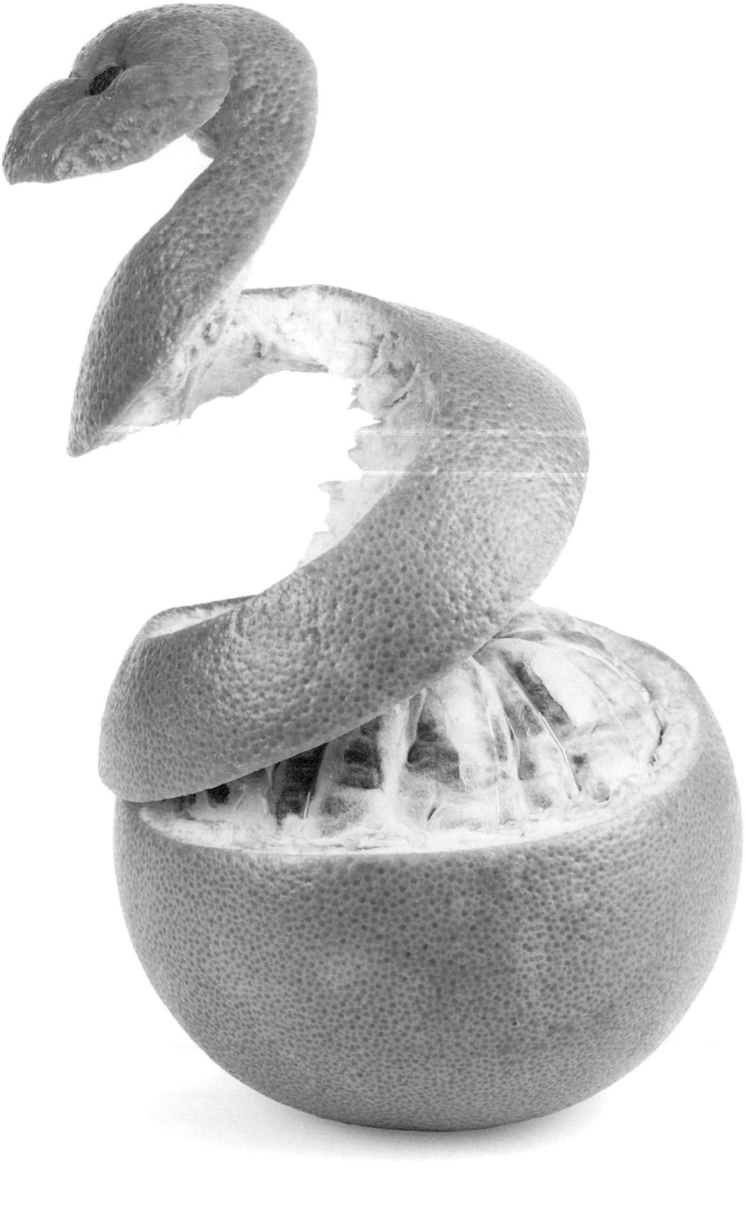

蔬果藥膳 7

桑椹酒

補虛益氣，滋養肝腎，寧心安神助眠

富含花青素、維生素等抗氧化元素，高纖、低熱量。桑椹的水溶性纖維及非水溶性纖維含量豐富，表面帶有許多細小的籽，能促進大腸蠕動，有便祕的人，吃桑椹或喝桑椹酒可幫助排便。

桑椹可提高人體免疫力、補血滋陰，常喝能有促進烏黑頭髮、養顏美容、幫助睡眠的功效。

功效

桑椹補益氣血、添精生髓、生津和胃、豐肌澤膚。

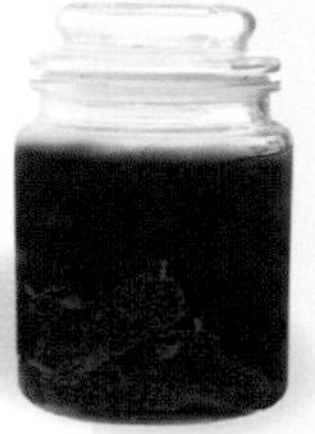

適用

肝腎虛虧所致的頭暈耳鳴、視物模糊、腰膝酸軟、便秘、貧血、勞倦等。

禁忌

桑椹性寒，脾胃虛寒腹瀉者忌食。

飲用法

每日2次，每次20～30毫升。

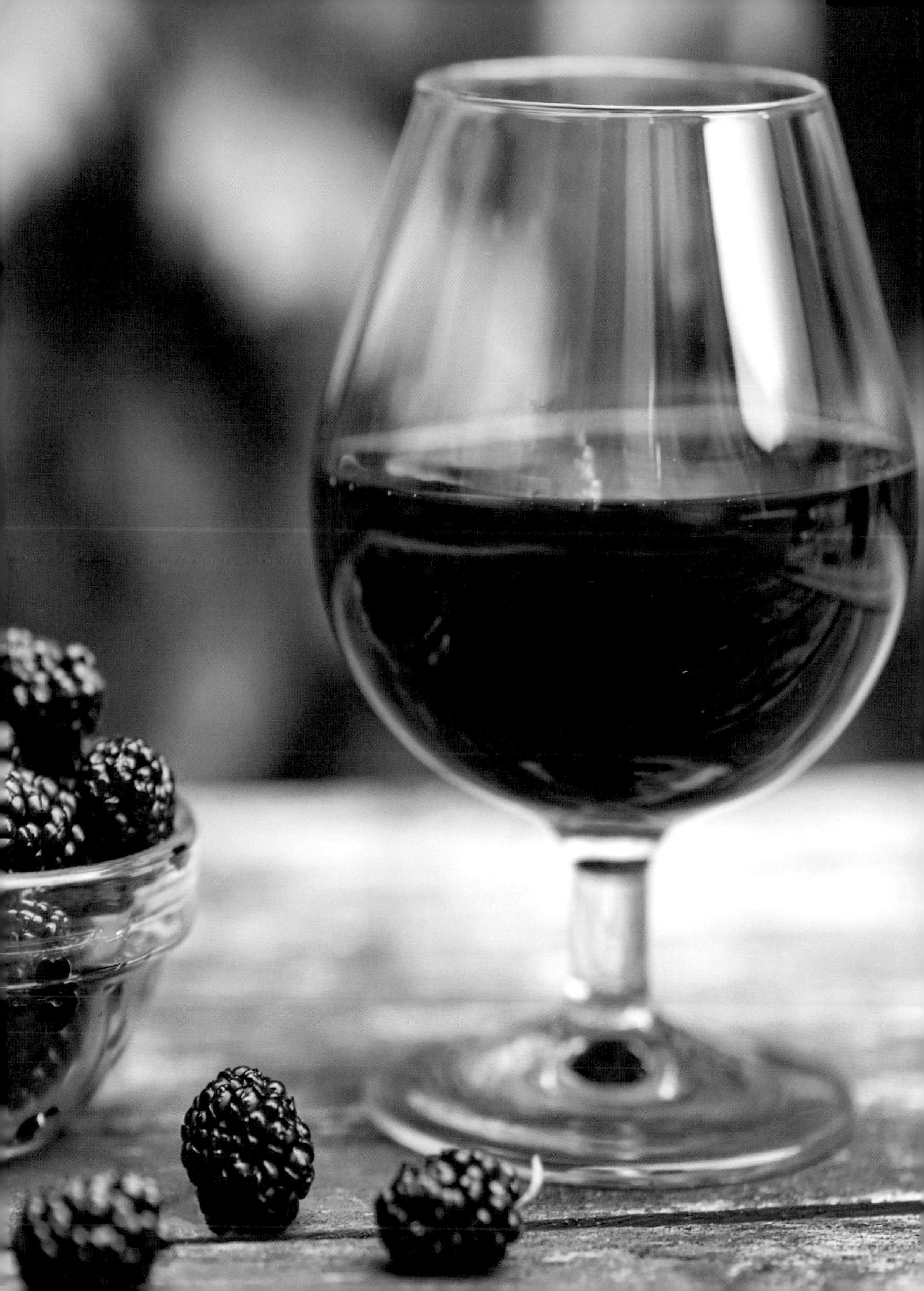

材料：

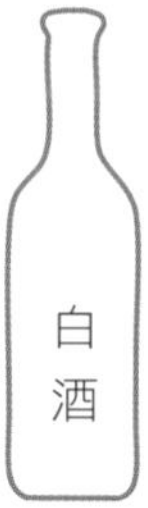

1.5公升

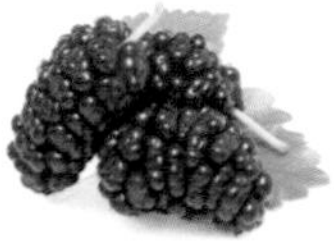
桑椹200克

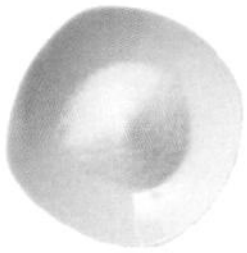
白砂糖50克

製作方法：

①選新鮮成熟的桑椹，去除過熟和蟲咬者，洗淨，瀝乾水分。

②將桑椹放入容器中，加入酒和砂糖，密封浸泡2個月。

③2個月後，取上清酒液飲用。

/ 桑椹**藥史** / 《本草經疏》記載：「桑椹者，桑之精華所結也，其味甘，其氣寒，其色初丹後紫，味厚於氣，合而論之，甘寒益血而除熱，其為涼血補血益陰之藥無疑矣。」經常食用對於失眠多夢、腸燥便秘、頭暈目眩等症狀有療效。

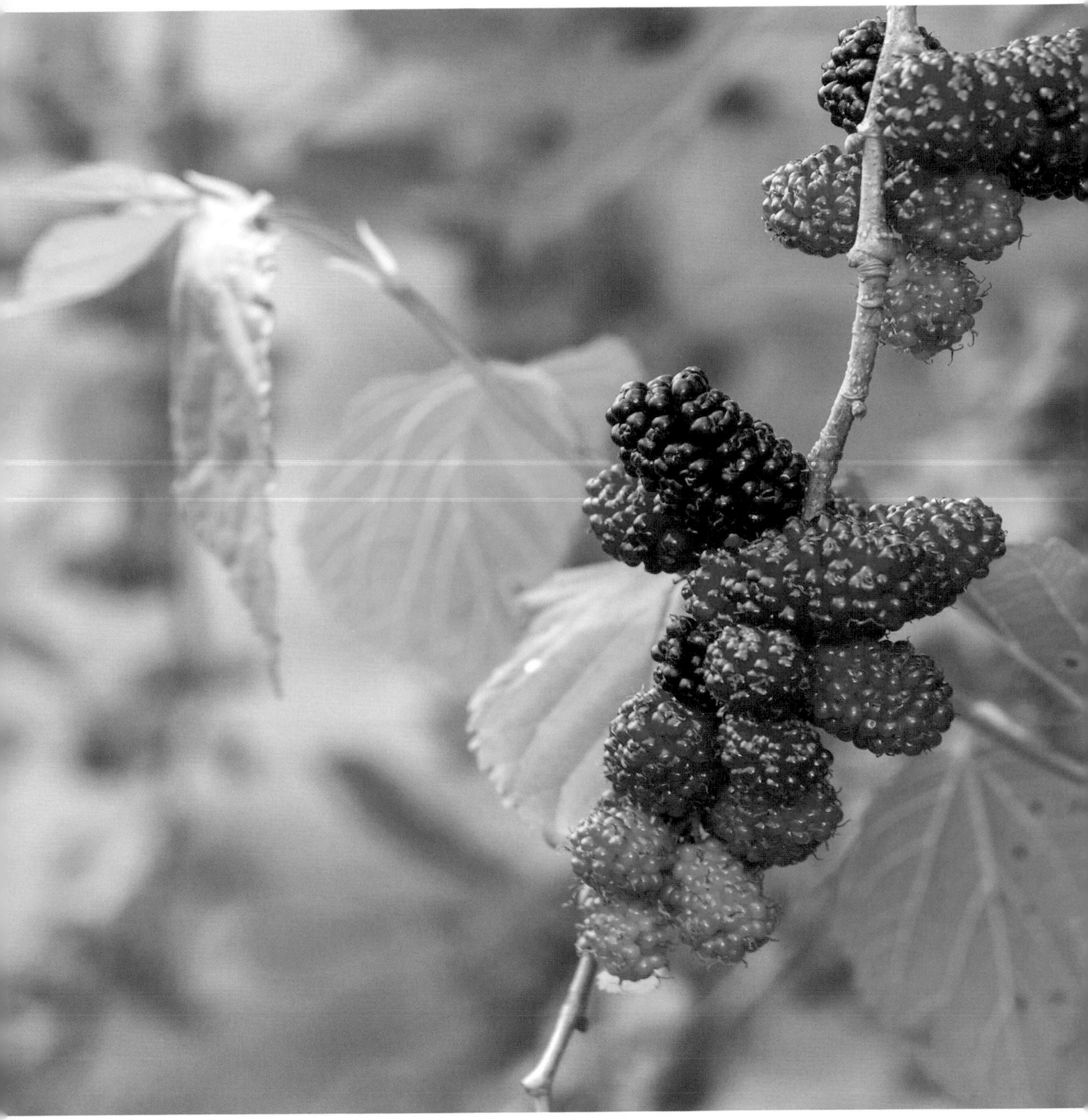

蔬果藥膳 8

葡萄酒

補氣血，解疲勞，安神助眠

研究發現，葡萄中含有褪黑激素，具有幫助調節睡眠的功能，有失眠困擾的人，可以在睡前喝點葡萄酒，來調整體內褪黑激素，進而幫助有睡眠障礙者調整睡眠週期，改善失眠困擾。醫學研究證實，葡萄子具有高度抗氧化作用，可對抗自由基，有效防止細胞因壓力、氧化問題造成的皺紋斑點等老化現象。

功效

養血固腎、健腰強腎、強壯體質。

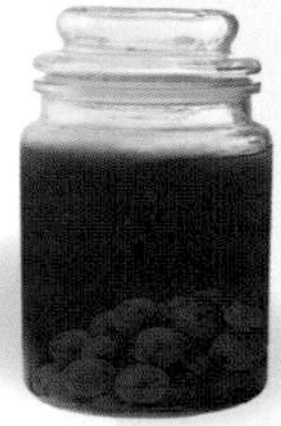

適用

胃炎，體後病弱，疲乏無力，頭暈心悸（高血壓、冠心病飲用少量亦有治療作用）。

禁忌

無。

飲用法

每次服20毫升，每日早、晚各服1次（高血壓、冠心病酌飲5毫升左右）。

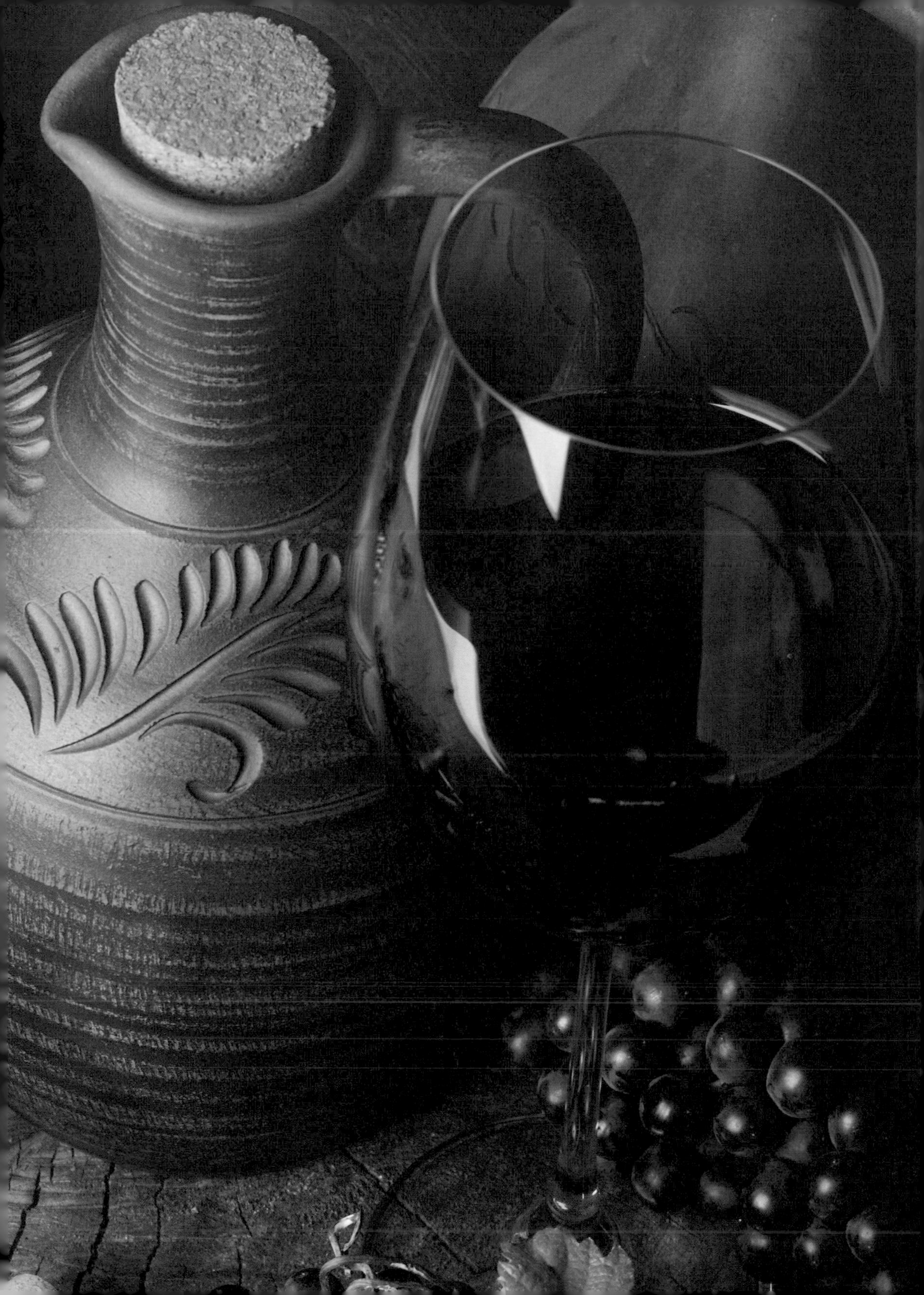

材料：

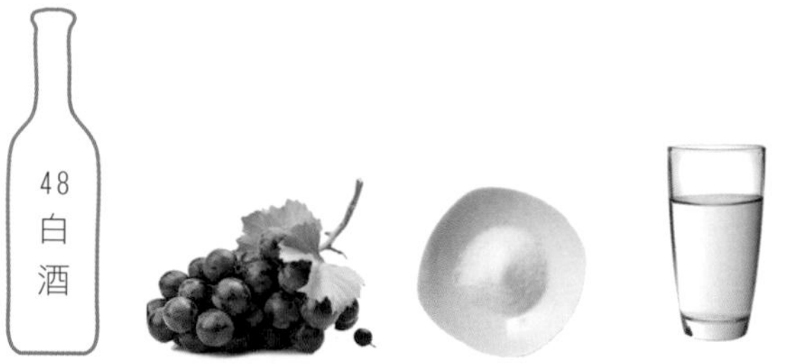

1公升　紫葡萄1公斤　白砂糖1公斤　清水1公升

製作方法：

①先將成熟的葡萄用力壓榨出果汁，再用紗布過濾去渣，備用。

②將砂糖與清水共入鍋內煮成糖漿，冷卻後與葡萄汁混合，倒入容器中，加蓋密封。

③30天後，用白紗布過濾、澄清，取上清液與白酒混合後，再放置15天，即可飲用。

/ **葡萄藥史** / 《補養方》云：「葡萄，甘、酸、溫，多食令人卒煩眼暗。」《本草逢原》云：「多食令人泄瀉。」雖然葡萄是甘甜美味又營養價值很高的果品，但過量食用的話，容易發生上火、口乾舌燥、便秘或腹瀉、或因果肉高纖不易消化而引起胃部不適等副作用。

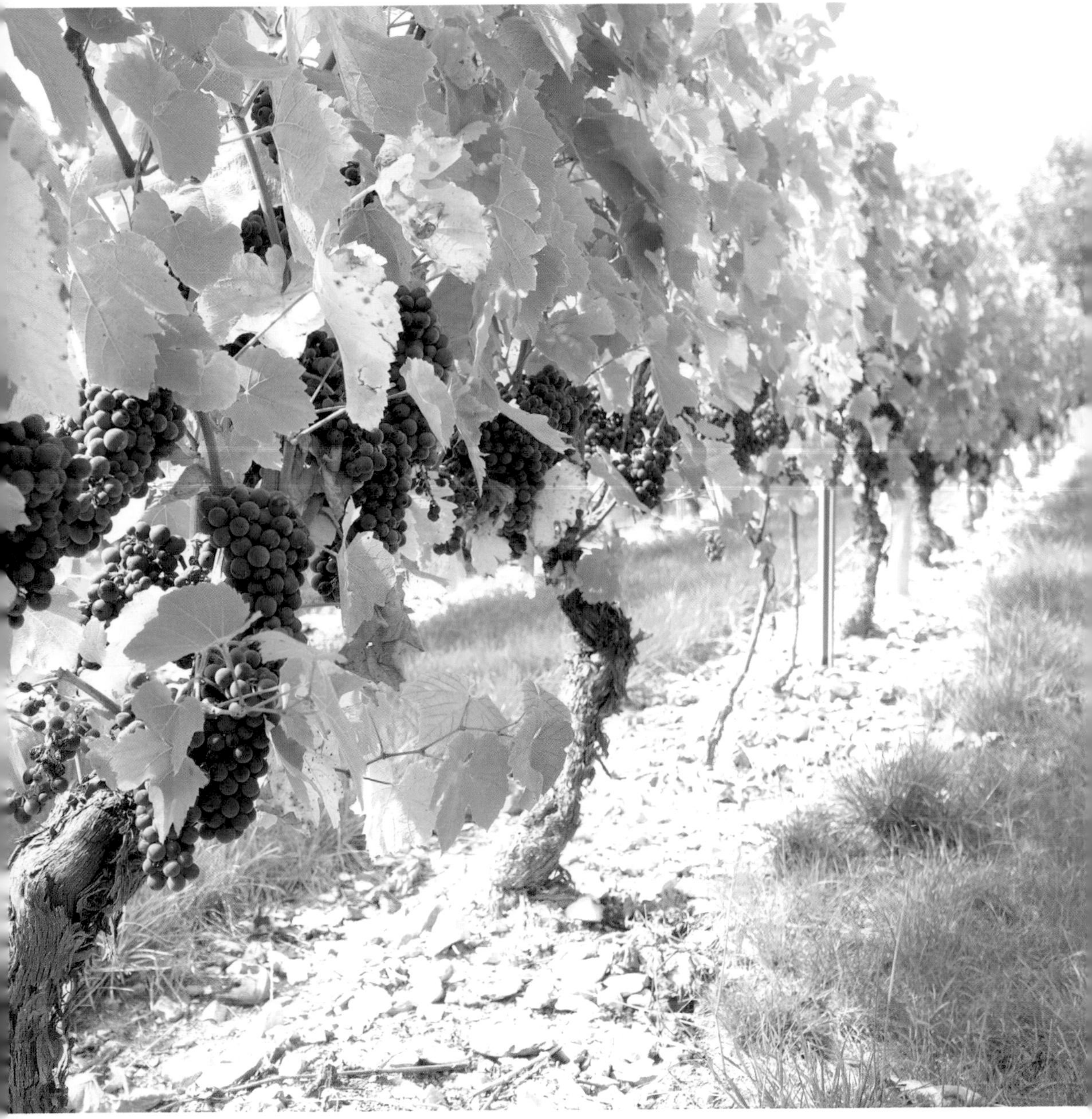

蔬果藥膳 9

桂圓醴

溫補心脾，養心安神

桂圓的食療效果自古以來一向受肯定，其甘溫之性質，加上豐富的營養成分，能補益心血、和脾胃、調理氣血、安定精神，對虛勞羸弱、失眠、健忘等身心狀況都能調整改善。平時可食用桂圓以攝取鉀，但腎功能失調，如腎衰竭、尿毒症患者，則不宜再吃像桂圓這類高鉀食物。

功效

桂圓可益氣養血，健脾補心，心血足則能安定神經，可幫助平穩心情。

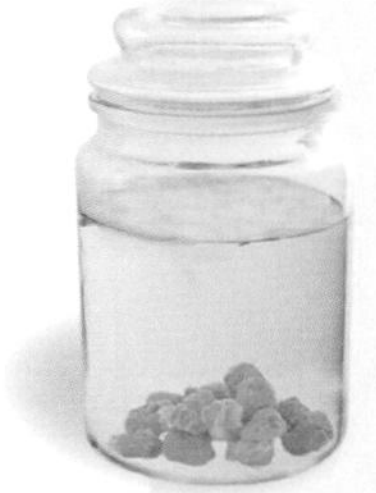

適用

體質虛弱、貧血、失眠、健忘、驚悸等症狀適用。

禁忌

痰火及濕滯停飲者忌服，或飲用量減半；含糖分高，糖尿病與肥胖者應注意服用量。

飲用法

每日2次，每次10～20毫升。

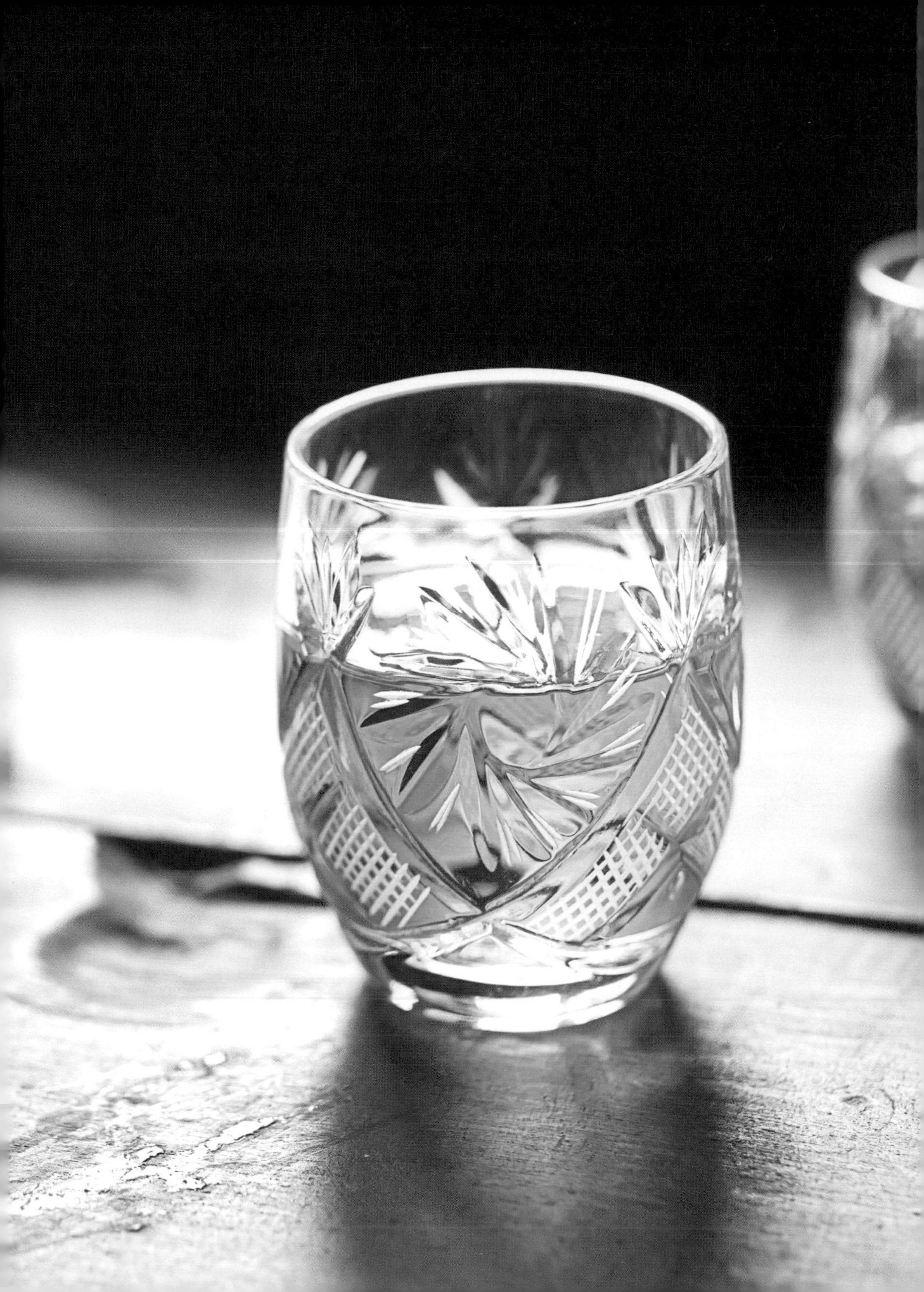

材料：

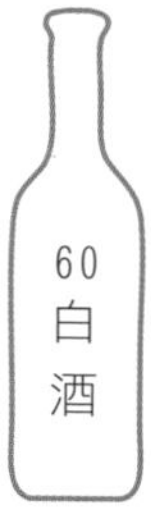

400毫升

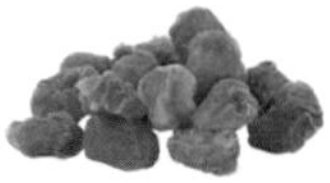

桂圓肉200克

製作方法：

①將桂圓肉放在細口瓶內，加入白酒，密封瓶口

②每日搖盪1次，15天後即可飲用。

/ **桂圓藥史** / 《本草綱目》記載：「久服可強魄聰明，輕身不老，通神明，開胃益脾，補虛長智之功效。」；而夏天正是龍眼的盛產季節，尤其製成乾果後，養血安神之效大增，對於心血不足型失眠，有很大的食療效益。

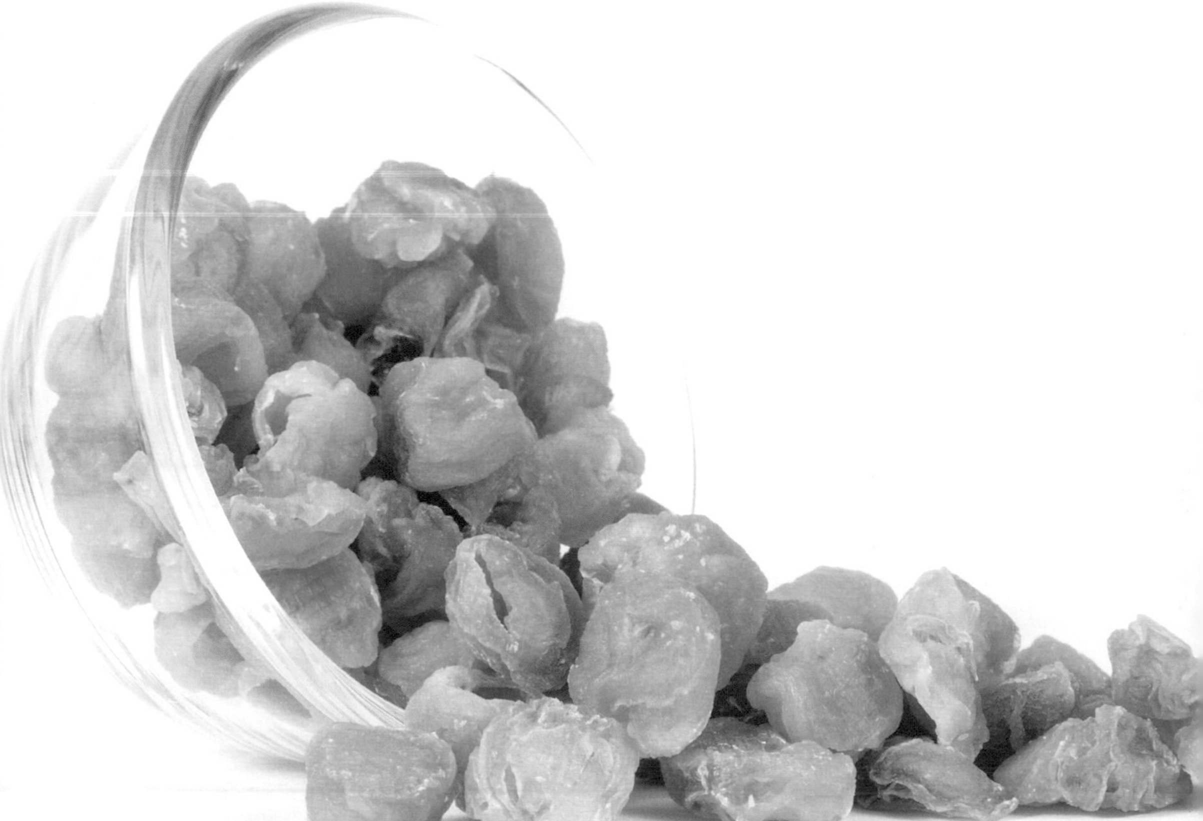

NOTE

國家圖書館出版品預行編目資料

睡前來一杯養生酒 ： 理氣安神，喝出免疫力／陳潮宗著. -- 初版. -- 臺中市 ： 晨星出版有限公司， 2021.11
面 ； 公分. --（健康與飲食 ； 141）

ISBN 978-626-320-015-9(平裝)

1.酒 2.養生 3.食譜

418.915 110017522

健康與飲食 141

睡前來一杯養生酒：

中醫博士的48道私房藥膳酒療，能提升免疫力、舒筋止痛、滋補養心，讓你不用藥也健康。

可至線上填回函！

作者 陳潮宗
主編 莊雅琦
編輯 吳珈綾
美術編輯 吳珈綾
插畫 曾明鈺

創辦人 陳銘民
發行所 晨星出版有限公司
台中市407工業區30路1號
TEL：04-23595820 FAX：04-23550581
E-mail：service@morningstar.com.tw
行政院新聞局局版台業字第2500號
法律顧問 陳思成律師
初版 西元2022年1月6日

總經銷 知己圖書股份有限公司
106台北市大安區辛亥路一段30號9樓
TEL：02-23672044 / 23672047 FAX：02-23635741
407台中市西屯區工業三十路1號1樓
TEL：04-23595819 FAX：04-23595493
E-mail：service@morningstar.com.tw
網路書店 http://www.morningstar.com.tw
讀者專線 04-23595819#230
郵政劃撥 15060393（知己圖書股份有限公司）
印刷 上好印刷股份有限公司

定價 450 元
ISBN 978-626-320-015-9